高等职业学校"十四五"规划药学类及中医药类专业新形态一体化特色教材
（供中药学、中药制药、中药材生产与加工等专业使用）

中 药 化 学

主　编　赵立彦　张建海　张　密
副主编　骆　航　秦　雯
编　者　（以姓氏笔画为序）

马建光　（辽宁鹿源参茸饮片有限公司）

尹素娟　（永州职业技术学院）

田　野　（郑州铁路职业技术学院）

张　密　（铁岭卫生职业学院）

张旭光　（海南医学院）

张建海　（重庆三峡医药高等专科学校）

郎书慧　（铁岭卫生职业学院）

赵立彦　（铁岭卫生职业学院）

骆　航　（永州职业技术学院）

秦　雯　（北京城市学院）

U0278693

华中科技大学出版社
http://press.hust.edu.cn
中国·武汉

内容简介

本书是高等职业学校"十四五"规划药学类及中医药类专业新形态一体化特色教材。

本书共分为十二章和附录,大致可分为三个单元。第一单元包括绪论,中药化学成分的提取、分离及鉴定方法;第二单元包括生物碱、糖和苷、醌类化合物、香豆素和木脂素、黄酮类、萜类和挥发油、皂苷、强心苷、主要动物类中药化学成分和其他类成分;第三单元为附录部分,即实训指导,包括十个实训项目,帮助学生巩固理论知识和提高实验操作技能。

本书可供中药学、中药制药、中药材生产与加工等专业使用。

图书在版编目(CIP)数据

中药化学/赵立彦,张建海,张密主编. —武汉:华中科技大学出版社,2023.6(2025.2重印)
ISBN 978-7-5680-9421-4

Ⅰ.①中… Ⅱ.①赵… ②张… ③张… Ⅲ.①中药化学-教材 Ⅳ.①R284

中国国家版本馆 CIP 数据核字(2023)第 096942 号

中药化学
Zhongyao Huaxue

赵立彦 张建海 张 密 主编

策划编辑:史燕丽
责任编辑:曾奇峰
封面设计:原色设计
责任校对:刘小雨
责任监印:周治超
出版发行:华中科技大学出版社(中国·武汉)　　电话:(027)81321913
　　　　　武汉市东湖新技术开发区华工科技园　　邮编:430223
录　排:华中科技大学惠友文印中心
印　刷:武汉市洪林印务有限公司
开　本:889mm×1194mm　1/16
印　张:13.5
字　数:408千字
版　次:2025年2月第1版第2次印刷
定　价:39.90元

高等职业学校"十四五"规划药学类及中医药类专业
新形态一体化特色教材编委会

网络增值服务

使用说明

欢迎使用华中科技大学出版社医学资源网 yixue.hustp.com

① 教师使用流程

（1）登录网址：**http://yixue.hustp.com** （注册时请选择教师用户）

注册 ▷ 登录 ▷ 完善个人信息 ▷ 等待审核

（2）审核通过后，您可以在网站使用以下功能：

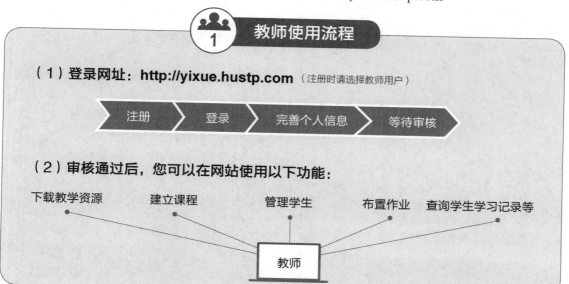

下载教学资源　　建立课程　　管理学生　　布置作业　查询学生学习记录等

教师

② 学员使用流程

（建议学员在PC端完成注册、登录、完善个人信息的操作）

（1）PC 端操作步骤

　　① 登录网址：http://yixue.hustp.com （注册时请选择普通用户）

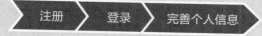

注册 ▷ 登录 ▷ 完善个人信息

　　② 查看课程资源：（如有学习码，请在个人中心 - 学习码验证中先验证，再进行操作）

选择课程

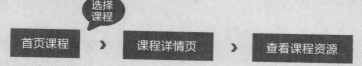

首页课程 ＞ 课程详情页 ＞ 查看课程资源

（2）手机端扫码操作步骤

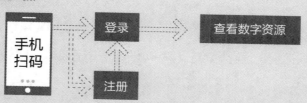

手机扫码 → 登录 → 查看数字资源

注册

前言

　　本教材依据全国高职高专院校中药学专业培养目标的要求,以着力体现高等职业教育的核心特点、主干课的核心知识点、职业核心能力以及弘扬医药为编写原则,由来自 6 所高职高专院校和 1 家制药企业的一线教师及专业技术人员悉心编写而成,可供高等职业院校和医学高等专科学校中药学、中药制药及其他相关专业师生使用。

　　本教材编写的指导思想是满足教育信息化发展的现实需要,充分体现"互联网+"时代教材功能升级和形式创新的成果。本教材编写以纸质教材为核心,通过互联网尤其是移动互联网,将多媒体的教学资源与纸质教材相融合,在纸质文本之外,获得在线的数字课程资源支持,实现"线上线下互动,新旧媒体融合",使教材内容更丰富、更生动、更直观,更加符合高职学生学习心理和认知规律。

　　在结构体系上,本教材共分为十二章和附录,大致可分为三个单元,各单元内容如下。

　　第一单元包括第一章绪论(赵立彦、郎书慧),第二章中药化学成分的提取、分离及鉴定方法(秦雯)。

　　第二单元包括第三章生物碱(田野)、第四章糖和苷(骆航)、第五章醌类化合物(张建海)、第六章香豆素和木脂素(骆航)、第七章黄酮类(张密、马建光)、第八章萜类和挥发油(张密)、第九章皂苷(尹素娟)、第十章强心苷(田野)、第十一章主要动物类中药化学成分(张建海)、第十二章其他类成分(尹素娟)。

　　第三单元为附录部分,即实训指导(张旭光)。

　　在写作特点上,本教材依托国家职业教育药学专业教学资源库建设成果,充分利用信息化手段,在纸质教材的基础上,开发网络教程,利用 ppt 等形式,使教学内容直观、易懂,充分调动学生的学习兴趣。

　　本教材力求"三化",即"简单化、实用化、实践化"。根据学生的特点,适当降低教材难度,重视实践教学,着重培养学生的基本能力、通用能力、专业能力。内容上符合企业需求,学生就业需求、发展需求,体现职教特色,提升教育教学实效。

　　本教材实现"教岗对接",突出工学结合特色,使其具有较强的实用性、可操作性、标准性。

　　本教材经编者多次互审,最后由主编统稿定稿。真诚感谢各编者单位给予的大力支持和帮助,同时也对华中科技大学出版社的领导和编辑的大力支持与协助表示衷心的感谢! 由于编者水平有限,书中不足之处在所难免,恳请广大读者提出宝贵的意见。

编　者

目录

第一章

绪论

扫码看 PPT

→ **知识目标**

1. 掌握中药化学的相关名词概念以及研究的对象和内容。
2. 熟悉学习中药化学的目的、意义及中药的主要化学成分。
3. 了解中药化学的发展概况及研究进展。

→ **能力目标**

使学生能说出常见的中药化学成分。

→ **课程思政目标**

通过对中药化学的学习，培养学生对祖国传统药学的学习兴趣。

案例导入

17 世纪初在我国《白猿经》一书中有从乌头中提炼出砂糖样毒物作箭毒用的记载，该物质为乌头碱（aconitine）。国外最早于 1803 年由 Derosne 从阿片中得到第一个生物碱那可丁（narcotine）。至今已从生物界分离得到一万多种生物碱。而后吗啡的发现标志着现代意义上中药化学初级阶段的形成。随着中药中活性成分的提取、分离、鉴定、分析技术的飞速发展，中药化学的研究领域也从最初的活性成分研究，拓展到利用活性成分来揭示物种的进化规律，探究活性成分对于机体的调控规律，从而为人类疾病的诊断和治疗提供新的方法和新的药物。

那么到底什么是中药化学？它的知识范畴和研究意义又是什么？

第一节　概　　述

一、基本概念

中药化学是应用化学理论和方法，并结合中医药基本理论和临床用药经验，研究中药中化学成分的一门学科。其研究内容主要包括中药中各类化学成分的结构特点、理化性质、提取、分离及检识技术等知识。

众所周知，药物的来源包括天然药物、化学合成药物、生物合成药物等，其中天然药物是重要的组成部分。我国长期使用的中药绝大部分来源于天然药物，中药的药用资源极为丰富，已有上千年的历史。人们在使用过程中，不断总结积累治病经验，形成了独特的中医药理论，是人类共有的宝贵财产，对整个人类的繁衍昌盛起着极其重要的作用。

通过对中药的研究，人们发现其防治疾病的物质基础在于其含有特定的化学成分，且一种中药往往含有多种化学成分，故有多种临床用途。通常将从中药中提取和分离出来的、经药理和临床筛选具有一定生物活性的单体化合物称为有效成分，其能用确定的分子式和结构式表示，且具有一定的物理常数（熔点、沸点、溶解度、旋光度等），如从大黄中提取、分离得到的番泻苷是泻下作用的有效成分；而对于尚未提纯、分离为单体化合物的有效成分混合物，称为有效部分或有效部位，如从大黄中提取得到的总蒽醌混合物；没有生物活性的成分称为无效成分，如植物体内的色素、油脂、无机盐等。

应当指出对于有效成分和无效成分的划分是不断发展的，随着对中药化学成分研究的深入，无效成分也可能发展成为有效成分，如多糖、蛋白质等成分过去一直被认为是无效成分，但近年来研究表明，此类成分也具有一定生物活性，例如人参多糖具有降血压作用、黄芪多糖可以提高人体的免疫力等。此外，有效成分和无效成分的划分也是相对的，会根据临床用途而改变，如鞣质在大多数中药中被视为无效成分，但在地榆、五倍子等中药中，却是收敛、止血和抗菌消炎的重要有效成分。

二、研究意义

中药是中医学的重要组成部分，也是其临床实践的主要物质基础。通过研究中药有效成分的组成、结构、性质、提取、分离、鉴定检识及作用机制，可指导其更好地发挥治疗效用。中药化学的研究意义主要体现在以下几个方面。

（一）促进活性成分的开发或为现代合成药物提供先导化合物

在中药中寻找活性成分，并根据其结构特征进行人工合成，这是新药开发中常用的方法。至今已开发出多种药物，如在草麻黄、木贼麻黄中发现的麻黄碱，在黄连、云连中发现的小檗碱，均体现出优异的治疗效用。中药活性成分还可作为现代合成药物的先导化合物，经过结构修饰和结构改造，开发新药。一般来说此类活性成分存在着某些缺陷，如活性不够高、化学结构不稳定、毒性较大、选择性不好、药物代谢动力学性质不合理等，需要对其化学结构进行修饰，使之成为理想的药物。如阿片中的吗啡碱具有很强的镇痛作用，但成瘾性很强，对其进行修饰获得的哌替啶，保留了吗啡碱的镇痛作用，但成瘾性却小得多。

（二）有利于中医药防治疾病机制的探索

中医药在我国已有几千年的应用历史，但其中的治病机制大多尚无充足的科学解释，中药化学通过对中药化学成分的研究，特别是对其有效成分的研究，有利于进一步探讨其作用机制，结构与疗效、毒性间的关系，以及其在人体内的吸收、分布、代谢、排泄过程。如麻黄汤为发表散寒的良药，其中含有麻黄、桂枝、杏仁、甘草等。经研究发现，麻黄含有的麻黄碱、杏仁含有的苦杏仁苷为平喘的有效成分；桂枝中的桂皮醛是桂皮挥发油中的解热镇痛成分；甘草中的甘草酸则为解毒成分。在这些成分协同作用下，麻黄汤能够缓解恶寒、发热、咳嗽等症状，从一个角度解释了麻黄汤治病的机制。但中药多以复方配伍形式用药，其所含化学成分复杂，药理作用具有多靶点、多层次的特点，而且干扰因素众多，作用机制非常复杂，并不是简单的加和，因此中药复方药理机制的研究难度颇大。

（三）控制中药及其制剂的质量

中药的鉴别包括中药材的真伪鉴别及质量控制。常见的真伪鉴别方法包括眼看、手摸、鼻闻、口尝、水试、火试等，而质量控制则较为复杂，现代中药学主要依据中药材中有效成分含量来判定药材质量。因此，中药质量控制就是有效成分的含量控制，而中药材有效成分的含量常受其品种、产地、采收季节、储存条件等因素的影响，导致中药材质量难以控制，标准化生产受限。如治疗黄疸型肝炎的茵陈，文献记载，三月采收的茵陈退黄疸功效较好，而四月采收的茵陈则功效大减，有"三月茵陈四月蒿"之说。后来经研究发现，其有效成分受采收时间影响较大，而具有利胆作用的蒿属香豆素，在开花期含量最高，具有抗菌作用的绿原酸则在幼苗期含量较高，因此茵陈的采收可以分为两季。再如金银花中的绿原酸是抗菌有效成分,用高效液相色谱法测定其含量有效控制了金银花的质量稳定性,实现了商品标准化生产。因此可研究中药材中的有效成分,通过含量测定对其进行质量控制,并可基于其含量变化规律指导品种及产地筛选、确定最优的采收季节及储存条件。

(四)为中药炮制提供现代科学依据

中药炮制是中医药的一大特色,通过炮制可以达到增强疗效、降低毒性、便于加工储存及服用等目的,但炮制一直缺乏科学、合理的解释。如生地黄味甘、苦,性寒,能养阴生津、清热凉血,炮制后熟地黄则属补益药,性温,具有养血滋阴、补精益髓的功效。经中药化学研究发现,地黄中的主要有效成分环烯醚萜苷类化合物在炮制后发生了很大的变化,直接影响到生地黄和熟地黄的使用场合。再如醋制延胡索能提高镇痛作用,研究证明,其有效成分延胡索乙素等生物碱经过醋制后水溶性提高,更有利于人体吸收,因此炮制后的延胡索能更好地发挥作用。由此可见,有效成分的分析结果为传统炮制方法找到了现代的科学理论依据,更可在一定程度上指导优化炮制方法。

(五)探寻同类成分,扩大药源

大多数植物类药材具有生长缓慢、有效成分含量低、资源有限的问题,直接影响其临床应用,而药物中的有效成分及其含量与疗效直接相关,因此我们可依据药物中有效成分的结构,在其他类似植物中寻找是否有此种成分或其类似物,从而达到扩大药源的目的。如黄连的抗菌效果较好,但资源有限,供不应求,其中小檗碱(又称黄连素)是有效成分,经寻找发现三颗针、古山龙、黄柏等植物也含有相同的有效成分,从而开辟了提取小檗碱的新途径,解决了药材紧缺的问题。

综上所述,为了振兴中医药,增强我国中药的国际竞争力,中医药学须立足于本身,应用现代科学技术,进行中药化学的研究,鉴定古方验方,探索作用机制,开发出稳定、高效的现代制剂,全面推进中药的现代化进程。

拓展阅读

茵陈的传说

传说华佗给一黄痨患者治病,苦无良药,无法治愈。过了一段时间,华佗发现患者突然好了,急忙问他吃了什么药? 他说吃了一种绿茵茵的野草。华佗一看是青蒿,便到地里采集了一些,给其他黄痨患者试服,但试了几次,均无效果。华佗又去问已痊愈的患者他吃的是几月份的青蒿,他说三月里的。华佗醒悟到,春三月阳气上升,百草发芽,也许三月青蒿有药力。第二年春天,华佗又采集了许多三月间的青蒿,给黄痨患者服用,果然吃一个好一个,但过了三月青蒿又没有功效了。为了摸清青蒿的药性,第三年,华佗又把根、茎、叶进行分类试验。临床实践证明,只有幼嫩的茎叶可以入药治病,即为"茵陈"。这就是"华佗三试青蒿草"的传说。故有世人传颂:"三月茵陈四月蒿,传于后人切记牢。三月茵陈治黄痨,四月青蒿当柴烧。"

第二节 中药化学的发展简史及发展趋势

一、中药化学发展简史

我国中药使用历史悠久,从上古神话中的神农尝百草,到成书于东汉的《神农本草经》,再到明代李时珍的药学巨著《本草纲目》,都为世人所熟知。我国早在 11 世纪《苏沈良方》中就有皂角汁沉淀性激素的记录,比著名的 Windous 分离雄性激素早 9 个世纪。1511 年,宋代洪遵著《集验方》,首次记载了樟脑,此书后来由马可波罗传到西方。1575 年,明代李梴在《医学入门》中记录了用发酵法从五倍子中制备没食子酸。明代的《本草纲目》还详尽记载了用升华法制备、纯化樟脑的过程,而欧洲直至 18 世纪下半叶才提取出樟脑的纯品。

从 19 世纪开始,有赖于近代化学的发展,中药化学得以迅速发展,很多学者开始从中药材中提取活性成分,此时期的研究以发现和分离为主,处于中药化学形成的初期阶段。这一阶段发现的中药化合物主要如下:1804—1806 年,从阿片中提取的吗啡碱;1820 年从金鸡纳树皮中提取的奎宁;1828 年从烟草中提取的烟碱;1832 年从胡萝卜中提取的胡萝卜素等。这一阶段的研究方法较为落后,仅能使用分馏和重结晶来纯化单体成分,研究进展也较慢,例如吗啡从 1804—1806 年被发现到 1925 年才确定其化学结构,到 1952 年才能进行人工全合成。

到了 19 世纪末,中药化学这门学科开始真正形成。此时期大量的天然药物的化学成分结构被确定,极大地促进了天然药物活性成分的生物合成路线研究。这一时期从中药材中发掘出了大量的活性成分,如吐根碱、士的宁、阿托品、麻黄碱、洋地黄碱等,其中绝大部分至今仍作为药物使用。此外,这一时期还发现了苯丙素类化合物共同的合成材料——甲戊二羟酸,可以衍生出多种化学成分,如萜类、木质素、皂苷、强心苷等,从而找到了这些化合物的生源联系。

新中国成立之前,我国中药化学发展缓慢,直到新中国成立之后,其研究速度得以迅速提升。从 20 世纪 50 年代开始,我国首次证明了贝母素甲、贝母素乙及西贝素的结构是变形的甾体生物碱;并在 60 年代系统研究了南瓜子氨酸、一叶萩碱、青风藤碱、黄夹苷、紫草素、乌头碱等化合物;进入 70 年代,我国已实现麻黄素、芦丁、去乙酰毛花苷、薯蓣皂苷等十几个品种的工业化生产。其中在薯蓣皂苷的生产及资源开发研究取得巨大的成就的同时,不仅保证了其国内需求,还出口国外。据 1981 年统计,新中国成立以来我国研制的 104 种新药中,中草药 61 种,其中比较著名的有青蒿素(治疗疟疾)、石杉碱甲(防治阿尔茨海默病)、关附甲素(抗心律不齐)等。目前我国中药化学研究水平有了很大的提高,并且在极为丰富的天然药物资源和几千年中医药用药经验的加持下,必将为人类医药事业、中药现代化做出更大的贡献。

二、中药化学的发展趋势

20 世纪红外光谱(infrared spectroscopy,IR)、色谱(chromatography)、质谱(mass spectrometry,MS)、核磁共振谱(nuclear magnetic resonance,NMR)等现代分析检测技术的发展极大地促进了中药化学的发展。20 世纪 80 年代出现的超临界流体萃取技术,提供了一种新型高效的提取技术;而后 90 年代毛细管电泳技术的应用,使大分子物质如蛋白质的分离、分析有了转机。近几十年来,中药化学的发展更为显著,每年都有上百种天然药物成分被发现,配合高通量筛选技术,对大量的天然药物成分进行活性筛选,使研究工作更为迅速。

中药具有独特的功效和性能,再加上中医学"药食同源"的理论支持,中药越来越多地涉入食品、保健品、化妆品等领域,并深受人们的欢迎。中药化学研究也越来越受到人们的关注,学科前景不可限量。随着科学技术的飞速发展,中药化学将会有以下几个方面的发展趋势。

(一) 中药化学成分的研究周期大大缩短

以生物碱类成分为例,1952—1961 年的 10 年间新发现的生物碱数目为 1107 种,超过此前 100 年间发现的总数(950 种),而 1962—1971 年的 10 年间新发现的生物碱数目为 3443 种,是前 10 年的 3 倍之多,目前已知的生物碱约有 1 万种。再如,从阿片中发现吗啡,到确定其化学结构,再到人工全合成,其间总共历时近 150 年。而降压药物利血平前后不到 4 年就完成了此过程。随着新技术、新仪器的不断出现,今后的研究将更加高效且迅速。

(二) 中药化学成分的研究将趋于微量化

相关科学技术的发展使中药材中微量化学成分的分离、纯化得以实现,使其结构研究工作趋向微量、快速和准确。通常分子量在 1000 以下的大多数化合物单用 NMR 就可以决定其结构。1954 年，Butenandt 为了研究化学结构，从 500 kg 蚕蛹中得到 25 mg 蜕皮激素，在 1961 年从 50 万只蚕蛾中得到 12 mg 蚕蛾醇。现在随着 NMR、MS、X 射线单晶衍射等技术的发展，研究化学结构只需 1～2 mg 化合物即可。有的微量成分，分子量很大，结构也相当复杂，但只要有几粒良好的单晶（每边不小于 0.1 mm），仅使用 X 射线单晶衍射就能在几天内确定其立体结构。

（三）中药化学的发展与药理学紧密配合

时至今日，中药化学与药理学的交叉研究已变得十分广泛，如采用生物活性跟踪实验分离活性中药化合物已成为研究中药活性成分的主要手段之一。研究人员通常选用多指标活性筛选体系，以得到真正的活性成分，并充分考虑目标成分的体内代谢过程，以及人体内环境对中药化学成分的影响，从而使中药化学的研究更具方向性。

（四）中药质量评价体系和中药复方化学成分的研究将进入实质性研究阶段

中药指纹图谱是指某些中药材或中药制剂经适当处理后，采用一定的分析手段，得到的能够标示其化学特征的色谱图或光谱图。它是一种建立在中药化学成分系统研究基础上的综合化、可量化的鉴定手段，主要用于评价中药材以及中药制剂质量的真实性、优良性和稳定性。中药指纹图谱作为一种新的质量控制技术，能客观、全面地评价中药材及中药制剂的质量，对保证中药材及中药制剂的疗效具有积极意义，并对提高中药质量，促进中药现代化具有重要意义。

随着人们的健康意识、医疗意识的增强，对于疾病的认识不断改变，防病保健观念也逐步发展，市场上将会越来越倚重高效低毒的中药材及中药制剂。中药具有非常大的研究潜力和市场前景，在多学科的理论和技术的联合应用下，推进中药化学研究的不断深入，将为人类的健康事业做出更多的贡献。

第三节　中药中主要化学成分简介

中药的化学成分复杂、种类繁多、结构多样，通常有糖、蛋白质（氨基酸）、酶、色素、有机酸、油脂（蜡）、树脂、生物碱、苷、挥发油、鞣质、无机盐等，其中生物碱、苷、挥发油、有机酸、氨基酸及水溶性色素等常为中药中的有效成分。

一、生物碱

生物碱是存在于自然界（主要为植物，但有的也存在于动物）中的一类含氮的碱性有机化合物，大多具有复杂的含氮环状结构，有显著的生物活性，是中药中重要的有效成分之一。生物碱大多不溶或难溶于水，能溶于乙醇、乙醚、丙酮、三氯甲烷、苯等有机溶剂，而生物碱的盐通常易溶于水和乙醇。有些不含碱性而来源于植物的含氮有机化合物，有明显的生物活性，也包括在生物碱的范围内。

二、苷

苷又称为配糖体，是糖或糖的衍生物通过端基碳原子与另一类非糖物质（苷元）连接而成的化合物，常见的有黄酮苷、蒽苷、皂苷、强心苷等，是中药中重要的有效成分。苷类化合物大多可溶于水、甲醇、乙醇，而难溶于乙醚、四氯化碳、苯等有机溶剂。苷元一般具有亲脂性，难溶于水，可溶于乙醇、乙醚、乙酸乙酯、苯等亲脂性有机溶剂。

三、挥发油

挥发油又称精油，是一类随水蒸气蒸馏得到的与水不相混溶的挥发性油状成分的总称，通常具有芳香气味。中药中的挥发油生物活性很强。此类物质所含化学成分复杂，主要由萜类和芳香族化合物及它们的含氧衍生物组成，易溶于乙醇、乙醚、苯等有机溶剂，难溶于水。

四、有机酸

有机酸是指一些具有酸性的有机化合物,最常见的有机酸是羧酸,此外还有磺酸、亚磺酸、硫羧酸等,此类化合物活性多样。通常小分子有机酸易溶于水、乙醇,难溶于亲脂性有机溶剂;而大分子有机酸普遍易溶于有机溶剂,难溶于水。

五、氨基酸、酶

氨基酸是含有碱性氨基和酸性羧基的有机化合物,既是构成蛋白质的基础,也具有很高的药用价值。氨基酸可溶于水和稀醇,难溶于有机溶剂。酶是在生物体内对其底物具有高度特异性和高度催化效能的蛋白质或 RNA。

六、色素

色素广泛存在于中药中,根据它们的溶解性质可以分为脂溶性色素和水溶性色素两大类,普遍具有一定的生物活性。脂溶性色素包括叶绿素、叶黄素、番茄红素、胡萝卜素等,分布较广,不溶于水,易溶于乙醇、丙酮、三氯甲烷、苯、乙醚等有机溶剂。水溶性色素主要是黄酮类、花色素、蒽醌等成分,易溶于水。

七、糖

糖主要由碳、氢、氧三种元素组成,是多羟基醛或多羟基酮及其缩聚物和某些衍生物的总称,可分为单糖、低聚糖和多糖等。单糖是多羟基醛或多羟基酮化合物,易溶于水,可溶于稀醇,难溶于无水乙醇,不溶于乙醚、苯等亲脂性有机溶剂。低聚糖一般是由 2~9 个单糖通过苷键脱水而成的化合物,易溶于水,难溶于乙醇,不溶于乙醚、苯等亲脂性有机溶剂。多糖是由 10 个及以上的单糖通过苷键脱水而成的化合物,大多可溶于热水,不溶于乙醇等有机溶剂。中药材中的多糖通常具有较强的生物活性。

八、油脂和蜡

油脂为高级脂肪酸与甘油形成的酯,又称为甘油三酯。植物体的油脂多存在于种子中,比水轻,没有挥发性,不溶于水和冷的乙醇,可溶于热的乙醇,易溶于乙醚、苯、石油醚等亲脂性有机溶剂。中药中所含油脂通常是无效成分,在提取其他有效成分时,一般先将其除去。蜡是长链脂肪酸与高分子一元醇形成的酯,通常还含有少量的游离高级脂肪酸、高级醇和烃。理化性质与油脂相似,在常温下为固体,比油脂更稳定,通常为无效成分。

九、鞣质

鞣质又称单宁,是存在于植物体内的一类结构比较复杂的多元酚类化合物。其能与蛋白质形成不溶于水的沉淀,可在保存兽皮时用于鞣皮,故此得名。鞣质大多为无定形粉末,能溶于水、乙醇、丙酮、乙酸乙酯等极性大的有机溶剂,不溶于乙醚、三氯甲烷、苯、石油醚等极性小的有机溶剂。其水溶液遇重金属盐如醋酸铅、醋酸铜等能产生沉淀,还能与蛋白质、多种生物碱盐形成沉淀。此类化合物广泛存在于植物界,高等植物中较多,如五味子、大黄、诃子、虎杖等,具有一定的生物活性。

十、树脂

树脂通常存在于植物组织的树脂道中,当植物体受伤后分泌出来,在空气中干燥形成一种无定形的固体或半固体物质。树脂是一类化学成分复杂的混合物,性脆,不溶于水,溶于乙醇、乙醚、二硫化碳、三氯化烷等有机溶剂中,在碱性溶液中也能溶解。药用树脂不多,如阿魏、没药、安息香、苏合香等。

→ **本章小结**

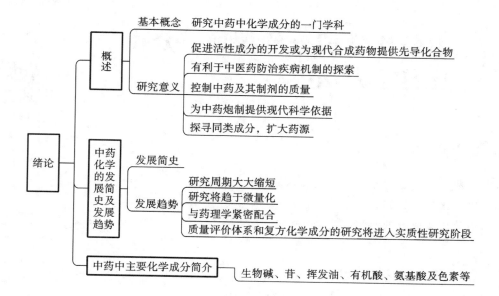

→ **目标检测**

目标检测答案

一、单项选择题

1. 有效成分是指（　　）。

A. 需要提取的成分   B. 含量高的成分

C. 主要成分   D. 具有某种生物活性或治疗作用的成分

2. 世界上最早记载用升华法制备、纯化樟脑的是（　　）。

A.《本草纲目》   B.《苏沈良方》   C.《集验方》   D.《神农本草经》

二、简答题

1. 中药化学的定义和研究内容分别是什么？

2. 中药化学的研究意义表现在哪几个方面？

3. 中药化学成分主要有哪些？其中哪些常作为无效成分？

（赵立彦　郎书慧）

第二章

中药化学成分的提取、分离及鉴定方法

扫码看 PPT

→ **知识目标**

1. 掌握中药化学成分的提取方法及技术。
2. 掌握中药化学成分的分离方法及技术。
3. 了解中药化学成分的鉴定方法。

→ **能力目标**

使学生具备中药有效成分的提取、分离及检识的能力。

→ **课程思政目标**

培养学生严谨治学的态度、实事求是的做事精神。通过现代科学技术的快速发展从科技上带动中医药学科进步的案例,让学生感受到以创新发展为核心的时代精神。

案例导入

中国中医科学院屠呦呦研究员因受中医典籍启发,从青蒿中提取、分离出青蒿素,并成功治疗危害人类健康的严重疾病疟疾,因此获得 2015 年诺贝尔生理学或医学奖,实现了中国人在自然科学领域诺贝尔奖零的突破。同学们想知道屠呦呦研究员是怎样提取、分离得到有效成分的吗?

中医药是老祖宗留给我们的一个伟大宝库,中药可以治病救人是因为其中的有效成分具有明显的药效,如何把这些有效成分从中药中提取、分离、鉴定出来呢? 如何更好地运用我们所学的知识挖掘、研究中药呢?

第一节　中药化学成分的提取方法

中药化学成分的提取与分离是研究中药化学成分的基础。提取与分离方法应根据被提取成分的主要理化性质和各种提取与分离技术的原理和特点进行选定,使所需要的成分尽可能得到充分的提取和分离。提取就是利用适当的溶剂或方法,将所需成分尽可能从原料中完全提出的过程。

一、溶剂提取法

溶剂提取法是应用最普遍的方法,它根据被提取成分的溶解性能,选用合适的溶剂和方法来提取。其作用原理是溶剂渗透到药材粉末的细胞膜内,溶解溶质,形成细胞内外溶质浓度差,将溶质渗出细胞膜,达到提取目的。

（一）提取溶剂

1. 溶剂的选择　选择溶剂的要点是根据相似相溶原则，最大限度地提取所需要的化学成分。溶剂的沸点应适中，易回收，低毒安全。

2. 常用溶剂及分类　溶剂按极性可分为三类，即亲脂性有机溶剂、亲水性有机溶剂和水。常用于中药成分提取的溶剂按极性由弱到强的顺序如下：石油醚＜四氯化碳＜苯＜二氯甲烷＜三氯甲烷＜乙醚＜乙酸乙酯＜正丁醇＜丙酮＜甲醇（乙醇）＜水。

（1）强极性溶剂：水。

水是一种价廉、易得、使用安全的强极性溶剂，对中药的细胞有较强的穿透能力。中药中的亲水性成分，如无机盐、糖、苷、有机酸、氨基酸、蛋白质、鞣质、生物碱盐都能被水溶出。

（2）亲水性有机溶剂：能与水任意混溶（甲醇、乙醇、丙酮）。

乙醇、甲醇是较常用的溶剂，因为其能与水按任意比例混合，又能与大多数亲脂性有机溶剂混合，渗入药材组织的能力较强，能溶解大多数中药化学成分。虽然甲醇比乙醇有更好的提取效果，但因其毒性较乙醇大，故多数情况下仅在实验室研究中应用，而乙醇更适用于工业化生产。

（3）亲脂性有机溶剂：不与水任意混溶，可分层（正丁醇、乙醚、乙酸乙酯、三氯甲烷、二氯甲烷、环己烷、石油醚）。

亲脂性有机溶剂如石油醚、苯、乙醚、三氯甲烷、乙酸乙酯等，可将中药中的叶绿素、油脂、挥发油、某些生物碱、苷元、树脂等溶出。这类溶剂沸点低，浓缩回收方便，但穿透药材组织能力差、有毒、易燃、价格贵、对设备要求较高，用于大量提取时，有一定局限性。

（二）提取方法

用溶剂提取中药化学成分，常选用如下方法。

1. 浸渍法　将中药粗粉装在适当容器中，加入水或稀醇浸渍药材一定时间，反复数次，合并浸渍液，减压浓缩即可（图2-1）。此法不用加热，适用于遇热易破坏或挥发性成分，也适用于含淀粉或黏液质多的成分。但此法提取时间长，效率不高。以水为提取溶剂时，应注意防止提取液发霉变质。

2. 渗漉法　渗漉法是浸渍法的发展，将中药粗粉装入渗漉筒中，用水或醇作为溶剂，首先浸渍数小时，然后由下口开始流出提取液（渗漉液），从渗漉筒上口不断添加新溶剂，进行渗漉提取（图2-2）。此法在进行过程中由于一直保持浓度差，故提取效率高于浸渍法。

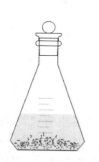

图 2-1　浸渍法

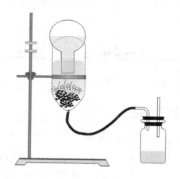

图 2-2　渗漉法

3. 煎煮法　将中药粗粉加水加热煮沸提取（图2-3）。此法简便，大部分成分可被不同程度地提取出来。但此法对含挥发性成分及加热易破坏的成分不宜使用。此外，多糖类成分含量较高的中药，用水煎煮后药液黏度较大，过滤困难。

4. 回流提取法　此法以有机溶剂作为提取溶剂，在回流装置中加热进行（图2-4）。一般多采用反复回流法，即第一次回流一定时间后，滤出提取液，加入新鲜溶剂，重新回流，如此反复数次，合并提取液，减压回收溶剂。此法提取效率高于渗漉法，但受热易破坏的成分不宜使用。

5. 连续回流提取法　连续回流提取法（图2-5）是回流提取法的发展，具有溶剂消耗量小、操作不烦琐、提取效率高的特点。在实验室连续回流提取法常采用索氏提取器或连续回流装置。

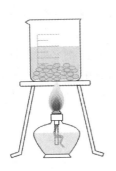

图 2-3　煎煮法

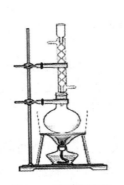

图 2-4　回流提取法

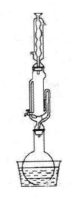

图 2-5　连续回流提取法

二、水蒸气蒸馏法

水蒸气蒸馏法(图 2-6)用于提取能随水蒸气蒸馏而不被破坏的难溶于水的成分。这类成分有挥发性,在 100 ℃时有一定蒸气压,当水沸腾时,该类成分一并随水蒸气带出,如中药中的挥发油即可采用此方法提取。

三、升华法

升华法(图 2-7)用于提取不经熔化直接转化为蒸气,蒸气遇冷后又凝结为固体的物质。中药中所含的某些化学成分在加热到一定温度时升华,此法可将其从中药中分离出来,并用适宜的方法收集升华物。若中药中两种及以上药味都含有升华物质,且升华的温度不同,可控制升温分段收集,分别进行鉴别,如樟脑、咖啡因。

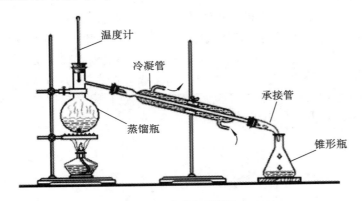

图 2-6　水蒸气蒸馏法

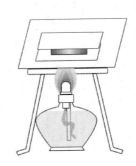

图 2-7　升华法

四、超临界流体萃取法

超临界流体萃取法是一种集提取和分离于一体,又基本上不用有机溶剂的方法。超临界流体是处于临界温度(T_c)和临界压力(P_c)以上,介于气体和液体之间的流体。这种流体同时具有液体和气体的特性,其密度与液体相似、黏度与气体相近,扩散系数虽不及气体大,但比液体大 100 倍。物质的溶解度与溶剂的密度、扩散系数成正比,与黏度成反比,因此超临界流体对许多物质有很强的溶解能力。

可以用作超临界流体的物质很多,如 CO_2、NH_3、C_2H_6、CCl_2F_2、C_7H_{16} 等,其中 CO_2 应用较多。CO_2 的临界温度($T_c=31.4$ ℃)接近室温,临界压力($P_c=7.37$ MPa)也不太高,易操作,且 CO_2 本身呈惰性,价格便宜,是中药超临界流体萃取中最常用的溶剂。

使用超临界流体萃取中药化学成分时,提取效率高,可以在接近室温的条件下进行,防止某些对热不稳定的成分被破坏或逸散;萃取过程中几乎不用有机溶剂,萃取物中无有机溶剂残留,对环境污染小。

五、其他提取方法

某些对热不稳定成分可溶于水时,可用组织破碎提取法。某些成分在新鲜原料中含量较高或新鲜原料富含肉质时,可用压榨法。近年来,超声提取法、微波提取法也常被用于中药化学成分的提取。

超声提取法是将样品置于适宜容器内,加入提取溶剂后,置于超声波振荡器中进行提取(图 2-8)。此法提取效率高,经实验证明,一般 30 min 即可完成提取。

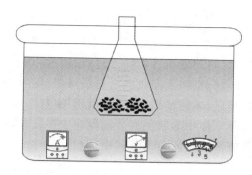

图 2-8 超声提取法

微波提取法是利用微波促进中药化学成分的提取,加入提取溶剂后,置于微波场中进行提取。此法可缩短提取时间、降低耗能、减少溶剂用量。

生物提取法,也称为酶辅助提取法,是在传统提取法的基础上,根据植物药材细胞壁的构成,利用酶所具有的极高催化活性和高度专一性等特点,选择相应的酶将细胞壁的组成成分充分暴露,分离、混悬或溶于溶剂中,从而使植物细胞内有效成分更容易溶解、扩散进入溶剂中的一种提取方法。

> **边学边练:**
>
> 以下提取方法只能用水作溶剂的是(　　　　)。
>
> A.浸渍法　　　　B.渗漉法　　　　C.煎煮法　　　　D.回流提取法　　　　E.连续回流提取法

第二节　中药化学成分的分离纯化方法

一、溶剂分离法

溶剂分离法就是采用两种互不相溶的溶剂将混合物中的化学成分分开的方法。采用分液漏斗,通过萃取操作可以得到两相溶剂(图 2-9)。

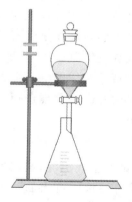

图 2-9　萃取操作

(一)酸碱溶剂法

酸碱溶剂法利用混合物中各组分酸碱性的不同而进行分离。对于难溶于水的有机碱性成分,如生物碱可与无机酸成盐溶于水,借此可与非碱性难溶于水的成分分离;对于具有羧基或酚羟基的酸性成分,可与碱成盐而溶于水;对于具有内酯或内酰胺结构的成分,可被皂化溶于水,借此与其他难溶于水的成分分离。具体操作时,可将总提取物溶于亲脂性有机溶剂(常用乙酸乙酯),用酸水、碱水分别萃取,将总提取物分成酸性、碱性、中性三个部位。当然也可将总提取物溶于水,调节 pH 后用有机溶剂萃取。如此所得碱性或酸性部位中,存在着碱度或酸度不同的成分,还可用 pH 梯度萃取法进一步分离各碱度或酸度不同的成分。使用酸碱溶剂法时要注意酸性或碱性的强度、与被分离成分接触的时间、加热温度和加热时间等,避免在剧烈条件下某些化合物结构发生变化或结构不能回复到原存于中药中的状态。

(二)溶剂分配法

溶剂分配法是利用混合物中各组成成分在两相溶剂中分配系数不同而达到分离目的的方法。溶剂分配法的两相往往是互相饱和的水相与有机相。混合物中各成分在两相中分配系数相差越大,则分离效果越好。对于极性较大的成分,分离选用正丁醇-水,极性中等的成分选用乙酸乙酯-水,极性小的成分选用三氯甲烷(或乙醚)-水。

（三）系统溶剂萃取法

系统溶剂萃取法常用于中药化学成分的初步分离，很多情况下可在分液漏斗中进行。将混合物溶于水，利用各组分的极性差别，依次以正己烷（或石油醚）、三氯甲烷（或乙醚）、乙酸乙酯、正丁醇萃取，然后分别减压回收各有机层溶媒，则可得到相应极性的中药化学成分（图 2-10）。被有机溶剂萃取后的水层，减压浓缩至干，残留物用甲醇（或乙醇）处理，又可得到甲醇（或乙醇）可溶部分及不溶部分。在实际工作中为避免在分液漏斗中多次萃取的麻烦以及有时会发生乳化现象，也可在连续液-液萃取装置或液滴逆流色谱装置中进行。

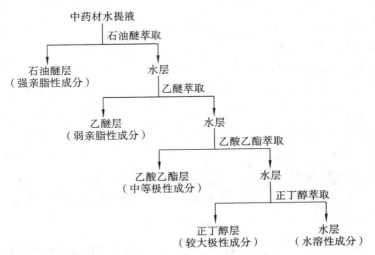

图 2-10　系统溶剂萃取法流程图

二、结晶与重结晶法

化合物由非晶态向具有一定结构的晶体转变的过程称为结晶。初析出的晶体往往不纯，进行再次结晶的过程称为重结晶。结晶法是纯化物质最后阶段常采用的方法，其目的是进一步分离纯化，是利用混合物中各成分在溶剂中的溶解度不同而达到分离目的的方法。中药的一些亲水性成分，如多糖、皂苷等虽往往没有固定的晶体形态，常为无定形粉末，但也需通过结晶操作进行纯化，以利于结构测定。

结晶法的关键是选择适宜的溶剂。对溶剂的要求一般包括对被溶解成分的溶解度随温度不同应有显著差别，与被结晶的成分不应产生化学反应，沸点适中等。常用于结晶操作的溶剂有甲醇、乙醇、丙酮、乙酸乙酯、醋酸、吡啶等。当用单一溶剂不能达到结晶目的时，可用两种或两种以上溶剂组成的混合溶剂进行结晶操作。有些化合物只在特定溶剂中易于形成晶体，实际应用时需要合理选择。如大黄素在吡啶中易于形成晶体，葛根素、逆没食子酸在冰醋酸中易于形成晶体。

三、沉淀法

沉淀法是基于有些中药化学成分能与某些试剂生成沉淀，或加入某些试剂后可降低某些成分在溶液中的溶解度而自溶液中析出的一种方法。分离时采用玻璃漏斗进行过滤操作（图 2-11）。

如果将需要通过分离获得的成分生成沉淀，这种沉淀反应必须是可逆的；如果是不需要的成分，则应将生成的沉淀除去，故此时的沉淀反应可以是不可逆的。

（一）专属试剂沉淀法

某些试剂能选择性地沉淀某类成分，称为专属试剂。如雷氏铵盐等生物碱沉淀试剂能与生物碱生成沉淀，可用于分离生物碱与非生物碱类成分，以及水溶性生物碱与其他生物碱；胆固醇能与甾体皂苷生成沉淀，可使其与三萜皂苷分离；明胶能沉淀鞣质，可用于分离或除去鞣质。

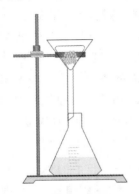

图 2-11　过滤操作

（二）分级沉淀法

在混合组分的溶液中加入与该溶液能互溶的溶剂，改变混合组分溶液中某些成分的溶解度，使其从溶液中析出。改变加入溶剂的极性或数量而使沉淀逐步析出的方法称为分级沉淀法。如在含有糖或蛋白质的水溶液中，分次加入乙醇，使含醇量逐步增高，逐级沉淀出分子量段由大到小的蛋白质、多糖、多肽等；在含皂苷的乙醇溶液中分次加入乙醚或乙醚-丙酮混合液，可使极性有差异的皂苷分级沉淀出来。

（三）盐析法

盐析法通过在混合物水溶液中加入易溶于水的无机盐，最常用的是氯化钠，至一定浓度或饱和状态，使某些中药化学成分在水中溶解度降低而析出，或用有机溶剂萃取出来。如从三颗针中分离小檗碱。有些成分如原白头翁素、麻黄碱、苦参碱等水溶性较大，在分离时，经常先在水提取液中加一定量的食盐，再用有机溶剂提取。

（四）酸碱沉淀法

酸碱沉淀法是指通过加酸或碱来调节溶液的 pH，改变酸性、碱性或两性有机化合物的存在状态（游离型或解离型），从而改变其溶解度，实现与其他物质分离的方法。对于一些生物碱可采用酸提碱沉法，即用酸性水对药材提取后，加碱调至碱性即可使其从水中沉淀析出。对于黄酮类、蒽醌类酚酸性成分则采用碱提酸沉法。通过调节 pH 至等电点使蛋白质沉淀的方法也属于这一类型。该方法简便易行，在工业生产中应用广泛。

酸碱沉淀法选择性好，分离效率高，简便、快捷，分离效果好，溶剂或沉淀剂易除去、易回收，应用广泛。但条件控制不当时，容易使待分离物质（如蛋白质）变性或难以回收。因此在采用酸碱沉淀法分离时需要注意以下几点：①沉淀的方法和技术应具有一定的选择性，以使目标成分得到较好分离；②对一些活性物质（如酶、蛋白质等）的沉淀分离必须考虑沉淀方法对目标成分的活性和化学结构是否有破坏；③考虑 pH 对目标化合物化学结构稳定性的影响；④目标成分的沉淀分离必须充分估量残留物对人体的危害。

（五）铅盐沉淀法

铅盐沉淀法是采用铅盐沉淀某些中药化学成分的方法。常用的铅盐主要有醋酸铅及碱式醋酸铅，它们在水及醇溶液中能与多种中药化学成分生成难溶的铅盐沉淀，故可利用这种性质使有效成分与杂质分离。中性醋酸铅可与酸性物质或某些酚性物质结合生成不溶性铅盐，可沉淀氨基酸、蛋白质、羧酸、邻二酚羟基结构的物质、黏液质、鞣质、树脂等。碱式醋酸铅可沉淀化合物的范围更广，可沉淀氨基酸、蛋白质、羧酸、邻二酚羟基结构的物质、酚羟基结构的物质、中性大分子物质、醇羟基结构的物质、酮基结构的物质、醛基结构的物质。采用铅盐对中药的水或醇提取液沉淀分离成分时，经常还会使用硫化氢法、中性硫酸盐法、阳离子交换法等方法进行脱铅操作。硫化氢法脱铅较完全，效果好，但脱铅液呈酸性；硫酸盐法脱铅不完全，硫酸铅沉淀吸附成分，但脱铅液 pH 不变；阳离子交换法脱铅效果好，但会损失其他阳离子物质，脱铅液呈酸性。

四、透析法

透析法是利用混合物中化合物分子大小不同，小分子物质在溶液中可通过半透膜，而大分子物质不能通过半透膜的性质达到分离目的的方法。透析膜的规格要根据所要分离成分的具体情况选择。透析膜有动物性膜、火棉胶膜、羊皮纸膜（硫酸纸膜）、蛋白质胶膜和玻璃纸膜等。中药中皂苷、蛋白质、多肽和多糖等大分子物质可用透析法除去无机盐、单糖、双糖等杂质。

五、分馏法

分馏法是利用液体混合物中各成分的沸点不同而进行分离的方法，适用于液体混合物的分离。分馏法通常分为常压分馏法、减压分馏法、分子蒸馏法等，可根据混合物中各成分沸点情况及热稳定性等因素选用。

液体混合物中各种成分都有其固定的沸点,当混合物溶液受热汽化,并且呈气-液两相平衡时,沸点低的成分在蒸气中的分压高,因而在气相中的相对含量较液相中高,即在气相中含较多低沸点成分,而在液相中含有较多高沸点成分。经过一次理想的蒸馏(即气-液两相达到平衡)后馏出液中沸点低的成分含量提高,而沸点高的成分含量降低。如果把馏出液再进行一次蒸馏,沸点低的成分含量进一步增高,如此经过多次反复蒸馏,就可将混合物中各成分分开,这种通过多次反复蒸馏而使混合物分离的过程称为分馏。

分馏法克服了多次蒸馏烦琐、费时、废料和损耗大的缺点,应用广泛,操作简单。在中药化学成分研究中,分馏法常用于挥发油和一些液体生物碱的分离。在分离液体混合物时,若液体混合物各成分沸点相差 100 ℃ 以上,则可以不用分馏柱;若相差 25 ℃ 以下,则需要采用分馏柱;沸点相差越小,则需要的分馏装置越精细,分馏柱也越长。若液体混合物生成恒沸混合物,不能继续用分馏法分离,必须用其他方法处理才能得到纯组分。用分馏法分离挥发油时,由于挥发油中各成分沸点较高(常在 150 ℃ 以上),并且有些成分在受热时易发生化学变化,因此常常需要在减压条件下进行操作。由于挥发油成分较复杂,有些成分沸点相差较小,用分馏法很难得到单体成分,但可得到含成分种类较少的组分,然后配合其他分离方法(如色谱法)便能较容易得到单体化合物。分子蒸馏法是一种在高度真空条件下进行分离操作的连续蒸馏方法,该方法中待分离组分在远低于常压沸点的温度下挥发,各组分在受热情况下停留时间很短(0.1~1 s),因此是条件最温和的蒸馏方法,适用于高沸点、黏度大和热敏性化学成分的分离。

六、色谱分离及鉴定法

色谱分离法是中药化学成分分离中最常应用的方法,其最大的优点在于分离效能高、快速简便。通过选用不同分离原理、不同操作方式、不同色谱材料或将各种色谱组合应用,可实现对各类型中药化学成分的分离和精制,亦可用于化合物的鉴定。

(一)吸附色谱

吸附色谱是利用吸附剂对被分离成分吸附能力的差异,而实现分离的一类色谱。常用的吸附剂包括硅胶、氧化铝、活性炭、聚酰胺等。硅胶吸附色谱的应用较广泛,中药各类化学成分大多可用其进行分离;氧化铝吸附色谱的应用范围有一定限制,主要用于碱性或中性亲脂性成分的分离,如生物碱、甾体、萜类等成分;活性炭主要用于分离水溶性物质如氨基酸、糖及某些苷;聚酰胺色谱以氢键作用为主,主要用于酚类、醌类、黄酮类、蒽醌类及鞣质类等成分的分离。

1. 吸附剂

(1)硅胶:具有多孔性的硅氧环交链结构,其骨架表面的硅醇基能通过氢键与极性或不饱和分子相互作用。硅胶吸附剂适用于很多化学成分的分离,尤其适用于中性或酸性成分如挥发油、萜类、甾体、蒽醌类、酚类、苷等化合物的分离。

(2)氧化铝:色谱用氧化铝有碱性、中性和酸性三种。碱性氧化铝适用于分离中药中的碱性成分如生物碱;中性氧化铝适用于分离碱性或中性成分;酸性氧化铝可用于分离酸性成分如有机酸、氨基酸等。

(3)活性炭:活性炭是一种非极性吸附剂,对非极性成分具有较强的亲和力,用于分离水溶性成分。活性炭的吸附作用在水溶液中最强,一般在水溶液中使用。

(4)聚酰胺:聚酰胺是通过酰胺键聚合而成的一类高分子化合物,分子中的酰胺键可与酚类、酸类、醌类、硝基化合物等形成氢键而产生吸附作用。形成的氢键越多,吸附力越强。

2. 洗脱剂和展开剂 吸附色谱中,除了气相色谱外,流动相均为液体。柱色谱中,流动相称为洗脱剂;薄层色谱中,流动相称为展开剂。流动相可由单一溶剂或混合溶剂组成。洗脱剂的选择需要根据被分离成分的性质和所选用的吸附剂性质综合考虑。对于极性吸附剂的柱色谱来说,被分离成分的极性越大,则吸附作用越强;洗脱剂的极性越大,则洗脱能力越强。

(二)分配色谱

分配色谱是指固定相为液体的液相色谱,是利用被分离成分在固定相和流动相之间分配系数的不同而达到分离目的的方法。

按照固定相与流动相的极性差别,分配色谱有正相分配色谱与反相分配色谱之分。在正相分配色谱中,固定相的极性大于流动相的极性,常用的固定相有氰基与氨基键合相,主要用于分离大极性及中等极性的分子型化合物。在反相分配色谱中,固定相的极性小于流动相的极性,常用的固定相有十八烷基硅烷或 C8 键合相,流动相常用甲醇-水或乙腈-水。反相分配色谱法主要用于分离非极性及中等极性的分子型化合物。反相分配色谱是应用最多的色谱,因为键合相表面的官能团不会流失,流动相的极性可以在很大的范围内调整,再加上由其派生的反相离子对色谱和离子抑制色谱,可以分离有机酸、碱、盐等离子型化合物。

(三)凝胶色谱(排阻色谱、分子筛色谱、空间尺寸排阻色谱)

凝胶色谱是一种以凝胶为固定相的液相色谱,主要用于分离蛋白质、酶、多肽、氨基酸、多糖、苷、甾体、某些黄酮类成分、生物碱等化合物。

凝胶具有多孔隙的网状结构,有分子筛的性质,根据凝胶的孔径和被分离分子的大小而达到分离目的。被分离分子的大小不同,它们进入凝胶内部的能力不同,当混合物溶液通过凝胶柱时,比凝胶孔径小的分子可以自由进入凝胶内部,而比凝胶孔径大的分子不能进入凝胶内部,只能通过凝胶颗粒间隙。因此大分子物质不被迟滞(排阻),保留时间较短;小分子物质由于向孔隙沟扩散,移动被滞留,保留时间较长,从而实现分离(图 2-12)。

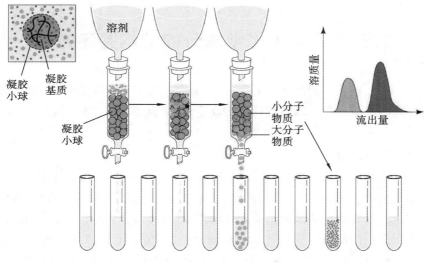

图 2-12 凝胶色谱原理示意图

(四)大孔树脂吸附色谱

大孔树脂是一种人工合成的多孔立体结构聚合物吸附剂,含有无数网状的孔穴结构,一般为白色球状颗粒,通常分为非极性和极性两类。其因理化性质稳定,不溶于酸、碱及有机溶剂,在中药化学成分的分离与富集工作中被广泛应用。其对有机物选择性好,不受无机盐等离子和低分子化合物的影响。国内常见的应用于提取与分离的大孔树脂类型有 D-101 型、D-201 型、D-301 型、HPD-100 型、HPD-200 型、HPD-300 型、NKA-9 型、AB-8 型等。

大孔树脂是吸附与分子筛作用原理相结合的分离材料,其吸附性由范德瓦耳斯力或形成的氢键所提供,分子筛性则由其本身多孔性结构的性质所决定。大孔树脂现在已被广泛应用于中药化学成分的分离和富集,如苷与糖的分离、生物碱的精制,另外其在多糖、黄酮类、三萜类化合物的分离方面也有很好的应用。

(五)离子交换色谱

离子交换树脂是一种合成高分子化合物,外形为球状颗粒,不溶于水但可在水中膨胀。离子交换树脂由母核部分和离子交换部分组成,母核部分是苯乙烯通过二乙烯苯交联而成的大分子网状结构。

离子交换色谱是利用各种离子型化合物与离子交换树脂进行离子交换反应时,因交换平衡的差异或亲和力差异而达到分离目的的一种分离方法。离子交换树脂根据交换离子的不同可分为阳离子交换树脂和阴离子交换树脂。阳离子交换树脂包括强酸型和弱酸型,阴离子交换树脂包括强碱型和弱碱型。当被分离的物质为生物碱阳离子时,选用阳离子交换树脂;被分离的物质为有机酸阴离子时,选用阴离子交换树脂。

(六) 高效液相色谱

高效液相色谱是在经典的常规柱色谱的基础上发展起来的一种新型快速分离分析技术,其分离原理与常规柱色谱包括吸附色谱、分配色谱、凝胶色谱和离子交换色谱等多种方法相同。高效液相色谱采用了粒度范围较宽的微粒型填充剂和高压匀浆柱技术,配有高灵敏度的检测器,具有较快的分离速度和较高的分离效能。

边学边练:

A. 吸附色谱　　　　　　　　B. 凝胶色谱　　　　　　　　C. 离子交换色谱

D. 大孔树脂吸附色谱　　　　E. 分配色谱

1. 纤维素用于(　　)。

2. 羟丙基葡聚糖凝胶用于(　　)。

3. 聚酰胺用于(　　)。

第三节　中药化学成分的结构鉴定方法

从中药中提取、分离、纯化得到的有效成分,必须鉴定或测定其化学结构,才能为深入探讨有效成分的生物活性、构效关系、体内代谢以及进行结构改造、人工合成等研究提供必要的依据。因此,中药有效成分的结构鉴定是本学科的重要内容之一。

一、化合物的纯度测定

在进行有效成分的结构研究之前,必须对该成分的纯度进行检验,以确定其为单体化学成分,这是鉴定或测定化学结构的前提。一般常用各种色谱法如薄层色谱、纸色谱、气相色谱或高效液相色谱等对其进行纯度检验。需要注意的是无论采用何种方法检验,因为仅用一种溶剂或色谱条件,其结论常会出现偏差。在用硅胶薄层色谱或高效液相色谱时,最好使用正相和反相薄层色谱或色谱柱同时进行检验,这样可以进一步保证结论的准确性。此外,固体物质还可通过测定其熔点,考察其熔距的大小作为纯度的参考。液体物质还可通过测定沸点、沸程、折光率及相对密度等判断其纯度。对已知物来说,无论是固体还是液体物质,如其比旋光度与文献数据相同,则表明其已是或接近纯品。

一般样品用两种及两种以上溶剂系统或色谱条件进行检测,均显示单一的斑点或谱峰,固体样品的熔距为 $0.5 \sim 1.0 \ ℃$,液体样品的沸程在 $5 \ ℃$ 以内,即认为是较纯的单体化学成分,可用于化合物的鉴定和结构测定。

在提取、分离、纯化过程中可获得对该化合物的部分理化性质(如酸碱性、极性、色谱行为及显色反应等)的认识,结合文献中有关其植物或亲缘植物成分的记述,进行综合分析,逐渐缩小范围,有针对性地查对文献,可得出一定结论。

通过一定的依据判断其可能为已知化合物时,在有对照品的情况下进行熔点、混合熔点检测,若熔点相同,混合熔点不降低,色谱中的 R_f 值相同,IR 谱相同,则可判定样品与对照品为同一化合物。

若无对照品,则应多做些数据,或制备衍生物与文献数据核对。如果欲鉴定的化合物为文献未记载的物质,应测定该化合物及其衍生物的各种波谱,并进行必要的化学反应,以确定其化学结构。

二、化合物物理常数的测定

物理常数的测定包括熔点、沸点、比旋光度、折光率和相对密度等的测定。固体纯物质的熔距应在 0.5～1.0 ℃的范围内,如熔距过大,则可能存在杂质,应进一步精制或另用不同的溶剂进行重结晶,直至熔点恒定为止。液体物质可测定其沸点。液体纯物质应有恒定的沸点,除高沸点物质外,其沸程不应超过 5 ℃的范围。此外,液体纯物质还应有恒定的折光率及相对密度。比旋光度也是物质的一种物理常数,中药的有效成分多为光学活性物质,故无论是已知物还是未知物,在鉴定化学结构时皆应测定其比旋光度。

三、化合物分子量和分子式的确定

目前最常用的是质谱法,高分辨质谱法不仅可给出化合物的精确分子量,还可以直接给出化合物的分子式,也可通过质谱中出现的同位素峰的强度推定化合物的分子式。有时化合物的分子离子峰不稳定,难以用 HR-MS 测出,为确定一个化合物的分子式,需要进行元素定性分析,检查含有哪几种元素,并测定各元素在化合物中所占的百分含量,从而求出化合物的实验式。在实验式的基础上,还要进一步用场解吸质谱、快原子轰击质谱或制备衍生物再测定其质谱等方法测定其分子量,最终确定化合物的分子式。

依据分子式可以计算化合物的不饱和度(Ω),公式如下:

$$\Omega = \frac{2n_4 + n_3 - n_1 + 2}{2}$$

式中,n_4 为四价原子数;n_3 为三价原子数;n_1 为一价原子数。

四、化合物结构骨架与官能团的确定

在确定了化合物的分子式后,就需要进行分子结构骨架和官能团的确定。首先计算化合物的不饱和度,推测出结构中可能含有的双键数或环数。用化学法推定分子结构骨架主要依靠后面各章所述的各类中药化学成分的显色反应,在用显色反应进行分子结构骨架和功能团检识时最好将未知样品试验、空白试验及典型样品试验平行进行,以资对照。当根据产生的沉淀判断结果时,要注意液体试样量如过多,会使沉淀现象不明显或沉淀溶解,掩蔽阳性结果;样品分子中含有两种以上官能团时,可能干扰检识反应。因此,根据一种检识反应的结果尚不足以肯定或否定该官能团的存在,最好做两种以上的试验,以获得正确的判断。用经典化学方法确定分子结构骨架或官能团,有时还要利用其他化学反应如降解反应、氧化反应及还原反应等,甚至通过化学合成加以验证。

五、化合物的结构确定

目前,波谱分析等近代技术已成为确定中药有效成分化学结构的主要手段,尤其是超导核磁共振技术的普及和各种二维核磁共振谱及质谱新技术的开发利用,使其具备灵敏度高、选择性强、用量少及快速、简便的优点,大大加快了确定化合物结构的速度和提高了准确性。以下对紫外-可见吸收光谱(UV-VIS)、红外光谱(IR)、核磁共振谱(NMR)和质谱(MS)等波谱分析方法在中药有效成分结构鉴定中的应用做简要的介绍。

(一)紫外-可见吸收光谱(UV-VIS)

UV-VIS 是指有机化合物吸收紫外线(200～400 nm)或可见光(400～780 nm)后,发生电子跃迁而形成的吸收光谱。UV-VIS 的测定仅需要少量纯样品,这对于中药有效成分的研究是非常有利的。

UV-VIS 在中药有效成分的研究中有多方面的用途。如与对照品或标准图谱对照,可用于化合物的初步鉴定,根据朗伯-比尔定律可对中药有效成分进行含量测定,以及根据中药有效成分的紫外吸收光谱可推定其分子的部分结构等。

一般来说,UV-VIS 主要提供分子中共轭体系的结构信息,可据此判断共轭体系中取代基的位置、种类和数目。由于 UV-VIS 只能给出分子中部分结构的信息,而不能给出整个分子的结构信息,所以单独通过 UV-VIS 不能决定分子结构,必须与 IR、NMR、MS 以及其他理化方法结合才能得到可靠的结论。尽管 UV-VIS 在中药有效成分的结构确定中提供的信息较少,但对某些具有共轭体系的中药有效成分,如蒽醌类、黄酮类以及强心苷等成分的结构确定却有重要的实际应用价值。其典型图谱见图 2-13。

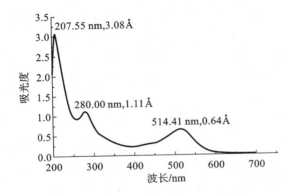

图 2-13 桑椹花青素的 UV-VIS 图谱

（二）红外光谱（IR）

IR 是记录有机分子吸收红外线后产生振动、转动能级跃迁而形成的吸收光谱。光谱横坐标常用波数表示，范围为 4000～500 cm^{-1}，纵坐标用百分透光率表示。

使用 IR 测定化合物结构时，化合物用量只需 5～10 μg。习惯将 IR 分为两部分：其中 4000～1600 cm^{-1} 为化合物的特征基团区，这个区域的许多吸收峰代表特定官能团的伸缩频度，且不受整个分子结构环境的影响，仅与某种官能团的存在有关，对鉴定官能团非常有用；1600～500 cm^{-1} 为指纹区，这个区域出现的许多吸收峰受整个分子结构影响较大，反映整体分子结构特征，每个化合物在这一区域都有自己特有的光谱，对于鉴定化合物很有价值。因此，IR 在中药有效成分结构研究中主要有两个方面的应用：一是已知物的鉴定；二是未知物的结构推测。

如果被测物是已知物，只要与已知对照品做一张共 IR 图即可，如果两者 IR 完全一致，则可推测是同一物质。如无对照品，也可检索有关 IR 数据图谱文献。IR 对未知结构化合物的鉴定，主要用于官能团的确认、芳环取代类型的判断等。

（三）核磁共振谱（NMR）

NMR 是化合物分子在磁场中受电磁波的辐射，有磁矩的原子核吸收一定的能量产生能级的跃迁，即发生核磁共振，以吸收峰的频率和吸收强度作图所得的图谱。其能提供分子中有关氢及碳原子的类型、数目、相互连接方式、周围化学环境以及构型、构象的结构信息。

目前，对分子量在 1000 以下、几毫克的微量物质甚至单用 NMR 也可确定其分子结构。因此，在进行中药有效成分的结构测定时，NMR 与其他光谱相比，作用更为重要。

1. ^{1}H-NMR ^{1}H-NMR 的化学位移（δ）范围为 0～20。正常^{1}H-NMR 能提供的结构信息参数主要是化学位移、偶合常数（J）及质子数。典型^{1}H-NMR 谱图见图 2-14。

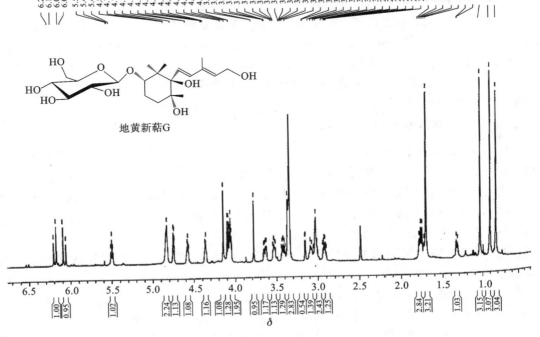

图 2-14 地黄新萜 G 的^{1}H-NMR 谱图

（1）化学位移：氢核因周围化学环境不同，其外围电子云密度及绕核旋转产生的磁屏蔽效应不同，不同类型的氢核共振信号出现在不同区域，据此可以识别。

（2）峰面积：^{1}H-NMR 上积分面积与分子中的总质子数相当，分析图谱时，只要通过比较共振峰的面积，就可判断氢核的相对数目；当化合物分子式已知时，就可以求出每个吸收峰所代表氢核的绝对个数。

（3）峰的裂分及偶合常数：磁不等价的两个或两组氢核，在一定距离内因相互自旋偶合干扰而使信号发生裂分，表现出不同的裂分峰，如单峰（s）、二重峰（d）、三重峰（t）、四重峰（q）及多重峰（m）等。裂分间的距离为偶合常数，用于表示相互干扰的强度，其大小取决于间隔键的距离。各种不同环境下氢核相邻结构具有一定的偶合常数。间隔键越少，则偶合常数越大；反之则越小。

2. ^{13}C-NMR ^{13}C-NMR 的化学位移范围为 $0 \sim 250$，比 ^{1}H-NMR 大得多，是中药有效成分结构测定中的重要手段之一。^{13}C-NMR 提供的结构信息是分子中各种不同类型及化学环境的碳核化学位移（δ）、异核偶合常数（J_{CH}）及弛豫时间（T_1），其中利用最多的是化学位移。常见的 ^{13}C-NMR 测定技术有质子宽带去偶谱、偏共振去偶谱、低灵敏度核极化转移增强法等。典型 ^{13}C-NMR 谱图见图 2-15。

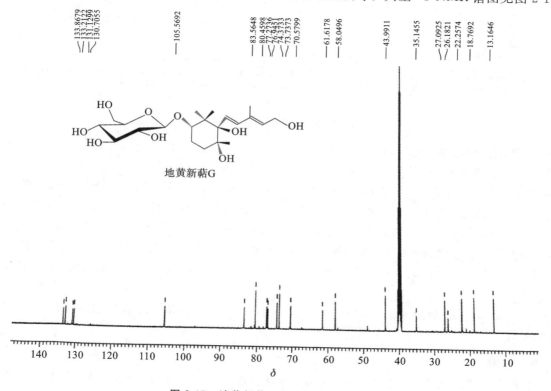

图 2-15 地黄新萜 G 的质子宽带去偶谱

（四）质谱（MS）

随着现代分析技术的飞速发展，近年来，新的离子源不断出现，使质谱在确定化合物分子量、元素组成和由裂解碎片检测官能团、辨认化合物类型、推导碳骨架等方面发挥着重要作用。如用质谱法进行糖、苷结构的测定，可以获得有关糖、苷的分子量、苷元结构、糖基序列等信息。典型质谱见图 2-16。根据所采用离子源的不同，质谱可分为以下几种。

1. 电子轰击质谱（EI-MS） 样品汽化后，在电子轰击条件下，大多数分子电离后生成缺一个电子的分子离子，并可以继续发生键的断裂形成碎片离子。这对推测化合物结构十分有用。但当样品分子量较大或热稳定性差时，常常得不到分子离子，因而不能测定这些样品的分子量。

2. 化学电离质谱（CI-MS） 利用化学电离源，即使是不稳定的化合物，也能得到较强的准分子离子峰，即 $M \pm 1$ 峰，从而有利于确定其分子量。但此法的缺点是碎片离子峰较少，可提供的有关结构的信息少。

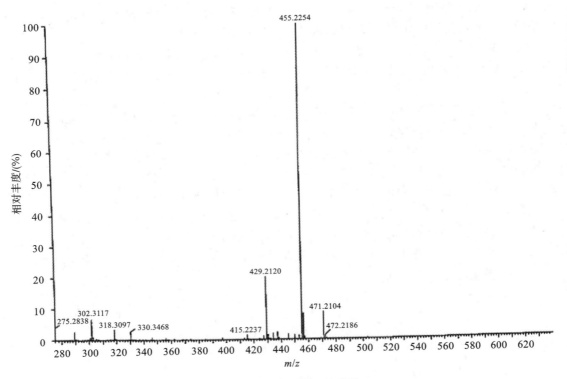

图 2-16　地黄新萜 G 的质谱

3. 场解吸质谱（FD-MS）　FD-MS 特别适用于难汽化和热稳定性差的固体样品分析，如有机酸、甾体类、糖和苷、生物碱、氨基酸、肽和核苷酸等。此法的特点是增加了分子离子峰的丰度，碎片离子峰相对减少。因此此法用于极性物质的测定时，可得到明显的分子离子峰或[M＋1]⁺峰，但碎片离子峰较少，使其提供结构信息受到一些局限。为提高灵敏度可加入微量带阳离子 K⁺、Na⁺ 等的碱金属化合物于样品中，可产生明显的准分子离子峰、[M＋Na]⁺峰、[M＋K]⁺峰和碎片离子峰。

4. 快原子轰击质谱（FAB-MS）和液体二次离子质谱（LSI-MS）　此方法常用于大分子极性化合物特别是糖和苷的研究。除得到分子离子峰外，还可得到糖和苷元的碎片离子峰，从而弥补了 FD-MS 的不足。

此外，还有基质辅助激光解吸电离质谱（MALDI-MS）、电喷雾电离质谱（ESI-MS）、串联质谱（MS-MS）等。

（五）其他

大多数天然有机化合物存在手性中心，为手性化合物。尽管 NMR、MS、IR 和 UV-VIS 在有机化合物的结构确定中发挥着不可替代的作用，但对于手性化合物绝对构型的确定，往往表现得力不从心。单纯的 NMR 能够解决结构测定中大多数相对构型问题，但对于绝对构型的确定，需要借助价格昂贵的手性试剂，对仪器、操作都有较高的要求，且所测定化合物的范围有很大限制。目前，测定绝对构型常用的方法有旋光光谱（ORD）、圆二色谱（CD）和 X 射线单晶衍射法。前两者可在常用有机溶剂中测定，样品用量小，可测定非晶体化合物，操作简单，数据易处理。

旋光光谱的原理：当平面偏振光通过手性物质时，能使其偏振平面发生旋转，产生所谓的"旋光性"。旋光现象的产生是因为组成平面偏振光的左旋圆偏振光和右旋圆偏振光在手性物质中传播时，其折射率不同，即两个方向的圆偏振光在此介质中的传播速度不同，导致偏振面的旋转。同时，不同波长的平面偏振光在该手性物质中的折射率不同，因此造成偏振面的旋转角度不同。平面偏振光的波长越短，旋转角度越大。如果用不同波长（200～760 nm）的平面偏振光照射光活性物质，以波长（λ）对比旋光度（[α]）或摩尔旋光度（[M]）作图，所得曲线即为旋光光谱。

手性化合物不仅对组成平面偏振光的左旋圆偏振光和右旋圆偏振光的折射率不同，还对两者的吸光系数不同,这种性质被称为圆二色性。若用 ε_L 和 ε_R 分别表示左旋圆偏振光吸光系数和右旋圆偏振光吸光系数,则它们之间的差值 $\Delta\varepsilon = \varepsilon_L - \varepsilon_R$,$\Delta\varepsilon$ 被称为吸光系数差。若以 $\Delta\varepsilon$ 和波长作图,即可得到圆二色谱。

X射线单晶衍射法,简称 X 射线衍射法(XRD),其通过测定化合物晶体对 X 射线的衍射谱,并通过计算机用数学方法解析还原为分子中各原子的排列关系,最后获得每个原子在某一坐标系中的分布,从而给出化合物的化学结构。X 射线衍射法测定出的化学结构较可靠,能测化学法和其他波谱法难以测定的化学结构。X 射线衍射法不仅能测定化合物的一般结构,还能测定化合物结构中的键长、键角、构象、绝对构型等结构细节。X 射线衍射法是测定大分子物质结构最有力的工具,现已能测定分子量为 800 万的大分子物质的化学结构。有些药物的晶形与疗效有密切关系,所以 X 射线衍射法在药物的结构鉴定和质量评价中有独特的意义。

边学边练:

1. 确定化合物的分子式和分子量可用( )。

A. UV-VIS　　　　B. IR　　　　　C. NMR　　　　　D. MS　　　　　E. ORD

2. 不属于中药化学成分结果测定研究的波谱法是( )。

A. UV-VIS　　　　B. IR　　　　　C. NMR　　　　　D. MS　　　　　E. GC

→ **本章小结**

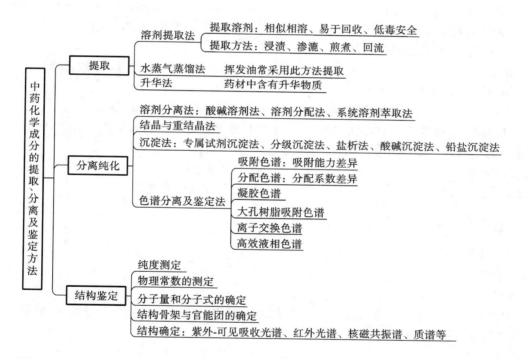

→ **目标检测**

目标检测答案

一、选择题

(一)A 型题(每题有 5 个备选答案,备选答案中只有 1 个最佳答案)

1. 用石油醚作为溶剂,主要提取出的中药化学成分类型是( )。

A. 糖　　　　　　B. 氨基酸　　　　　C. 苷　　　　　D. 油脂

2. 用水蒸气蒸馏法提取,主要提取出的中药化学成分类型是( )。

A. 蜡　　　　　　B. 挥发油　　　　　C. 氨基酸　　　　D. 苷

3. 用 60% 以上浓度的乙醇作为溶剂,不能提取出的中药化学成分类型是( )。

A. 苷　　　　　　　　B. 油脂　　　　　　　C. 多糖　　　　　　　D. 单糖

4. 溶剂提取法中,只能用水作溶剂的方法是(　　)。

A. 浸渍法　　　　　　B. 煎煮法　　　　　　C. 渗漉法　　　　　　D. 回流提取法

5. 两相溶剂萃取法中,溶剂为(　　)。

A. 相似相溶　　　　　B. 互不相溶　　　　　C. 易水解物质　　　　D. 不易挥发物质

6. 结晶法常用的溶剂有(　　)。

A. 丙酮　　　　　　　B. 吡咯　　　　　　　C. 环己胺　　　　　　D. 酒石酸

7. 结晶法的关键是(　　)。

A. 有效成分　　　　　B. 溶解度　　　　　　C. 仪器的选择　　　　D. 溶剂的选择

8. 硅胶常用于(　　)。

A. 吸附色谱　　　　　　　　　　　　　　　B. 凝胶色谱

C. 大孔树脂吸附色谱　　　　　　　　　　　D. 分配色谱

9. 不属于亲脂性有机溶剂的是(　　)。

A. 三氯甲烷　　　　　B. 苯　　　　　　　　C. 正丁醇　　　　　　D. 丙酮

10. 与水互溶的溶剂是(　　)。

A. 丙酮　　　　　　　B. 乙酸乙酯　　　　　C. 正丁醇　　　　　　D. 三氯甲烷

11. 溶剂极性由小到大的是(　　)。

A. 石油醚、乙醚、乙酸乙酯　　　　　　　　B. 石油醚、丙酮、乙酸乙酯

C. 石油醚、乙酸乙酯、三氯甲烷　　　　　　D. 三氯甲烷、醋酸、乙酸乙酯

12. 下列溶剂中亲脂性最强的是(　　)。

A. 乙醚　　　　　　　B. 三氯甲烷　　　　　C. 苯　　　　　　　　D. 乙酸乙酯

13. 下列溶剂中极性最强的是(　　)。

A. 乙醚　　　　　　　B. 乙酸乙酯　　　　　C. 三氯甲烷　　　　　D. 乙醇

(二) B 型题(备选答案在前,试题在后。每组若干题均对应同一组 5 个备选答案,每题只有 1 个最佳答案。每个备选答案可重复选用,也可不选用)

A. 吸附色谱　　　　　　　　　　　　　　　B. 凝胶色谱

C. 离子交换色谱　　　　　　　　　　　　　D. 大孔树脂吸附色谱

E. 分配色谱

1. 纤维素用于(　　)。

2. 羟丙基葡聚糖凝胶用于(　　)。

3. 硅胶常用于(　　)。

4. 聚酰胺用于(　　)。

(三) C 型题(备选答案在前,试题在后。每组若干题均对应同一组 4 个备选答案,每题只有 1 个最佳答案。每个备选答案可重复选用,也可不选用)

A. 大孔树脂吸附色谱　　　　　　　　　　　B. 凝胶色谱

C. 二者均是　　　　　　　　　　　　　　　D. 二者均不是

1. 主要利用分子筛作用原理的是(　　)。

2. 主要利用物理吸附作用原理的是(　　)。

3. 具有可解离基团的是(　　)。

4. 具有离子交换性质的是(　　)。

5. 可在水中应用的是(　　)。

(四) X 型题(每题的备选答案中有 2 个或 2 个以上正确答案,少选或多选均不得分)

1. 以下属于冷提法的是(　　)。

A. 超声法　　　　　　B. 回流提取法　　　　C. 渗漉法　　　　　　D. 浸渍法

2. 影响溶剂提取法的因素有（　　）。

A. 温度　　　　　　　　B. 药材　　　　　　　C. 溶剂　　　　　　　D. 方法

3. 下列哪些可用升华法提取？（　　）

A. 樟脑　　　　　　　　B. 挥发油　　　　　　C. 咖啡因　　　　　　D. 蔗糖

4. 脱铅方法有（　　）。

A. 硫化氢法　　　　　　B. 中性硫酸盐法　　　C. 阳离子交换法　　　D. 阴离子交换法

二、名词解释

1. 分馏法

2. 结晶

3. 盐析法

4. 提取

5. 分离

三、简答题

1. 中药有效成分的提取方法有哪些？

2. 常用溶剂的极性大小顺序是怎样的？采用溶剂提取法应如何选择提取溶剂？

3. 溶剂提取法中主要的提取方法有哪些？冷提法和热提法各有何特点？

4. 何谓水蒸气蒸馏法？在中药中主要用于何类成分提取？

5. 中药有效成分的分离方法有哪些？

6. 何谓吸附色谱？简述常用吸附剂的应用范围。

7. 色谱法的基本原理是什么？

8. 中药有效成分的提取方法有几种？采用这些方法提取的依据是什么？

（秦　雯）

第三章

生物碱

扫码看 PPT

知识目标

1. 掌握生物碱类化合物的主要结构分类、理化性质、检识原理及提取与分离技术。
2. 掌握黄连、防己中代表性生物碱的结构、性质和生物活性。
3. 熟悉典型生物碱类化合物的提取、分离方法及其实践应用。
4. 了解常见中药中生物碱类化合物的来源、分布及生物活性。

能力目标

1. 使学生能根据生物碱的结构特点、理化性质从天然药物中提取、分离生物碱。
2. 使学生具备典型生物碱类化合物的提取、分离及检识的能力。
3. 使学生能运用所学知识对天然药物黄连、防己中生物碱成分进行提取与分离。

课程思政目标

培养学生严谨制药的学术态度、实事求是的做事精神，从而更好地指导、合理用药，共同维护人类健康，促进中药事业发展。

案例导入

1803 年巴黎药剂师查尔斯·德罗斯内(Charles Derosne)尝试设计一种测量阿片浓度的方法，结果却得到了一种他不认识的碱性物质，误以为是自己在晶体中混入了钾碱才导致结果异常，因此并没有多想。1804 年德国药剂师弗里德里希·瑟托内尔(Friedrich Sertürner)自阿片中分离得到吗啡，他从 1805 年开始就这个题目反复发表文章，却没引起什么反响。直到 1817 年他设法将论文发表在法国最杰出的化学家盖-吕萨克(Gay-Lussac)主编的《化学年刊》(*Annales de Chimie*，1789 年拉瓦锡创办)上，这种极其特殊的碱性晶体才被读者所熟知，从而开启了阿片制剂的新纪元，同时也开启了阿片滥用的新时代。盖-吕萨克认为，弗里德里希·瑟托内尔最重要的成就不是分离出这一物质本身，而是其确立的原理，即植物中除了此前分离出的有机酸外，还含有其他物质。如果发现的第一种有机碱是吗啡，植物体内会蕴藏怎样的力量？

第一节　概　　述

生物碱(alkaloids)是主要来源于植物界的一类含氮有机化合物，大多数具有较复杂的氮杂环结构，呈碱性，能与酸结合成盐，有较强的生物活性。但少数生物碱例外，如麻黄碱的氮原子不在环内而在侧链,秋水仙碱接近中性等。此外,甲胺、乙胺等低分子胺类,有些来源于生物界的含氮衍生物如氨基酸、蛋白质、核酸、核苷酸、卟啉类和维生素等化合物均不属于生物碱的范畴。

生物碱主要分布在植物界,在动物中也存在(如麝香中的麝香吡啶等)。大多数生物碱分布于高等植物中,尤其是双子叶植物,如毛茛科、木兰科、小檗科、防己科、罂粟科、马兜铃科、芸香科、龙胆科、夹竹桃科、马钱科、茜草科、茄科、紫草科、菊科等植物中;单子叶植物中分布较少,如百合科、石蒜科、百部科、兰科等植物中;裸子植物中分布更少,如红豆杉科、麻黄科、松科、云杉科、油杉科、三尖杉科等;低等植物中只有蕨类、菌类、地衣、苔藓的极个别植物中存在生物碱,如木贼科、卷柏科、石松科、麦角菌等。

植物体的各种器官和组织都可能存在生物碱,但对某一种植物来说,往往集中在某一器官,例如,防己生物碱在防己的根部较多,黄柏生物碱主要存在于树皮中,麻黄生物碱在麻黄的髓部含量较高,三尖杉酯碱则在其叶、根、种子中都有存在,但以叶和种子中含量较高。植物中生物碱的含量高低受生长环境和季节等因素的影响,如我国产的麻黄中麻黄碱的含量较欧洲高,山西大同附近的麻黄中麻黄碱含量较其他地区高。生物碱往往是数种或数十种共存于植物体中,如秃疮花中生物碱达 30 多种,长春花中已知生物碱有 70 多种。同一种植物中的生物碱往往具有类似的化学结构,同科同属植物中的生物碱也往往属于同一类结构。了解这一规律,对系统研究同源药用植物资源及其化合物的结构鉴定、促进中药现代化都具有非常重要的指导意义。

在植物体内,绝大多数生物碱以与共存的有机酸(如酒石酸、苹果酸、草酸等)结合成生物碱盐的形式存在;少数生物碱与无机酸(硫酸、盐酸等)结合成盐;还有的生物碱以游离状态存在,如秋水仙碱;极少数生物碱以酯、苷、氮氧化物的形式存在,如氧化苦参碱。

生物碱多具有显著而又特殊的生物活性,如止咳平喘(麻黄生物碱)、抗菌消炎(黄连碱、小檗碱、苦参碱、蝙蝠葛碱)、降压(利血平、广玉兰碱、钩藤碱);抗癌(喜树生物碱、长春花碱、三尖杉酯碱、美登木碱等)、镇痛(吗啡、延胡索乙素、乌头碱)、解痉(阿托品)。

第二节 结构类型

迄今从自然界中提取分离得到的生物碱约有 15000 种,它们具有生物来源多样性、化学结构多样性的特点。关于生物碱的分类主要有四种方法:生物来源分类法、生源途径分类法、化学结构分类法、生源结合化学结构分类法,但都存在一定的缺点。

为了便于掌握生物碱的结构特点,本书依然采用化学结构分类法简单介绍已知生物碱的结构类型。按生物碱结构中氮原子存在的主要杂环母核类型进行分类,主要分为有机胺类生物碱、氮杂环类生物碱、萜类生物碱、甾类生物碱、大环类生物碱等。

一、有机胺类生物碱

这类生物碱的结构特点是氮原子不在环内,而在环外侧链上。如中药麻黄科植物(草麻黄、中麻黄、木贼麻黄)的干燥茎叶中的麻黄碱,具有止咳平喘的作用;唇形科植物益母草的新鲜或干燥地上部分中的益母草碱,具有兴奋子宫、降压的作用;百合科植物秋水仙中的秋水仙碱(秋水仙素),具有抗癌的作用。

麻黄碱　　　　　伪麻黄碱　　　　　益母草碱

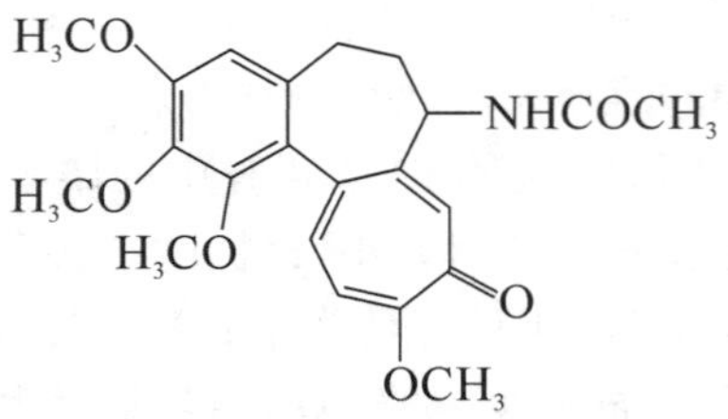

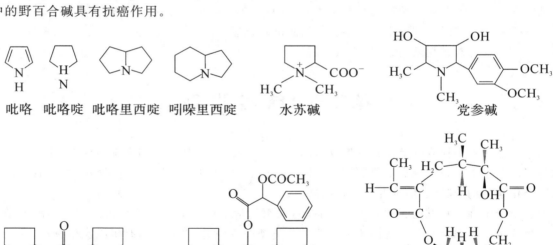

秋水仙碱（秋水仙素）

麻黄碱（又称麻黄素）是左旋体或消旋体，而伪麻黄碱（又称伪麻黄素）则是麻黄碱的右旋体，所以两者是一对旋光异构体。麻黄碱有较强的中枢兴奋作用。伪麻黄碱的成瘾性比麻黄碱小很多。冰毒，又名甲基安非他明、去氧麻黄碱，是新型毒品的一种，是一种无味或微有苦味的透明晶体，纯品很像冰糖，形似冰，故俗称冰毒。

二、氮杂环类生物碱

这类生物碱的结构特点是氮原子存在于不同的环内。

1. 吡咯类生物碱　由吡咯及四氢吡咯衍生的生物碱，包括简单吡咯烷类、双稠吡咯烷类（也称吡咯里西啶类）。简单吡咯烷类结构较简单，数目少，比如水苏碱、党参碱、红古豆碱。红古豆碱存在于颠茄、曼陀罗等茄科植物中，本身无药用价值，但其衍生物红古豆苦杏仁酸酯具有散瞳、抑制腺体分泌、舒张平滑肌、降压等阿托品样作用。双稠吡咯烷类是由两个吡咯烷共用一个氮原子的稠环衍生物，这类生物碱的生物活性较强，但毒性也较大，能导致肝中毒。已知菊科植物所含双稠吡咯烷类生物碱有 90 余种，如千里光属植物中的阔叶千里光碱具有阿托品样作用、豆科植物农吉利及大叶猪屎青中的野百合碱具有抗癌作用。

吡咯　吡咯啶　吡咯里西啶　吲哚里西啶　水苏碱　党参碱

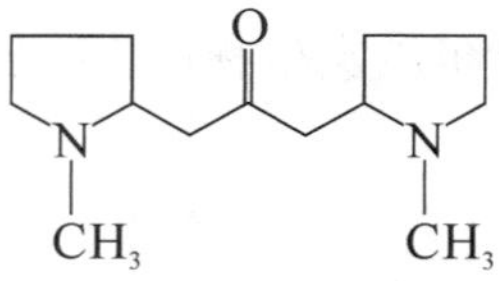

红古豆碱　红古豆苦杏仁酸酯　阔叶千里光碱

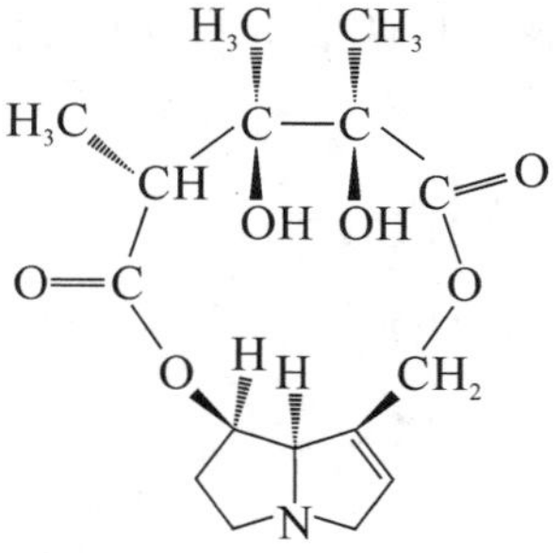

野百合碱 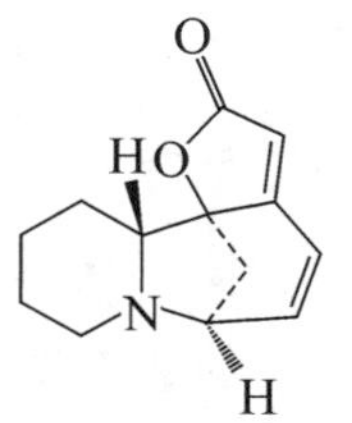　一叶萩碱

　　吲哚里西啶类是由哌啶和吡咯共用一个氮原子的稠环化合物,有学者将其归为哌啶类生物碱。其数目较少,但有较强的生物活性,如一叶萩碱存在于大戟科植物一叶萩的嫩枝叶及根中,有兴奋中枢神经作用,用于治疗面神经麻痹、神经衰弱,也可用于治疗小儿麻痹症及其后遗症。

　　2. 吡啶及哌啶类生物碱　这类生物碱是哌啶或吡啶的衍生物,数目较多。如烟碱、毒藜碱、蓖麻碱属于吡啶类生物碱,槟榔碱、槟榔次碱、毒芹碱和胡椒碱属于哌啶类生物碱。

　　烟碱(nicotine),俗名尼古丁,是一种存在于茄科茄属植物中的生物碱,也是烟草的重要成分,是N胆碱受体激动药的代表,对 N1 和 N2 受体及中枢神经系统均有作用。烟碱会使人上瘾或产生依赖性,重复使用烟碱会增加心率、升高血压,并降低食欲,大剂量的烟碱会引起呕吐以及恶心,严重时会致人死亡。电子烟也含有传统烟草的有害物质烟碱。槟榔碱、槟榔次碱存在于槟榔中,具有驱绦虫的作用。

　　喹诺里西啶类生物碱是由两个哌啶共用一个氮原子的稠环衍生物,如豆科槐属植物苦参中的苦参碱和氧化苦参碱具有抗癌作用。

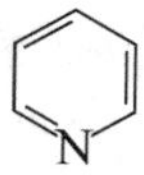

吡啶 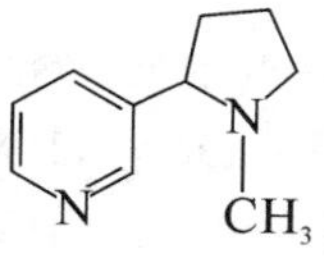　　　烟碱（尼古丁） 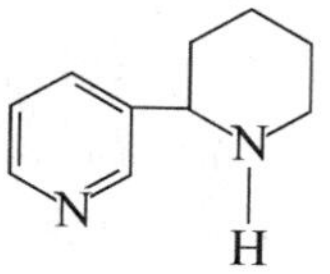　　　毒藜碱 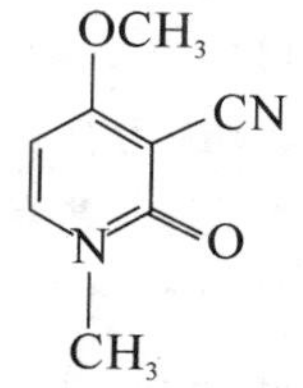　　　蓖麻碱

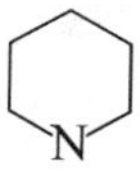

哌啶 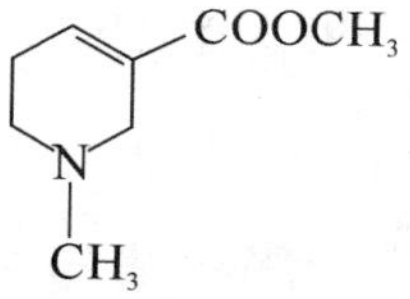　槟榔碱 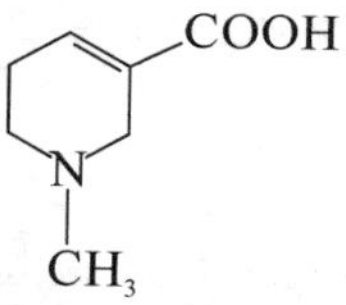　　　槟榔次碱 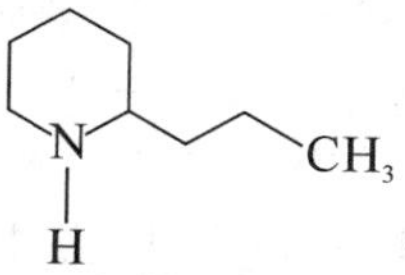　　　毒芹碱 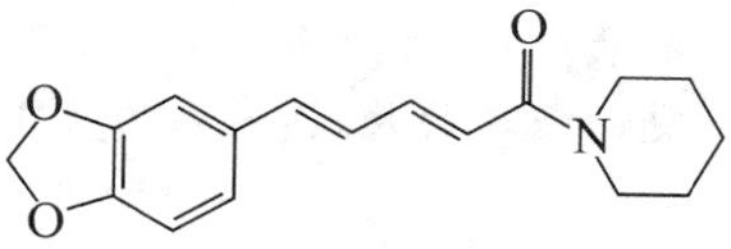　　　　胡椒碱

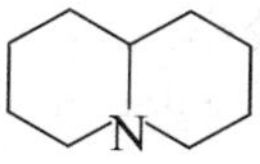

喹诺里西啶 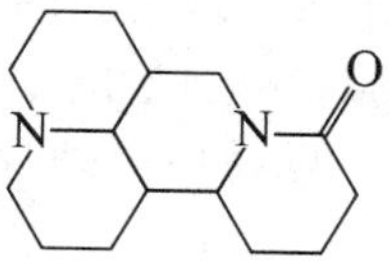　　　　苦参碱 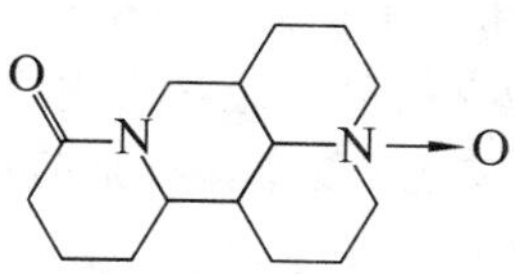　　　　氧化苦参碱

　　3. 莨菪烷类生物碱　莨菪烷是由四氢吡咯和六氢吡啶骈合而成的杂环。莨菪烷类生物碱包括莨菪碱、东莨菪碱、山莨菪碱、阿托品、可卡因等。

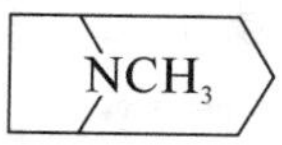

莨菪烷 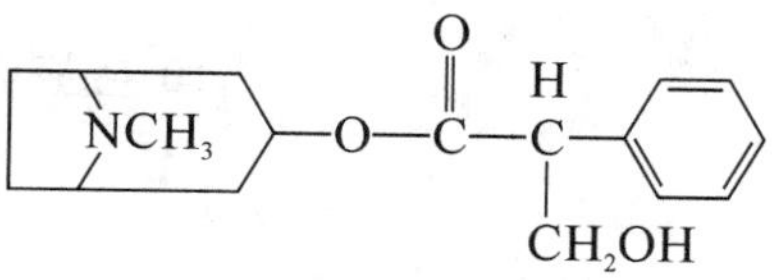　　　　莨菪碱 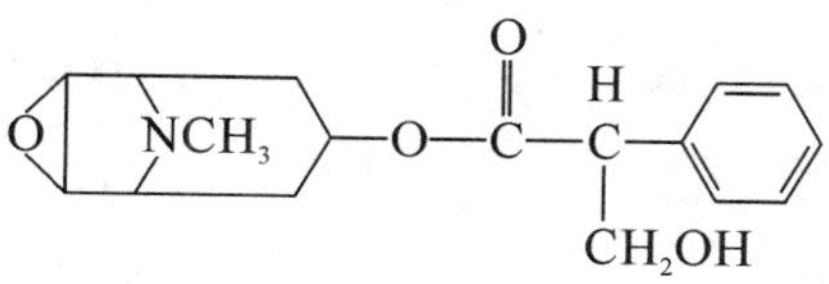　　　　　　　东莨菪碱

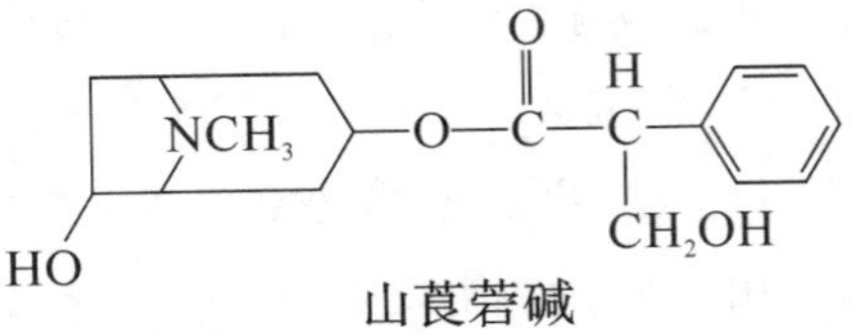

山莨菪碱 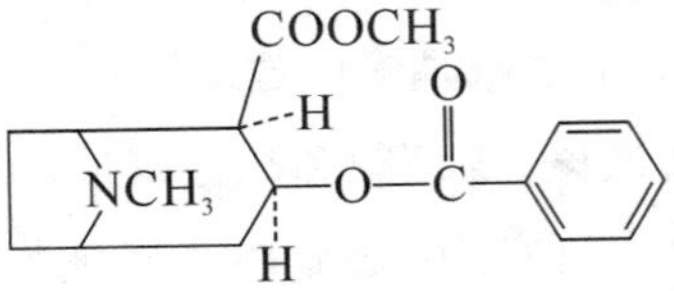　　　　可卡因（古柯碱） 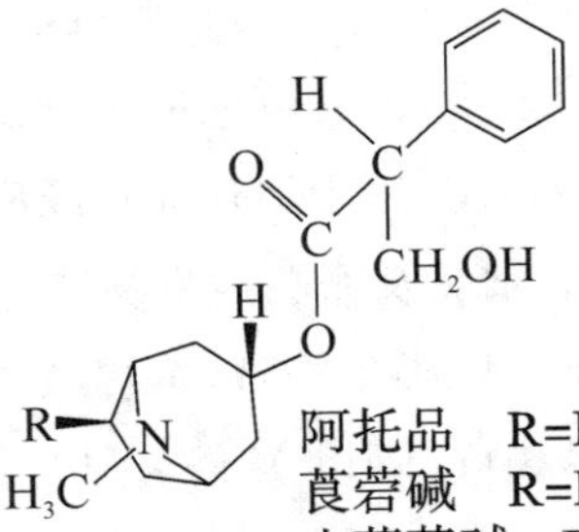　　　阿托品　R=H(DL)
莨菪碱　R=H(L)
山莨菪碱　R=OH

阿托品是一种抗胆碱药，为 M 受体阻断剂，是从茄科植物颠茄、曼陀罗或莨菪等中提取的消旋莨菪碱，主要解除平滑肌痉挛，量大时可解除小血管痉挛，改善微循环，同时抑制腺体分泌，解除迷走神经对心脏的抑制，使心搏加快、瞳孔散大、眼压升高，兴奋呼吸中枢，解除呼吸抑制。莨菪碱、东莨菪碱和阿托品的生物活性相似，均具有解痉、镇痛和解除有机磷中毒的作用。

知识链接

　　可卡因（cocaine），又称古柯碱，在医疗中，它被用作局部麻醉药或血管收缩剂，由于其麻醉效果好、穿透力强，主要用于表面麻醉，但因毒性强，不宜注射。同时其可用作强烈的天然中枢兴奋剂，也因其对中枢神经系统的兴奋作用而导致滥用，1985 年起成为世界性主要毒品之一。可卡因对消化系统、免疫系统、心血管系统和泌尿生殖系统都有损伤作用，尤其作为剂量依赖性肝毒素，可导致肝细胞坏死。进一步研究也证实，使用可卡因后，相应脑区的结构和功能都会发生变化。1855 年，德国化学家弗里德里希（G. Friedrich）首次从古柯叶中提取出麻药成分，并命名为 erythroxylon。1859 年，奥地利化学家纽曼（Albert Newman）又精制出更高纯度的物质，命名为可卡因。

4. 喹啉类生物碱　具有喹啉母核及其衍生物的生物碱均为喹啉类生物碱，如喜树碱（camptothecin，CPT）存在于珙桐科植物喜树的木部、根皮、种子中，是一种细胞毒性喹啉类生物碱，能抑制 DNA 拓扑异构酶，具有抗癌（白血病、直肠癌）作用。喜树碱因泌尿系统毒性大，临床应用受到限制，10-羟基喜树碱为喜树碱的羟基衍生物，作用机制与喜树碱相似，但毒性较小。

　　奎宁（quinine），又名金鸡纳碱，是茜草科植物金鸡纳树及其同属植物的树皮中的主要生物碱，具有抗疟作用。

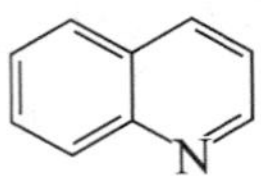

喹啉 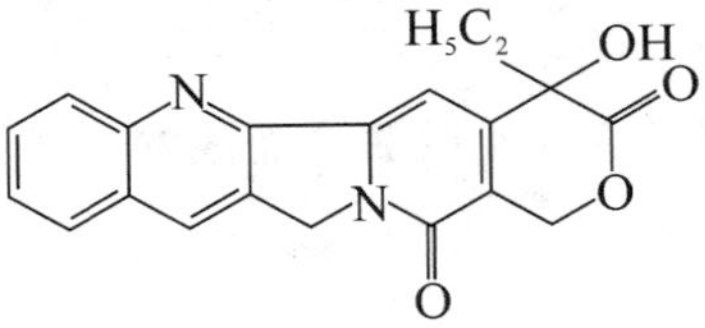　　　　　　喜树碱 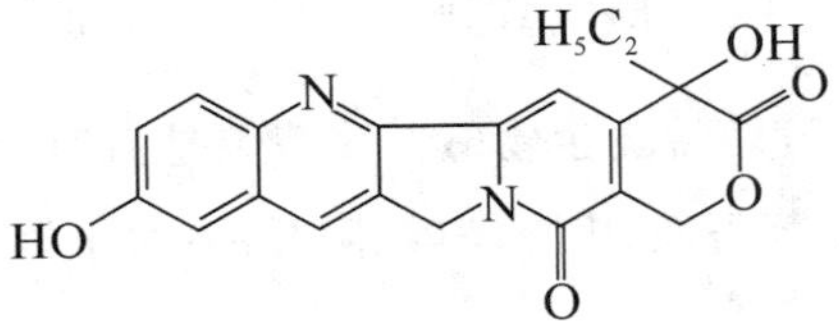　　　　　　　10-羟基喜树碱

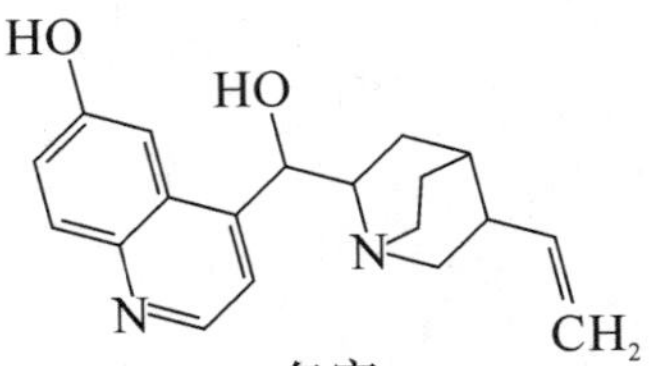

奎宁

5. 异喹啉类生物碱　这类生物碱以异喹啉或四氢异喹啉为基本母核，数量较多，结构复杂，活性多样，主要包括苄基异喹啉类、苯酞异喹啉类、双苄基异喹啉类、阿朴啡类、原小檗碱类、普罗托品类、苯骈菲啶类、吗啡类等。异喹啉类生物碱主要分布在防己科、毛茛科、小檗科、罂粟科、樟科、芸香科、

使君子科、睡莲科等植物中。

（1）苄基异喹啉类：这类生物碱是异喹啉母核的 1 位连接苄基。如罂粟蒴果中具有解痉作用的罂粟碱、毛茛科乌头属植物乌头中的去甲乌药碱，木兰科木兰属植物厚朴中的木兰箭毒碱（又名厚朴碱）。

（2）苯酞异喹啉类：这类生物碱是异喹啉母核的 1 位连接了苯酞基，如阿片中具有镇咳作用而无成瘾性的那可丁。

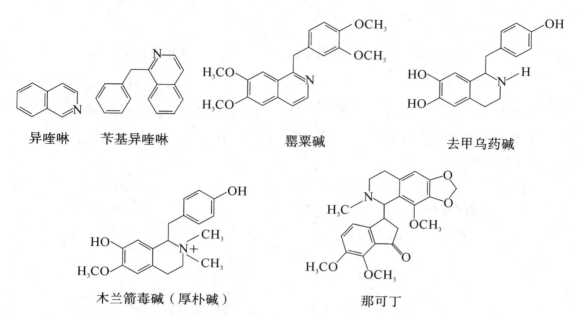

异喹啉　　苄基异喹啉　　　　　　罂粟碱　　　　　　　去甲乌药碱

木兰箭毒碱（厚朴碱）　　　　　那可丁

（3）双苄基异喹啉类：这类生物碱是由两个苄基异喹啉通过 1～3 个醚键相连而成。如防己科植物蝙蝠葛（山豆根）根茎中的蝙蝠葛碱、粉防己根中的防己诺林碱和粉防己碱等。

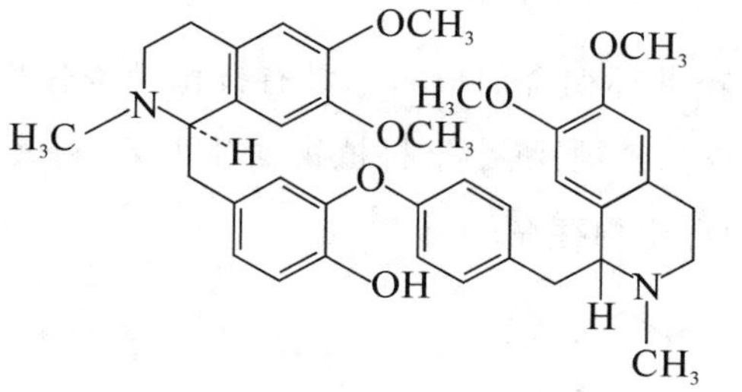

蝙蝠葛碱 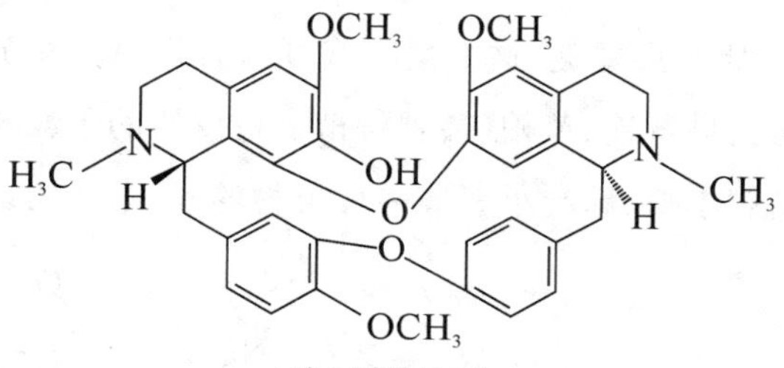　　　　　　　　防己诺林碱

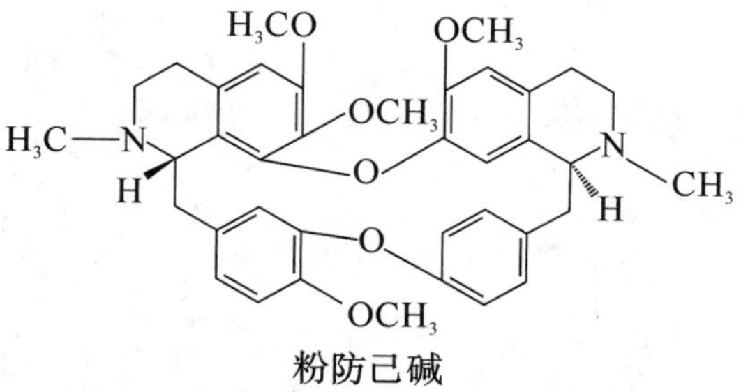

粉防己碱

（4）阿朴啡类：阿朴啡类是苄基异喹啉的苄基部分苯环与异喹啉之间环合而成的四环化合物。如罂粟科秃疮花属、罂粟属、紫堇属等植物中含有的紫堇丁碱、异紫堇丁碱、木兰花碱、秃疮花红碱、海罂粟碱等。

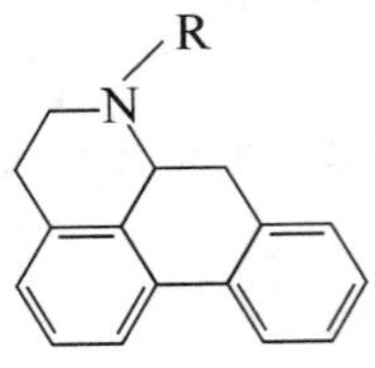

阿朴啡类 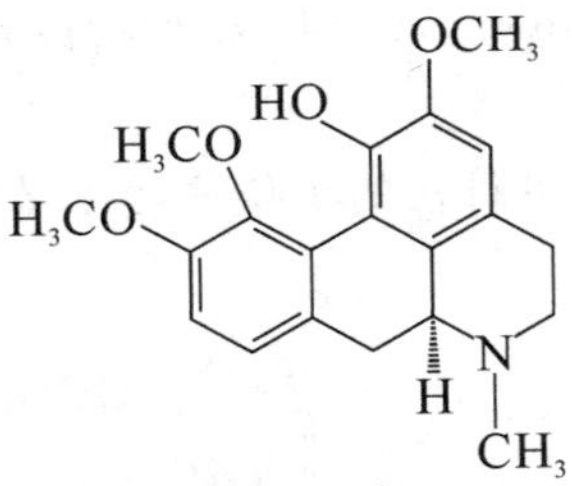　　　　紫堇丁碱 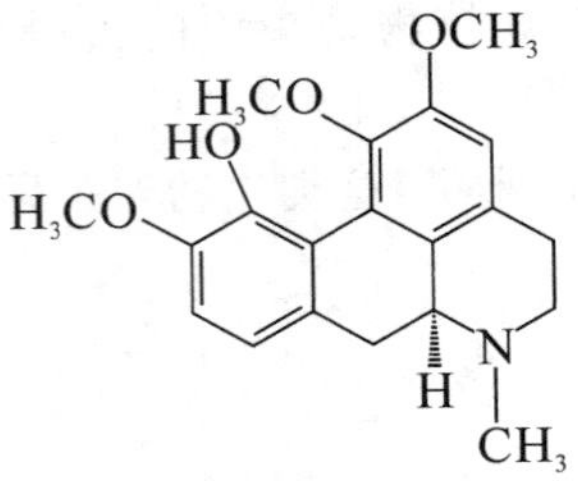　　　　异紫堇丁碱

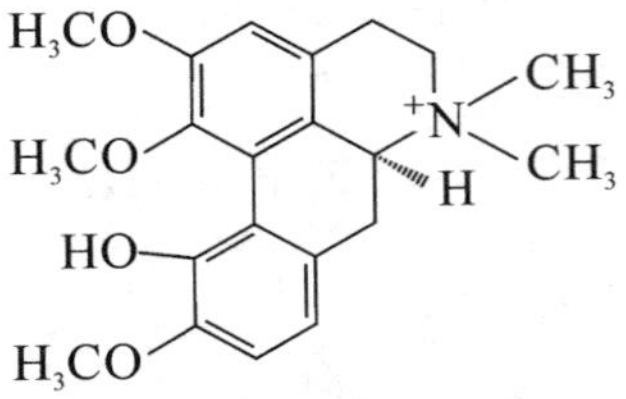

异紫堇啡碱 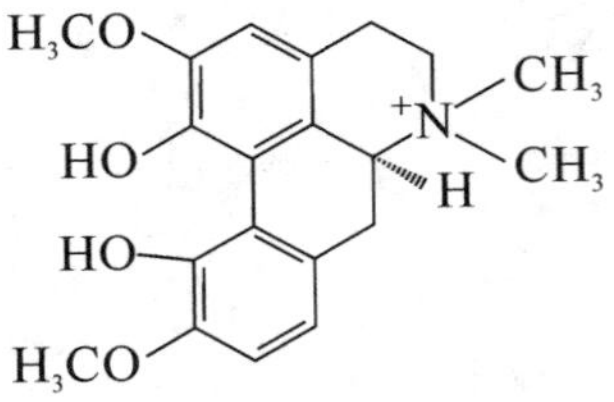　　　　木兰花碱 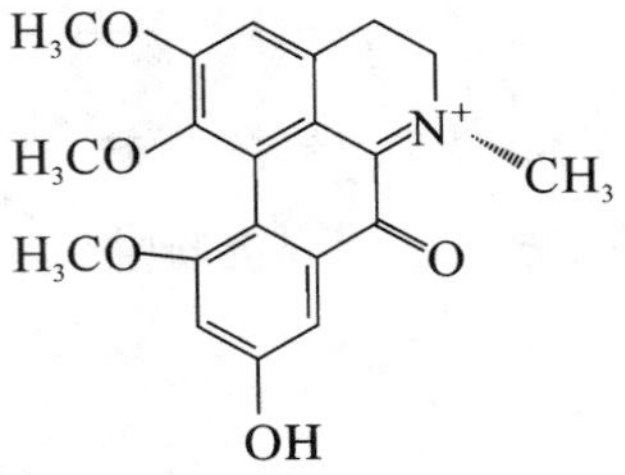　　　　秃疮花红碱

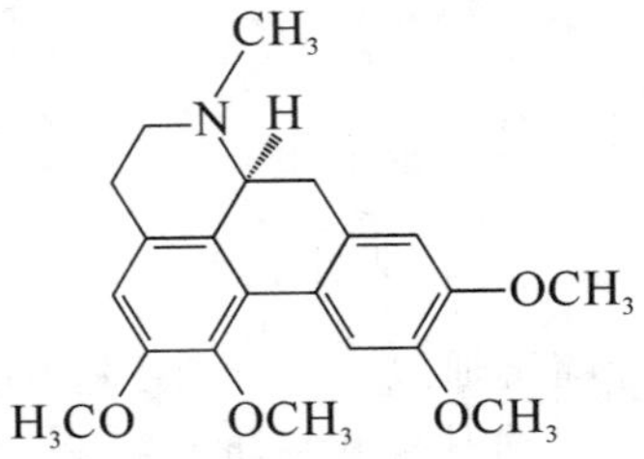

海罂粟碱 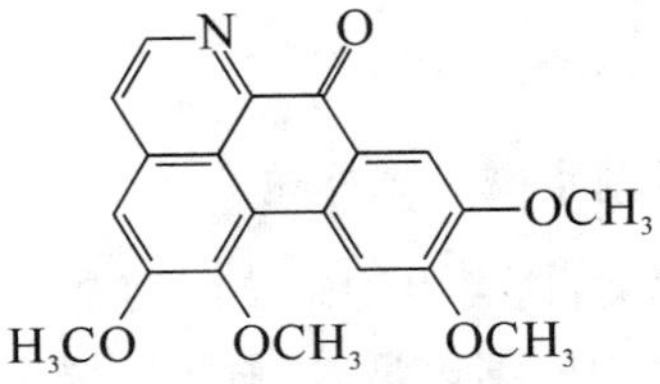　　　　氧海罂粟碱

（5）原小檗碱类：这类生物碱可以看作由两个异喹啉环稠合而成。如具有抗菌消炎作用的小檗碱，在毛茛科黄连、黄柏（芸香科植物黄皮树的干燥树皮）、三颗针（小檗科植物细叶小檗、刺黑珠、蓝果小檗、猫刺小檗、匙叶小檗等多种植物的根、茎及树皮）等中均存在。

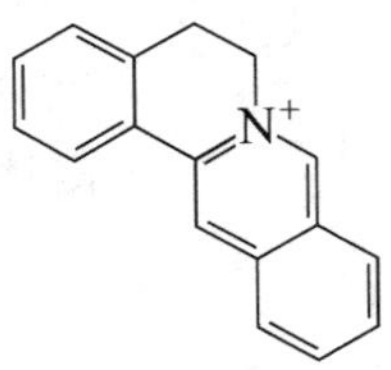

原小檗碱类 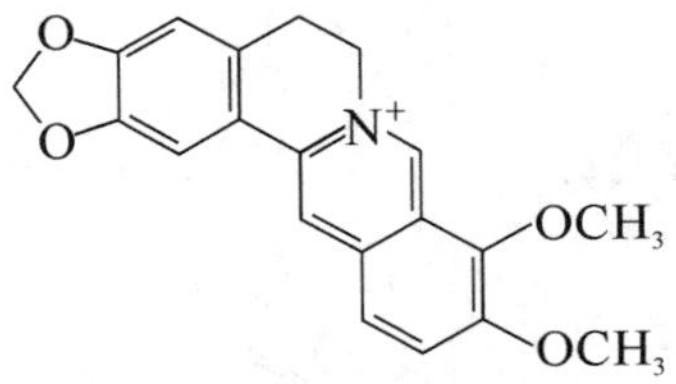　　　　小檗碱

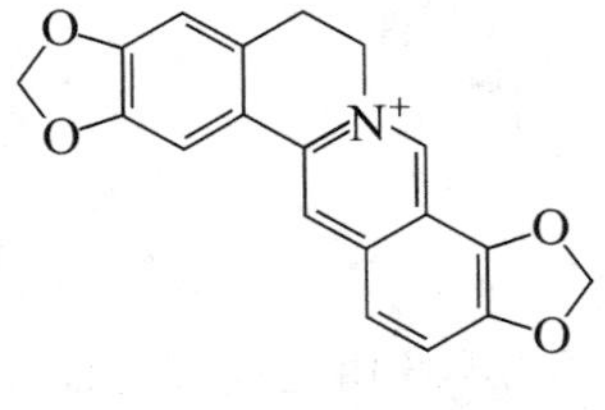

黄连碱 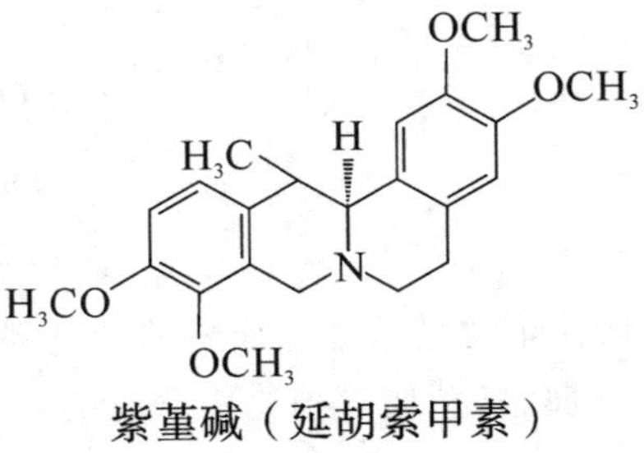　　　　紫堇碱（延胡索甲素）

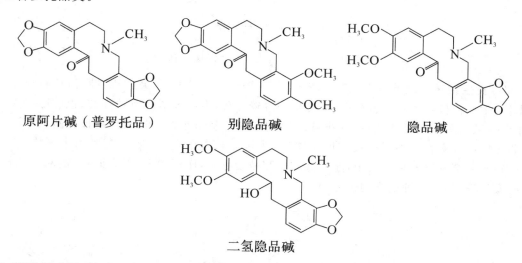

脱氢紫堇碱（去氢延胡索甲素）　　　　　　延胡索乙素（四氢巴马汀）

　　具有抗菌作用的黄连碱，存在于罂粟科植物白屈菜的根、延胡索的块茎、丽春花的果实、紫堇的全草、毛茛科植物黄连的根中等。延胡索中紫堇碱(延胡索甲素)、脱氢紫堇碱(去氢延胡索甲素)、延胡索乙素(四氢巴马汀)均属于原小檗碱类，后者具有显著的镇痛作用。

　　(6)普罗托品类。

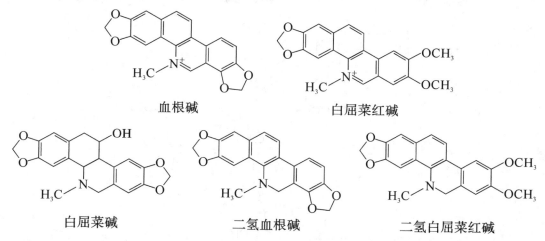

原阿片碱（普罗托品）　　　别隐品碱　　　　　隐品碱

二氢隐品碱

　　(7)苯骈菲啶类:这类生物碱是由原小檗碱类开环重排而成。如罂粟科植物白屈菜中的血根碱、白屈菜红碱、白屈菜碱、二氢血根碱、二氢白屈菜红碱均属于此类。

血根碱　　　　　　　　　　白屈菜红碱

白屈菜碱　　　　　　二氢血根碱　　　　　二氢白屈菜红碱

　　(8)吗啡类:这类生物碱均具有部分饱和的菲核。如阿片中的吗啡与可待因，具有较强的镇痛与镇咳作用,但成瘾性强。1835年法国化学家佩尔蒂埃首先从罂粟中分离出蒂巴因,近年来,大红罂粟被发现不含吗啡和可待因,却含有大量蒂巴因,有镇痛麻醉作用,但有强烈的惊厥作用,毒性极大,不宜药用。从防己科植物青藤或毛青藤的藤茎中分离得到的青藤碱和青风藤碱,具有镇痛、抗炎的作用。

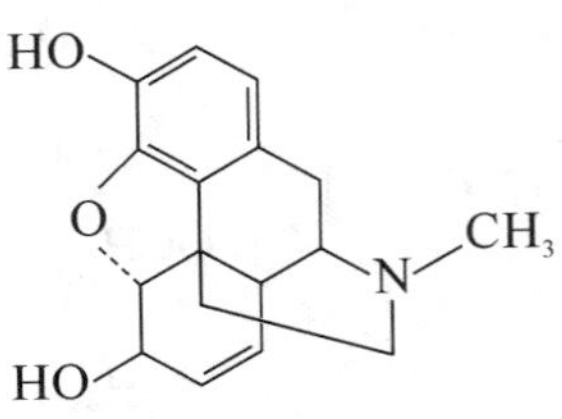

吗啡

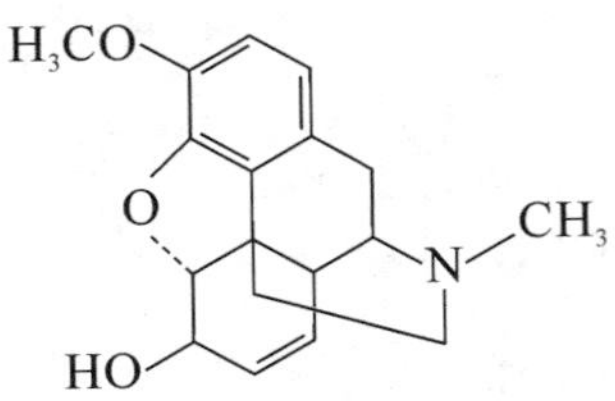

可待因

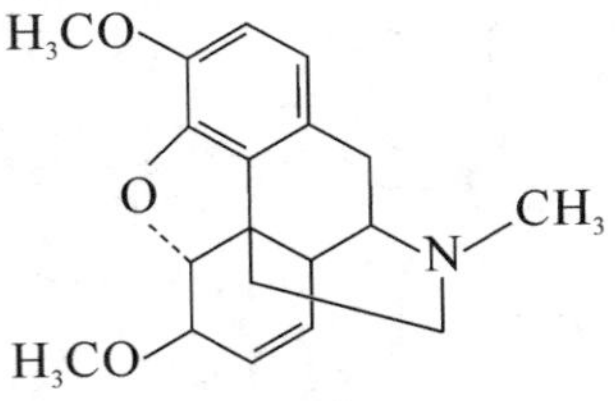

蒂巴因

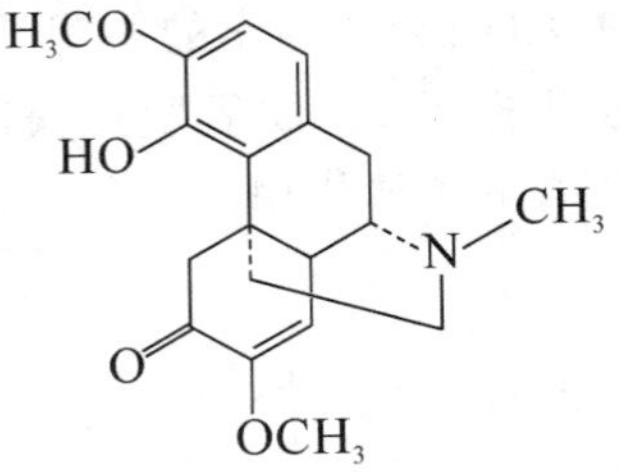

青藤碱

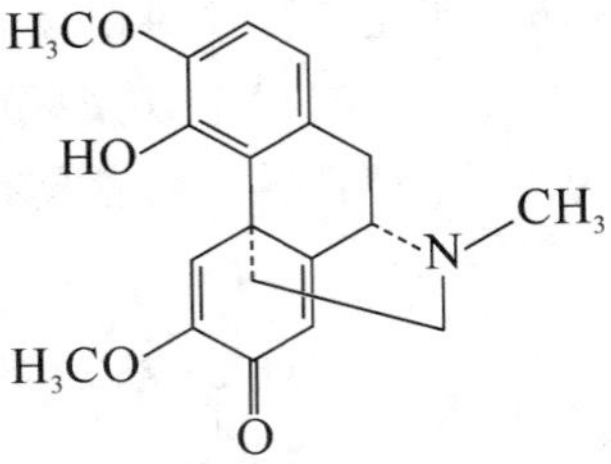

青风藤碱

6. 吲哚类生物碱 此类生物碱数目较多,主要分布在马钱子科、夹竹桃科和茜草科植物中,芸香科、苦木科、番荔枝科等植物中也存在,其结构一般较复杂,主要包括简单吲哚类、色胺吲哚类(如毒扁豆碱、相思豆碱)、单萜吲哚类(如长春花碱、利血平)和二聚吲哚类(如长春碱、长春新碱)等。毒扁豆碱是从非洲出产的毒扁豆种子中提取的生物碱,为抗胆碱酯酶药,临床上主要用于缩瞳、降低眼压。利血平存在于萝芙木属多种植物中,能降低血压和减慢心率,作用缓慢、温和而持久,对中枢神经系统有持久的安定作用,是一种很好的镇静药。

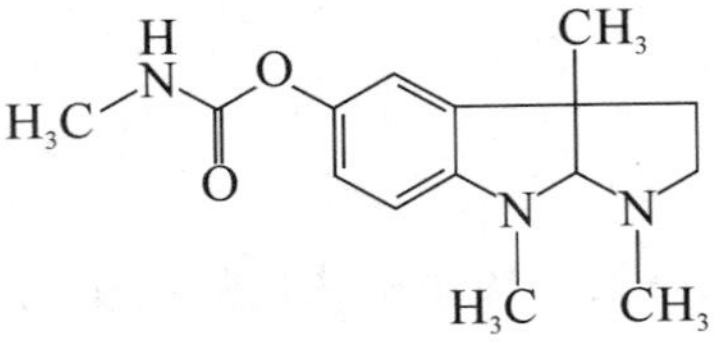

毒扁豆碱

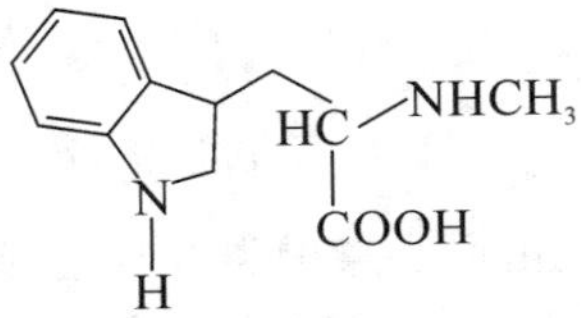

相思豆碱

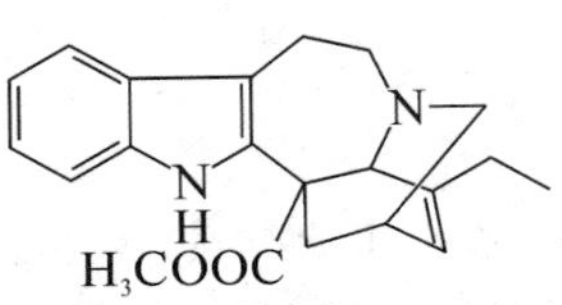

长春花碱

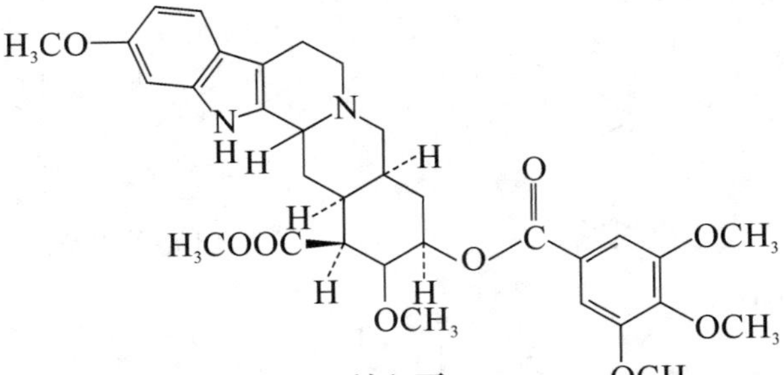

利血平

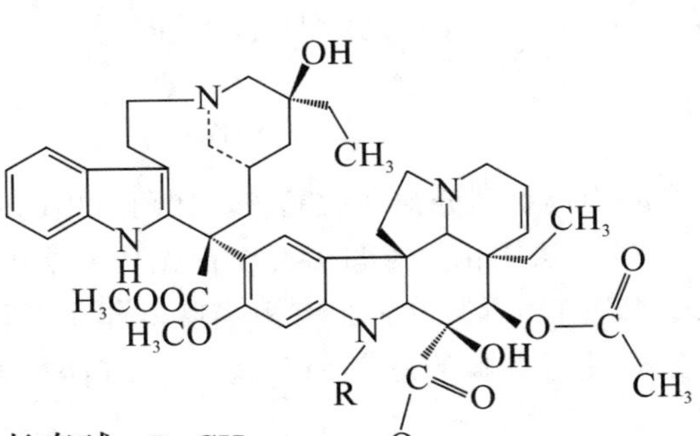

长春碱　R=CH₃
长春新碱　R=CHO

长春花碱、长春碱和长春新碱均源于夹竹桃科植物长春花,前者具有降血糖作用,后两者具有抗癌作用。

7. 其他杂环类生物碱

（1）咪唑类:如毛果芸香碱(匹鲁卡品),存在于毛果芸香属植物巴西毛果芸香和小叶毛果芸香的叶中,用于治疗青光眼。

（2）吡嗪类:如川芎嗪存在于伞形科植物川芎中,用于治疗各种闭塞性血管疾病。

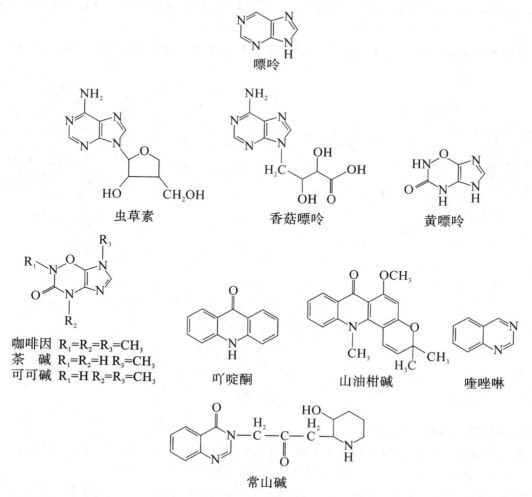

咪唑　　　毛果芸香碱　　　吡嗪　　　川芎嗪

（3）嘌呤类和黄嘌呤类:如虫草素(cordycepin)存在于冬虫夏草中,具有抗菌、抗病毒、抗肿瘤等作用。香菇嘌呤(eritadenine)存在于香菇中,可降血脂、降胆固醇。存在于咖啡、茶与可可中的咖啡因属于黄嘌呤类生物碱,具有兴奋中枢神经的作用。茶碱主要存在于茶叶中,用于支气管哮喘、急性支气管炎、哮喘性支气管炎、阻塞性肺气肿等,以缓解喘息和痉挛的症状。可可碱是巧克力的主要苦味成分,有利尿、兴奋心肌、舒张血管、松弛平滑肌等作用。

（4）吖啶酮类:如源于云香科植物鲍氏山油柑树皮的山油柑碱,有抗癌作用。

（5）喹唑啉类:如源于虎耳草科植物常山干燥根的常山碱,具有抗疟作用。

嘌呤

虫草素　　　　香菇嘌呤　　　　黄嘌呤

咖啡因 $R_1=R_2=R_3=CH_3$
茶　碱 $R_1=R_2=H$ $R_3=CH_3$
可可碱 $R_1=H$ $R_2=R_3=CH_3$

吖啶酮　　　山油柑碱　　　喹唑啉

常山碱

三、萜类生物碱

萜类生物碱具有单萜、倍半萜、二萜、三萜等基本结构,氮原子在萜的环状结构或萜结构的侧链上。

1. 单萜类生物碱 存在于猕猴桃科和败酱科植物中的猕猴桃碱,是不常见的单萜类生物碱,具有降血压、降血糖、抗肿瘤、提高免疫力的作用。存在于列当科植物肉苁蓉中的肉苁蓉碱和龙胆科植物龙胆根及根茎中的龙胆碱,均属于单萜类生物碱。

2. 倍半萜类生物碱 如石斛碱,存在于兰科植物金钗石斛中,具有解热镇痛作用;萍蓬草定碱存在于睡莲科植物萍蓬草中,具有抗菌作用。

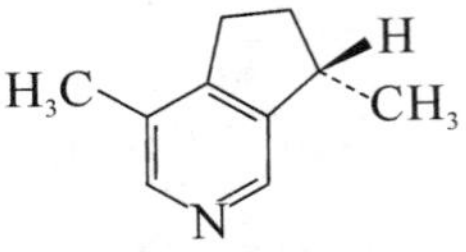

猕猴桃碱

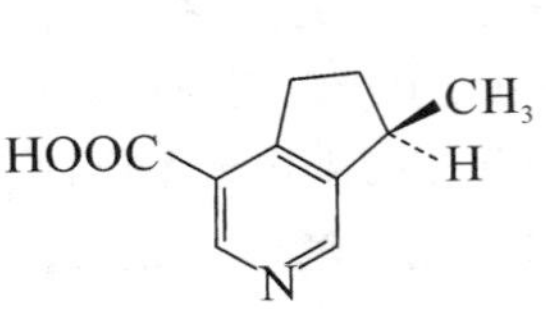

肉苁蓉碱 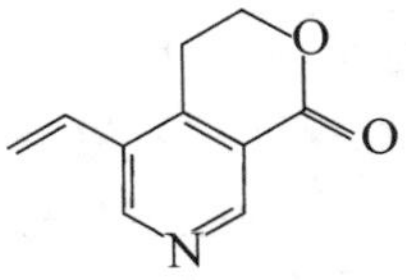　　　龙胆碱 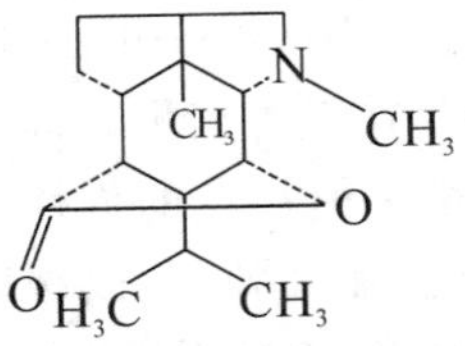　　　石斛碱 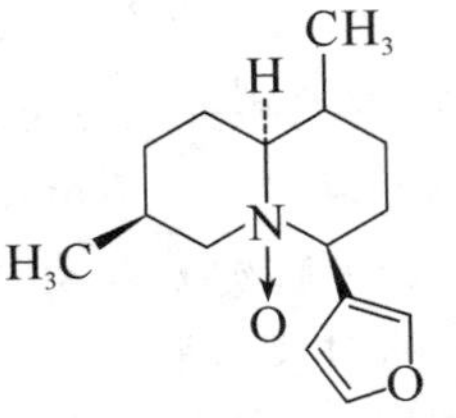　　　萍蓬草定碱

3. 二萜类生物碱 如存在于毛茛科植物乌头中的乌头碱,具有镇痛消炎、局部麻醉的作用;红豆杉醇(紫杉醇)源于红豆杉科植物红豆杉(紫杉),具有抗癌活性,主要用于治疗卵巢癌、肺癌、淋巴瘤、乳腺癌等。

4. 三萜类生物碱 这类生物碱主要来源于交让木科交让木属植物,数目较少,如交让木碱。

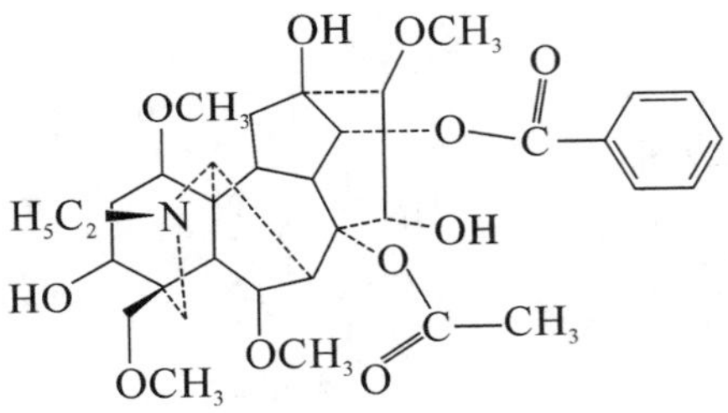

乌头碱 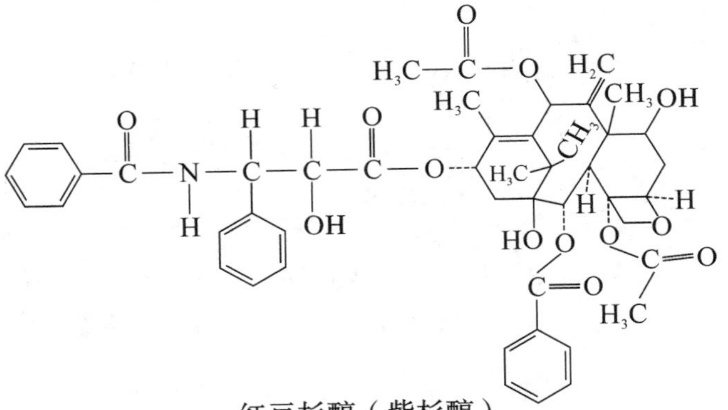　　　　　　红豆杉醇（紫杉醇）

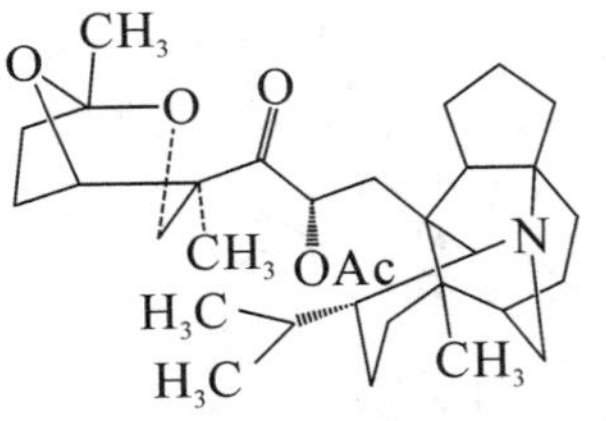

交让木碱

四、甾类生物碱

这类生物碱都具有甾体母核,但氮原子都不存在于甾体母核内,而是构成杂环,或存在于环外,包括孕甾烷类、环孕甾烷类、胆甾烷类和异胆甾烷类,有的以低聚糖的形式存在。

如茄碱为胆甾烷类生物碱,存在于茄科茄属植物龙葵中,有抗癌、抗真菌的作用。藜芦胺碱和贝母碱分别存在于百合科绿藜芦属、贝母属植物中,均属于异胆甾烷类生物碱。藜芦胺碱具有降压作用,贝母碱具有扩张支气管平滑肌、兴奋子宫的作用。

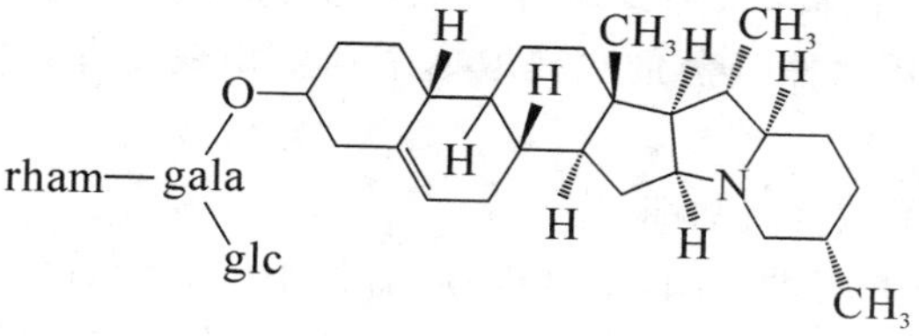

茄碱

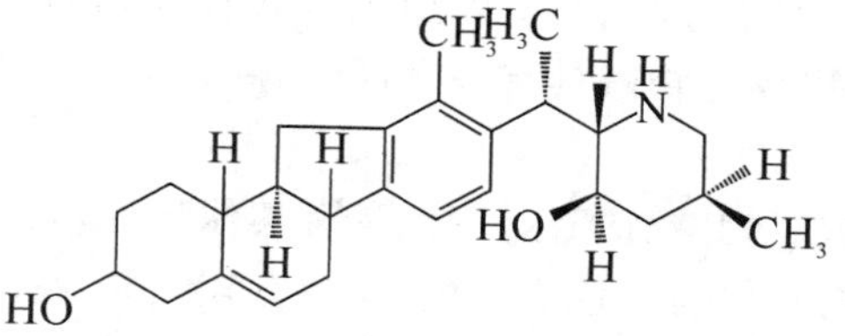

藜芦胺碱

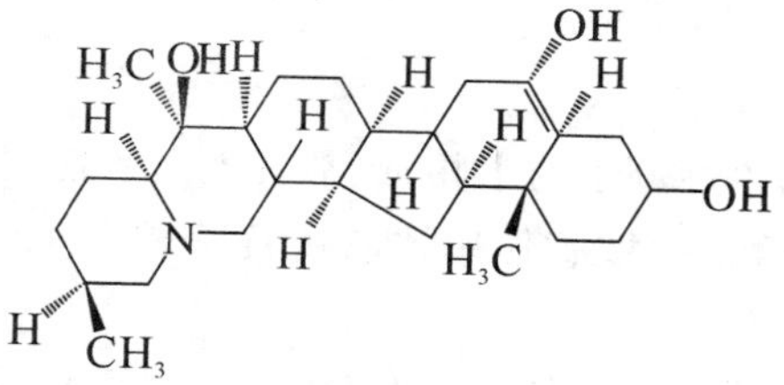

贝母碱

五、大环类生物碱

大环类生物碱可分为美登木生物碱、大环精胺和亚精胺生物碱两类。前者结构中的氮原子都以酰胺状态存在,如从卫矛科美登木属植物美登木中得到的美登木碱和从大戟科滑桃树属植物滑桃树中得到的滑桃树碱,均具有抗癌作用;劳纳灵则是精胺或精脒与带有官能团的长链脂肪酸或肉桂酸缩合形成的另一类大环类生物碱。

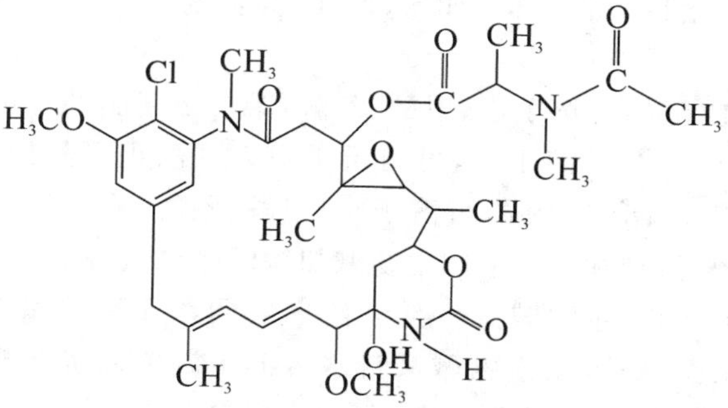

美登木碱

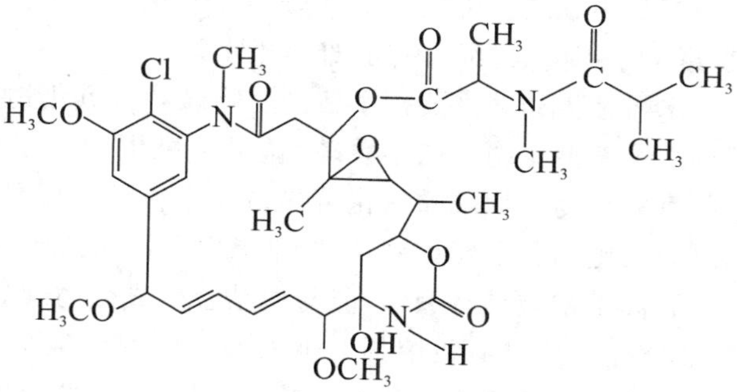

滑桃树碱

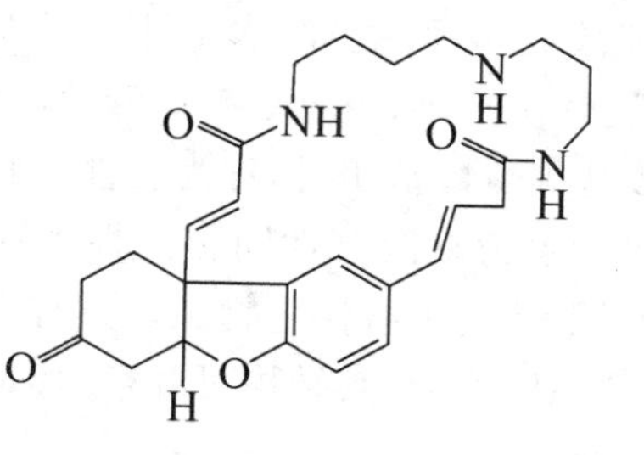

劳纳灵

第三节 理化性质

一、性状

生物碱主要由 C、H、O、N 四种元素构成,少数含 S、Cl 等元素。

多数生物碱是结晶性固体,少数是非结晶性粉末,极少数在常温下为液体,液态生物碱分子中大多不含氧原子,或氧原子以酯键形式存在,如烟碱、槟榔碱、毒藜碱等。液体生物碱在常压下可以蒸馏,个别固体生物碱具有挥发性(如麻黄碱),能利用水蒸气蒸馏法提取。个别生物碱具有升华性,如咖啡因。

多数生物碱有苦味,少数具有其他味觉,如甜菜碱具有甜味等。

生物碱多为无色或白色,少数有较大共轭体系并有助色团,则呈现颜色,如小檗碱为黄色,但若还原成四氢小檗碱,因共轭体系减小而变为无色。喹啉无色,但在喜树碱结构中与不饱和内酰胺环形成连续的共轭体系,呈淡黄色。

二、旋光性

具有手性碳原子或本身为手性分子的生物碱,都有光学活性,且多为左旋光性。通常左旋体的生物活性强于右旋体,如左旋莨菪碱的散瞳作用比右旋莨菪碱大 100 倍。乌头中去甲乌药碱仅左旋体具强心作用。

生物碱的旋光性易受手性碳原子的构型、pH、溶剂、浓度、温度等因素影响。如烟碱在中性条件下呈左旋光性,在酸性条件下则呈右旋光性。麻黄碱在三氯甲烷溶液中呈左旋光性,在水溶液中呈右旋光性。

三、溶解性

生物碱的溶解性与结构中氮原子的存在状态、分子大小、功能基团的种类和数目、溶剂的种类等因素有关。

游离状态的生物碱按其溶解性可分为脂溶性生物碱和水溶性生物碱。脂溶性生物碱数目较多,绝大多数为叔胺型生物碱和仲胺型生物碱,易溶于亲脂性有机溶剂,如苯、乙醚,尤其易溶于三氯甲烷,可溶于甲醇、乙醇、丙酮,难溶于水。

水溶性生物碱主要指季铵型生物碱和氮氧化物生物碱,可溶于水、甲醇、乙醇,难溶于亲脂性有机溶剂。季铵型生物碱如小檗碱、益母草碱甲为离子化合物,易溶于水,可溶于甲醇、乙醇、正丁醇等。某些氮氧化物生物碱如氧化苦参碱含半极性的配位键,水溶性增强,可溶于水、甲醇、乙醇,而不溶于乙醚。某些小分子碱如麻黄碱、烟碱等可同时溶于有机溶剂和水。液体生物碱如烟碱等也易溶于水。

游离生物碱具有碱性,能与酸结合生成生物碱盐,所以,生物碱盐一般易溶于水,可溶于甲醇和乙醇,不溶于亲脂性有机溶剂。生物碱盐的水溶液加碱至碱性,则生物碱又自水溶液中游离而沉淀析出。碱性极弱的生物碱和酸不易生成盐,其酸性溶液不需要碱化,即可用三氯甲烷提取游离生物碱。

由于酸的种类不同,所形成的生物碱盐在水中的溶解度也有差异。通常情况下,无机酸盐水溶性大于有机酸盐;含氧无机酸盐(如硫酸盐、磷酸盐)的水溶性大于卤代酸盐(如盐酸盐);卤代酸盐中盐酸盐、氢溴酸盐和氢碘酸盐的溶解度依次减小;小分子有机酸盐的溶解度大于大分子有机酸盐。

生物碱分子中含有酚羟基和羧基等酸性基团时,称为两性生物碱。这类生物碱可溶于酸性溶液,也可溶于碱性溶液。含酚羟基的两性生物碱溶解性同脂溶性生物碱,可溶于苛性碱溶液。具有羧基的两性生物碱常形成分子内盐,其溶解性同水溶性生物碱。具有内酯结构或内酰胺结构的生物碱,难溶于冷的苛性碱溶液,而溶于热的苛性碱溶液,其结构可开环,形成羧酸盐而溶于水,酸化后又重新环合从水中析出,如喜树碱、苦参碱的分离。

四、碱性

大多数生物碱具有碱性,少数显酸碱两性,可利用碱性对生物碱进行提取、分离和鉴定。

1. 碱性的产生及强度表示　生物碱结构中的氮原子具有孤对电子,可接受质子或给出电子而呈碱性。

$$—N: + H^+ \longrightarrow \left[—N:H \right]^+$$

生物碱　　　　　　生物碱盐

生物碱的碱性强度可用酸式解离指数 pK_a 和碱式解离指数 pK_b 表示。它们之间的关系是 $pK_a =$

$pK_w - pK_b = 14 - pK_b$。为了统一酸碱强度标准,多用 pK_a 表示碱度的强弱。pK_a 越大,碱性越强。根据 pK_a 将生物碱分为弱碱性生物碱(pK_a 2~7),如罂粟碱($pK_a=6.13$);中强碱性生物碱(pK_a 8~11),如麻黄碱($pK_a=9.58$);强碱性生物碱($pK_a>11$),如小檗碱($pK_a=11.53$)。化合物结构中的碱性基团与 pK_a 大小顺序一般如下:

胍基>季铵基>N-烷杂环>脂肪胺>芳胺、N-芳杂环>酰胺基、吡咯。

2. 碱性与分子结构的关系 生物碱的碱性强弱受氮原子孤对电子的杂化方式、诱导效应、共轭效应、空间效应以及分子内氢键形成等因素影响。

(1) 杂化方式:生物碱分子中氮原子上孤对电子的杂化方式有三种,即 sp^3、sp^2 和 sp,在这三种杂化方式中,p 电子成分比例越高,与质子结合能力越强,越易提供电子,则碱性越强,其碱性强弱顺序为 $sp^3>sp^2>sp$。如吡啶的碱性小于六氢吡啶,异喹啉的碱性小于四氢异喹啉,季铵型生物碱(如小檗碱)因羟基以负离子形式存在而呈强碱性。

吡啶
($pK_a=5.17$)
sp^2

六氢吡啶
(哌啶,$pK_a=11.1$)
sp^3

异喹啉
($pK_a=5.4$)
sp^2

四氢异喹啉
($pK_a=9.5$)
sp^3

小檗碱
($pK_a=11.53$)

(2) 诱导效应:如果生物碱分子结构中氮原子附近存在供电子基团(如甲基、乙基等烷基),能使氮原子电子云密度增加,其碱性增强。但叔胺碱性弱于仲胺,原因是叔胺结构中的三个甲基阻碍氮原子接受质子,导致碱性降低。

NH_3
氨
($pK_a=9.75$)

H_3C-NH_2
伯胺/甲胺
($pK_a=10.64$)

仲胺/二甲胺
($pK_a=10.7$)

叔胺
($pK_a=9.74$)(空间位阻)

如果生物碱分子结构中氮原子附近有吸电子基团(如苯基、羰基、酯基、醚基、羟基、双键等),可使氮原子电子云密度降低,碱性减弱,如苯异丙胺、麻黄碱和去甲麻黄碱。

苯异丙胺($pK_a=9.8$)　麻黄碱($pK_a=9.58$)　去甲麻黄碱($pK_a=9.0$)

(3) 共轭效应:氮原子孤对电子在 p-π 共轭体系中,电子云密度平均化趋势可使其碱性减弱,如苯胺氮原子上孤对电子与苯环 π 电子形成 p-π 共轭体系,导致其碱性比环己胺弱;又如毒扁豆碱。

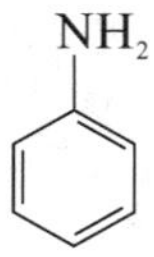

苯胺　　　　　环己胺　　　　　　　　　　毒扁豆碱
（pK_a=4.58）（pK_a=10.14）　　　　（N$_1$:pK_a=2.10；N$_2$:pK_a=8.20）

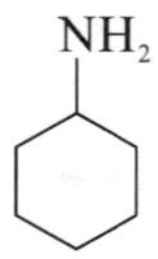

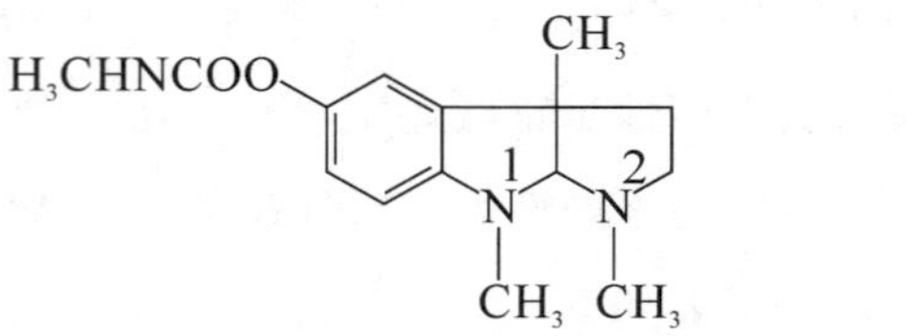

若氮原子处于酰胺结构中,其孤对电子与羰基的 π 电子形成 p-π 共轭,碱性很弱,几乎呈中性。如咖啡因(pK_a=1.22)、胡椒碱(pK_a=1.42)、秋水仙碱(pK_a=1.84)。

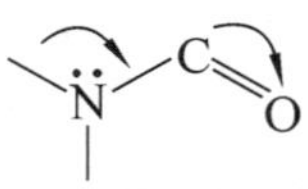

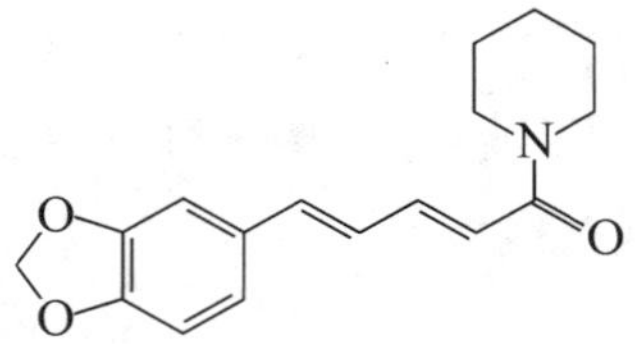

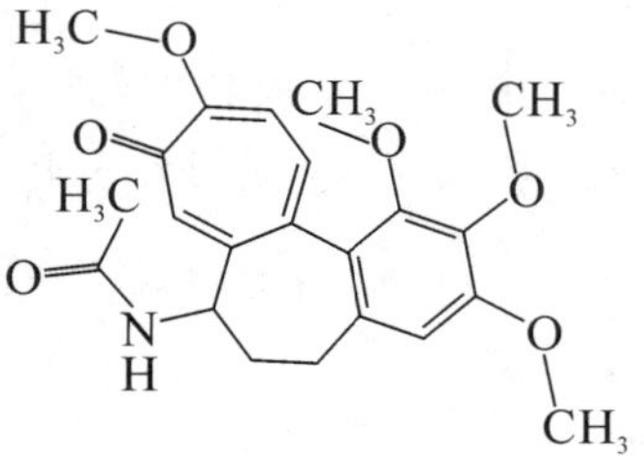

酰胺结构 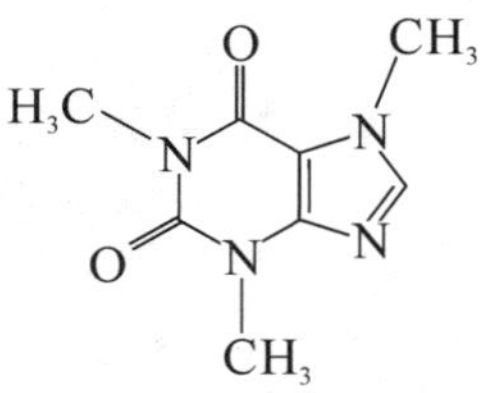　　　　咖啡因　　　　　　　胡椒碱　　　　　　　秋水仙碱
　　　　　　　（pK_a=1.22）　　　　（pK_a=1.42）　　　　（pK_a=1.84）

(4) 空间效应:虽然质子的体积较小,但是生物碱中的氮原子质子化时,仍然受到空间效应的影响,使其碱性增强或减弱。如东莨菪碱分子结构中,氮原子附近的三元环氧烷结构形成空间位阻,降低了氮原子接受质子的能力,使其碱性弱于莨菪碱。又如甲基麻黄碱的碱性(pK_a=9.30)弱于麻黄碱(pK_a=9.58),去甲麻黄碱的碱性(pK_a=9.0)更小。

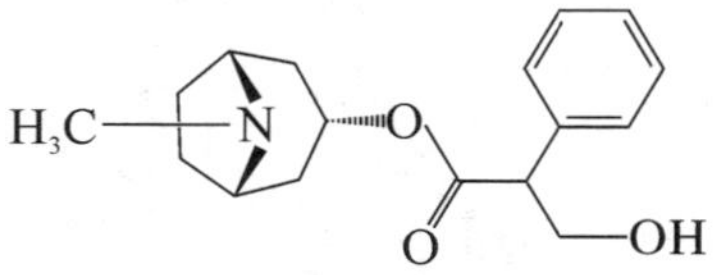

莨菪碱　　　　　　　　　　　　　　　　　　东莨菪碱
（pK_a=9.65）　　　　　　　　　　　　　　（pK_a=7.50）

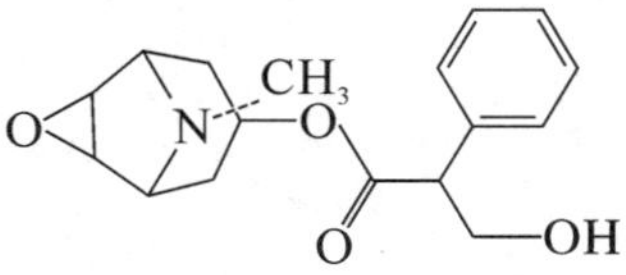

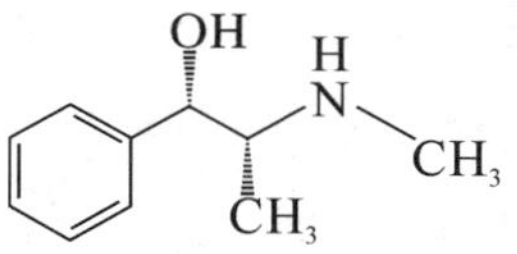

伪麻黄碱　　　　麻黄碱　　　　　甲基麻黄碱　　　　去甲麻黄碱
（pK_a=9.74）　（pK_a=9.58）　（pK_a=9.30）　（pK_a=9.0）

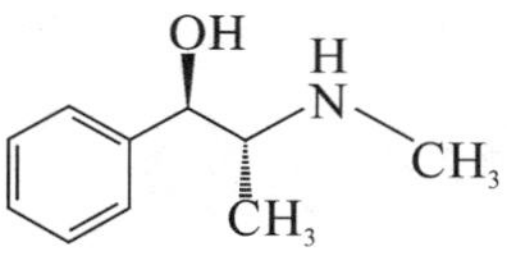

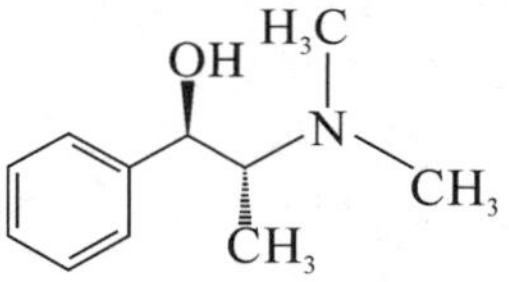

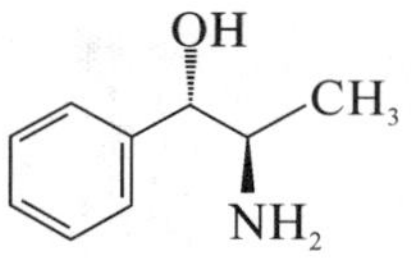

(5) 分子内氢键的形成:生物碱氮原子的孤对电子接受质子生成共轭酸,如果其附近存在羟基、羰基等取代基时,除了诱导效应及羟胺的异构季铵化效应影响其碱性外,如处于有利于形成分子内氢键的位置,易与生物碱共轭酸分子中的质子形成氢键缔合,增加了共轭酸的稳定性,使其碱性增强。如和钩藤碱的碱性强于异和钩藤碱。

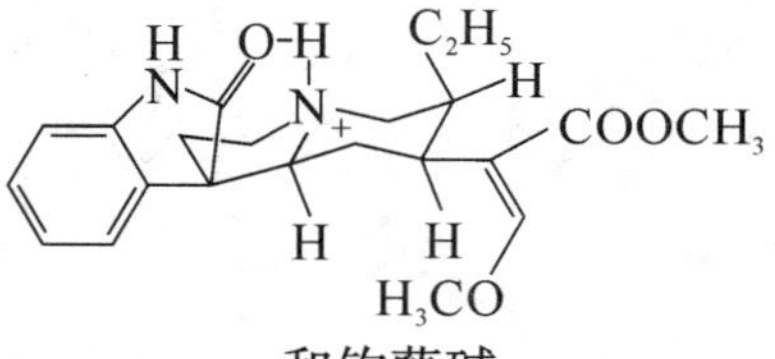

和钩藤碱　　　　　　　　　异和钩藤碱
（pK_a=6.32）　　　　　　（pK_a=5.20）

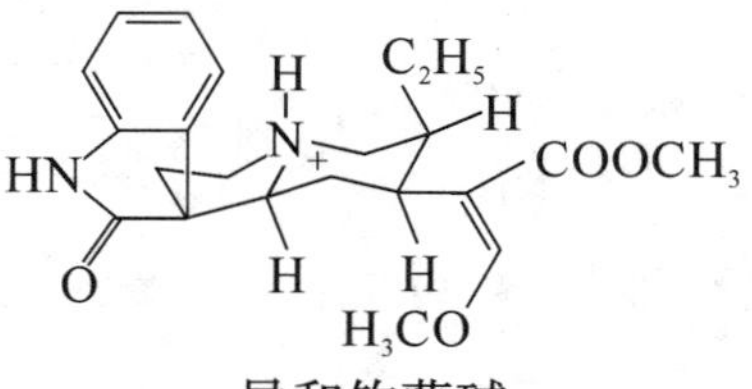

边学边练：

1. 影响生物碱碱性强弱的因素有哪些？分析各因素造成生物碱碱性产生变化的规律。

2. 苦参碱结构中有两个氮原子，它们的碱性如何？为什么？该生物碱能否溶于热氢氧化钠溶液中？为什么？

3. 可溶于热氢氧化钠溶液的生物碱有(   )。

A.莨菪碱　　　　B.氧化苦参碱　　　C.苦参碱　　　　D.喜树碱　　　　E.汉防己乙素

第四节　提取与分离

一、总生物碱的提取

在生物体内的生物碱以多种形式存在，大多在生物体内与有机酸结合成盐，个别生物碱与无机酸结合成盐，少数生物碱因碱性弱而以游离形式存在或与糖结合形成苷，在提取时要考虑生物碱的性质和存在形式，选择合适的提取溶剂和方法。少数具有挥发性的生物碱，如麻黄碱及一些液体生物碱，可采用水蒸气蒸馏法提取，个别具有升华性的生物碱如咖啡因可采用升华法提取，绝大多数生物碱则采用溶剂提取法提取总生物碱，再进一步进行分离。下面主要介绍溶剂提取法。

（一）脂溶性生物碱的提取

1. 酸水提取法　具有碱性的生物碱在植物体内多以盐的形式存在，利用生物碱盐易溶于水或醇、难溶于亲脂性有机溶剂的性质，加入无机酸或小分子有机酸，可将生物体内的生物碱都转为在水中溶解度较大的盐而提出。

酸水提取法常用0.5％～1％的硫酸、盐酸、醋酸或酒石酸等为溶剂，选用浸渍法和渗漉法提取（图3-1）。该法经济、安全、操作简单，但提取液体积较大、浓缩困难、水溶性杂质多，可用以下3种方法处理。

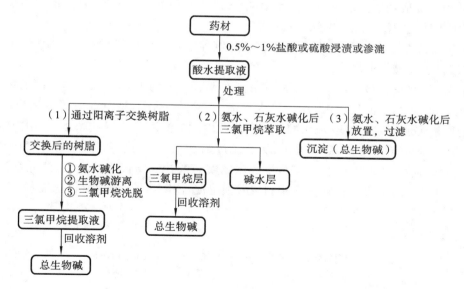

图 3-1　生物碱酸水提取法流程图

（1）离子交换色谱法：酸水提取液通过强酸性阳离子交换树脂柱时，生物碱盐的阳离子可与树脂上的阳离子发生交换，而杂质不被交换随溶液流出，使生物碱与水溶性杂质分离；然后，树脂用10％氨水碱化，使生物碱从树脂上游离出来；再用三氯甲烷或乙醚等亲脂性有机溶剂洗脱，洗脱液浓缩可得到游离生物碱。这种方法得到的生物碱纯度高，有机溶剂用量少，离子交换树脂再生后可反复使用。其反应过程如下：

$$R—SO_3^-H^+ +[B·H]^+Cl^- \rightleftharpoons R—SO_3^-[B·H]^+ +HCl$$

磺酸型阳离子　　　生物碱盐　　　　生物碱被交换

交换树脂　　　　　　　　　　　　到树脂上

$$R—SO_3^-[B·H]^+ +NH_4OH \rightleftharpoons R—SO_3^-NH_4^+ + \quad B \quad +H_2O$$

被交换到树脂上　　　　　　　　NH_4^+ 被交换到　游离

的生物碱　　　　　　　　　　　　树脂上　　生物碱

（2）有机溶剂萃取法：酸水提取液用氨水、石灰乳或石灰水等碱化，使生物碱盐转变为游离生物碱，再用三氯甲烷、乙醚或苯等亲脂性有机溶剂萃取，合并萃取液，回收溶剂可得到总生物碱。

（3）沉淀法：酸水提取液加碱碱化后，使生物碱成为游离生物碱，在水中溶解度降低而沉淀析出。

2. 醇类溶剂提取法　生物碱及其盐可用甲醇和乙醇等溶剂进行提取，选用浸渍法、渗漉法和回流提取法。甲醇对生物碱盐的溶解性比乙醇好，沸点也比乙醇低，但甲醇对视神经的毒性大，所以实验室多采用 60%～95% 的乙醇或酸性乙醇提取。此法适用范围广，提取液易浓缩，但亲脂性杂质多，稀醇提取时水溶性杂质也会增多，需要进一步处理。提取液浓缩后，选用酸水溶解、碱化、有机溶剂萃取法继续纯化。

3. 亲脂性有机溶剂提取法　大多数游离生物碱易溶于亲脂性有机溶剂，可用三氯甲烷、二氯甲烷、乙醚或苯等进行提取，选用浸渍法、回流提取法或连续回流提取法等方法。由于生物碱以盐的形式存在于生物组织中，用亲脂性有机溶剂提取前，先用稀氨水、碳酸钠溶液或石灰乳等碱水将药材润湿，既可使药材吸水膨胀，又可使生物碱游离，再用亲脂性有机溶剂提取。亲脂性有机溶剂提取法提取的总生物碱，一般只含有脂溶性生物碱，不含有水溶性生物碱，杂质少，易进一步纯化。如果提取液中杂质多，也可将提取液适当浓缩后，用酸水溶解、碱化、有机溶剂萃取法纯化处理，即可得到较纯的总生物碱。由于亲脂性有机溶剂有毒性或易燃易爆，所以设备要求严格，不适合大量生产。

（二）水溶性生物碱的提取

水溶性生物碱主要指季铵型生物碱及一些含有羧基的两性生物碱，可溶于水和醇，不溶于亲脂性有机溶剂。从中药提取物中提取出脂溶性生物碱后，碱水层仍可检识出生物碱，说明中药中含有水溶性生物碱，用雷氏铵盐沉淀法和溶剂法进行提取。

（1）雷氏铵盐沉淀法：季铵型生物碱与雷氏铵盐沉淀试剂反应生成雷氏复盐，难溶于水而析出沉淀，从而将季铵型生物碱提取出来。

操作过程如下：将季铵型生物碱的水溶液，用盐酸调至 pH 约为 2，加入新鲜配制的雷氏铵盐饱和溶液至不再生成沉淀为止；滤集沉淀，用少量水洗涤 1～2 次，抽干，将沉淀溶于丙酮（或乙醇）中，过滤，滤液即为生物碱雷氏复盐丙酮（或乙醇）溶液；将此丙酮溶液用氧化铝柱净化，并用丙酮洗脱，收集丙酮洗脱液，加入 Ag_2SO_4 饱和溶液；也可以不经过氧化铝柱净化，直接在上述丙酮溶液中加入 Ag_2SO_4 饱和溶液，使生物碱雷氏复盐分解，生成生物碱硫酸盐和雷氏银盐沉淀，滤除沉淀，于滤液中加入计算量 $BaCl_2$ 溶液，生成生物碱盐酸盐和硫酸钡沉淀，滤除沉淀，最后所得滤液蒸干，即为季铵型生物碱的盐酸盐。

其反应过程如图 3-2 所示。

$$B^+ +NH_4[Cr(SCN)_4(NH_3)_2] \longrightarrow B[Cr(SCN)_4(NH_3)_2]\downarrow +NH_4^+$$

季铵型　　硫氰酸铬铵　　　　　　　生物碱雷氏复盐沉淀

生物碱阳离子

$$2B[Cr(SCN)_4(NH_3)_2]+Ag_2SO_4 \longrightarrow 2Ag[Cr(SCN)_4(NH_3)_2]\downarrow +B_2SO_4$$

生物碱雷氏复盐丙酮溶液　　　　　　　　雷氏银盐沉淀　　生物碱硫酸盐

$$B_2SO_4+BaCl_2 \longrightarrow BaSO_4\downarrow +2BCl$$

生物碱硫酸盐　　　　　　生物碱盐酸盐

图 3-2　生物碱雷氏铵盐沉淀法

也可将生物碱雷氏复盐丙酮溶液通过氯离子型阴离子交换树脂柱，直接得到生物碱的盐酸盐。

（2）溶剂法：水溶性生物碱能溶于极性较大又与水不相混溶的有机溶剂，如正丁醇、异戊醇或三氯甲烷-甲醇的混合溶剂，故可选用两相溶剂萃取法，将水溶性生物碱提取出来。

二、生物碱的分离

上述提取方法得到的生物碱为多种生物碱的混合物，需要根据生物碱的溶解性、酸碱性、极性或官能团的不同进一步分离。

（一）总生物碱的初步分离

利用生物碱溶解性和碱性的不同，将总生物碱按碱性强弱、溶解性初步分类，即弱碱性生物碱、中强碱性生物碱和水溶性生物碱三大部分，前两部分再根据生物碱是否有酚羟基分成酚性和非酚性两类。分离流程如图 3-3 所示。

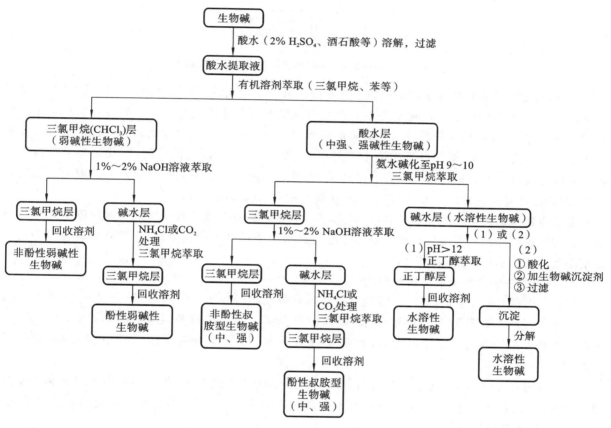

图 3-3　总生物碱的分离流程图

（二）单体生物碱的分离

1. 利用生物碱碱性的差异进行分离　总生物碱中各单体生物碱的碱性存在一定的差异，可在pH 不同的酸、碱性条件下分离，称为 pH 梯度萃取法。操作方法有以下两种（图 3-4）。

（1）将总生物碱溶于酸水中生成生物碱盐，然后，逐渐加碱使 pH 由低到高增加，每调节一次 pH，就用有机溶剂萃取一次，碱性较弱的生物碱先游离而转溶于有机溶剂层中，与碱性较强的生物碱分离，从而将生物碱按碱性由弱至强逐渐游离。

（2）将总生物碱溶于有机溶剂（如三氯甲烷、乙醚）中，用不同酸性的缓冲液，使 pH 由高到低依次萃取，碱性较强的生物碱先成盐而溶于酸水中，与碱性较弱的生物碱分离。生物碱按碱性由强到弱逐渐成盐依次被萃取而分离。然后各部分酸性缓冲液碱化，有机溶剂萃取后回收溶剂，即可得不同碱度的生物碱。

注意：在进行 pH 梯度萃取前，可用 pH 缓冲纸色谱做预试，优选最佳 pH 梯度，根据混合物中生物碱的碱性强弱不同，采用不同 pH 的缓冲液来萃取分离。

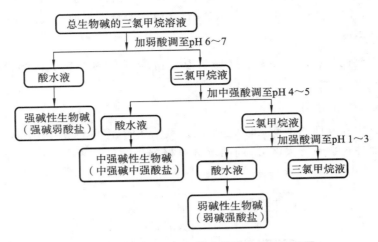

图 3-4　单体生物碱 pH 梯度萃取法分离流程图

2. 利用生物碱或生物碱盐溶解度的差异进行分离　生物碱的结构差异导致其极性不同,在溶剂中的溶解度也表现出较大差异,可选用两相溶剂萃取法和沉淀法等进行分离。如自苦参总碱中分离苦参碱和氧化苦参碱,氧化苦参碱为苦参碱的氮氧化物,极性稍大,亲水性强;苦参碱溶于乙醚,而氧化苦参碱则难溶于乙醚,将苦参总碱溶于三氯甲烷,加入 10 倍量以上的乙醚,氧化苦参碱即沉淀析出。再如分离防己中的粉防己碱和防己诺林碱,将粉防己碱的一个甲氧基换成羟基就成为防己诺林碱,因此防己诺林碱极性增大而难溶于冷苯,从而与粉防己碱分离。

有些生物碱盐比生物碱易于结晶,可利用不同生物碱与酸生成的盐在溶剂中溶解度的差异进行分离。如麻黄碱和伪麻黄碱与草酸生成的草酸盐在水中溶解度不同而分离,草酸麻黄碱在水中的溶解度小于草酸伪麻黄碱而先行析出。

3. 利用生物碱特殊官能团进行分离

（1）利用有无酚羟基进行分离:两性生物碱具有碱性和弱酸性,可与 NaOH 溶液成盐而溶于水,大多数非酚羟基生物碱游离而难溶于水,以此即可分离。如吗啡有酚羟基,而可待因没有,用 5% NaOH 溶液萃取两者的三氯甲烷混合液,吗啡进入碱水层,可待因则留在三氯甲烷层,两者得以分离。

（2）利用有无内酯或内酰胺结构进行分离:具有内酯或内酰胺结构的生物碱,在碱性溶液中加热皂化开环,生成溶于水的羧酸盐,酸化后闭环自水溶液中析出,从而与不具有此结构的化合物分离。如喜树碱、苦参碱的分离。

喜树碱　　　　　　　　　　　　喜树碱羧酸盐

苦参碱　　　苦参碱羧酸盐

4. 利用色谱法进行分离　结构相似的生物碱用色谱法分离时,多采用吸附色谱法,常选用硅胶、氧化铝作为吸附剂,纤维素、聚酰胺也可用作吸附剂。硅胶吸附色谱法常用苯、乙醚、三氯甲烷和甲醇等有机溶剂作为洗脱剂。组分较多的生物碱需要反复利用色谱法进行分离。

> **边学边练:**
> 1. 生物碱的提取方法有哪些?分别适合何种生物碱的提取?
> 2. 说出下列生物碱的分离方法:
> ①麻黄碱与伪麻黄碱;②吗啡与可待因;③苦参碱与氧化苦参碱。

第五节 检识技术

一、化学检识技术

(一)沉淀反应

大多数生物碱在酸性溶液或稀醇溶液中能与某些试剂反应生成难溶于水的复盐或分子络合物,该反应称为生物碱沉淀反应,所用的试剂被称为生物碱沉淀试剂。

生物碱沉淀反应可用于检查生物碱,在生物碱的定性鉴别时,这些试剂可用于试管定性反应和用作薄层色谱的显色剂;可用于检查提取是否完全,也可用于生物碱的分离和精制。

生物碱沉淀反应的条件是在酸性溶液或稀醇溶液中进行;反应前要排除蛋白质、鞣质等成分的干扰,才能得到较可靠的结果;因生物碱沉淀试剂对生物碱的灵敏度不同,每种生物碱的检识需选用三种以上沉淀试剂。有些生物碱不能与沉淀试剂反应产生沉淀,如麻黄碱。

常用的生物碱沉淀试剂见表 3-1。

表 3-1 常用的生物碱沉淀试剂及其反应现象

试 剂 名 称	化 学 组 成	反应现象及产物
碘化铋钾试剂 (Dragendorff 试剂)	$KBiI_4(BiI_3 \cdot KI)$	橘红色-黄色无定形沉淀 $(B \cdot BiI_3 \cdot HI)$
碘-碘化钾试剂 (Wagner 试剂)	$KI-I_2$	红棕色无定形沉淀 $(B \cdot I_2 \cdot HI)$
碘化汞钾试剂 (Mayer 试剂)	$K_2HgI_4(HgI_2 \cdot 2KI)$	类白色沉淀,若试剂过量,沉淀又溶解 $(B \cdot HgI_2 \cdot 2HI)$
硅钨酸试剂 (Bertrand 试剂)	$SiO_2 \cdot 12WO_3 \cdot nH_2O$	浅黄色或灰白色沉淀 $(4B \cdot SiO_2 \cdot 12WO_3 \cdot 2H_2O)$
苦味酸试剂 (Hager 试剂)	2,4,6-三硝基苯酚	黄色,晶体沉淀 (须在中性溶液中)
雷氏铵盐试剂 (硫氰酸铬铵)	$NH_4[Cr(NH_3)_2(SCN)_4]$	难溶性红色沉淀或晶体 $(BH^+[Cr(NH_3)_2(SCN)_4])$ (用于季铵盐的分离和含量测定)

注意事项:①个别生物碱如麻黄碱不发生上述沉淀反应;②一般在酸性溶液中反应,个别在中性条件下反应,如苦味酸;③一般三种以上的沉淀试剂均有反应,才可判断为阳性;④多糖、鞣质、蛋白质等非生物碱也能发生以上反应,所以溶液需要先净化处理排除干扰后,再进行上述沉淀反应。

(二)显色反应

一些生物碱单体能与某些试剂反应,生成具有特殊颜色的产物,不同结构的生物碱产生不同的颜色,这种试剂称为生物碱的显色试剂。如可待因与 1% 钼酸钠或 5% 钼酸铵的浓硫酸溶液反应呈暗绿色至淡黄色,与1%钒酸铵的浓硫酸溶液呈蓝色,与含有少量甲醛的浓硫酸反应呈洋红色至黄棕色。因为显色反应要求的生物碱纯度较高,所以显色反应主要用于检识生物碱单体。生物碱显色试剂对有些生物碱也可能不显色,如 Marquis 试剂对可卡因、咖啡因不显色;Fröhde 试剂对莨菪碱、士的宁不显色。具体情况见表3-2。

表 3-2　常用的生物碱显色试剂

反应名称	组成	反应现象
Marquis 试剂 (马奎斯试剂)	甲醛-浓硫酸(1∶20)	吗啡(橙色-紫色),可待因(洋红色-黄棕色)
Mandelin 试剂 (曼德林试剂)	1%钒酸铵-浓硫酸	阿托品(红色),奎宁(橙色),吗啡(蓝紫色),可待因(蓝色),士的宁(蓝紫色-红色)
Fröhde 试剂	1%钼酸钠/5%钼酸铵-浓硫酸	乌头碱(黄棕色),吗啡(紫色转棕色),可待因(暗绿色-淡黄色),小檗碱(棕绿色),利血平(黄色-蓝色)

二、色谱检识技术

生物碱的色谱检识常用薄层色谱法、纸色谱法和高效液相色谱法等,它们具有微量、快速、准确等优点,在实际工作中应用广泛。

(一) 薄层色谱法

1. 吸附剂　生物碱常选用氧化铝、硅胶作为吸附剂。如选用硅胶作为吸附剂,需要注意硅胶本身显弱酸性,可与显碱性的生物碱生成盐,而使生物碱的 R_f 值变小或拖尾,通常在碱性条件下才能获得集中的斑点。加碱的方法有三种:①在湿法制板时,用 0.1~0.5 mol/L 的氢氧化钠溶液代替水,使硅胶薄层显碱性;②向展开剂中加入一定量的二乙胺或氨水,使展开剂显碱性;③在色谱槽中放一盛有氨水的小器皿。这三种方法都可使生物碱的薄层色谱在碱性环境中进行,从而获得满意的分离效果。

2. 展开剂　生物碱薄层色谱的展开剂多以亲脂性有机溶剂为主,一般用三氯甲烷作为基本展开剂,根据色谱结果调整展开剂极性。如果生物碱极性较小,在展开剂中加一些极性较小的溶剂(如石油醚、环己烷、苯等);如果生物碱极性较大,在展开剂中加一些极性较大的溶剂(如甲醇、乙醇、丙酮等)。在实际工作中,应该根据实验结果适当调整各溶剂的配比。

3. 显色剂　在日光和荧光下不显色的生物碱,选用改良碘化铋钾试剂显色,大多数生物碱显橘红色。如展开剂中有较难挥发的碱或甲酰胺,必须先加热挥去碱或甲酰胺,再喷显色试剂。

(二) 纸色谱法

纸色谱法是用水作固定相的分配色谱。当分离离子状态的生物碱时,选择极性较大的展开剂,如正丁醇-醋酸-水(4∶1∶5,上层);也可以将滤纸用一定 pH 的缓冲液处理,选择极性较小的展开剂,或者选用缓冲纸色谱检识。当分离分子状态的生物碱时,以甲酰胺作为固定相,用甲酰胺饱和的亲脂性有机溶剂(三氯甲烷、苯等)作为展开剂。纸色谱法使用的显色剂与薄层色谱法相同,但试剂中不能含有硫酸。

(三) 高效液相色谱法

高效液相色谱法分离生物碱时采用反相分配色谱。固定相:C_{18}(C_8)烷基键合相。流动相:甲醇(乙腈)-水,含有 0.01~0.1 mol/L 磷酸盐缓冲液、碳酸铵或醋酸钠(pH 4~7)。在相同的实验条件下,生物碱均有一定的保留时间,可作为定性分析的参数。如被测试样与已知对照品保留时间相同,则两者为同一化合物。

生物碱与毒品

阿片,俗称大烟,由罂粟未成熟果实中流出的白色乳液经干燥凝结而成,吸食时有一种强烈的香甜气味,初吸时会感到头晕目眩、恶心或头痛,多次吸食就会上瘾。吗啡是从阿片中分离出来的一种生物碱,具有镇痛、催眠、止咳、止泻等作用,吸食后会产生欣快感,比阿片容易成瘾,长期使用会引起精神失常、谵妄和幻想,过量使用会导致呼吸衰竭而死亡。其半合成类似品如海洛因、可待因等及化学合成类似品如哌替啶、芬太尼、埃托啡、美沙酮等均有成瘾性。

可卡因是从古柯叶中提取的一种白色晶状生物碱,是强效的中枢神经兴奋剂和局部麻醉药,并可通过加强人体内化学物质的活性刺激大脑皮质,兴奋中枢神经,使人表现出情绪高涨、好动、健谈,有时还有攻击倾向,具有很强的成瘾性。上述均为特殊管理药品。

冰毒、摇头丸类毒品在化学结构上属于甲基苯丙胺类兴奋剂,人服用后会产生强烈的生理兴奋,表现出妄想、好斗或摇头不止等;在药效消失后会感到疲惫不堪、全身无力、精力不济,为恢复精力,只好继续服用,但服用几次之后,就会感到困惑、抑郁、焦虑,出现人格障碍、妄想等状态,甚至有精神病性症状出现,从而更加渴望此类毒品。苯丙胺(amphetamine)有其译音名安非他明,故甲基苯丙胺也有甲基安非他明之称。甲基苯丙胺类是在麻黄碱化学结构基础上改造而来的,故又有去氧麻黄碱之称,因此麻黄碱属于国家严控产品。

第六节 含生物碱类化合物的常用中药

含有生物碱类化合物的中药较多,常用的有麻黄、黄连、苦参、喜树、洋金花、防己等。

一、麻黄

麻黄为麻黄科植物草麻黄 *Ephedra sinica* Stapf、木贼麻黄 *Ephedra equisetina* Bge.、中麻黄 *Ephedra intermedia* Schrenk et C. A. Mey. 的干燥草质茎,为风寒解表药,是我国特产药材,为常用重要中药。其性辛苦温,具有发汗、平喘、利水等功效。主治风寒感冒、发热无汗和咳嗽、水肿等病症。现代药理实验表明,麻黄生物碱能收缩血管、兴奋神经中枢和呼吸循环中枢,有拟肾上腺素样作用,增加汗腺及唾液腺的分泌,缓解平滑肌痉挛。伪麻黄碱有升压、利尿作用。甲基麻黄碱有舒张支气管平滑肌的作用。因此,中药麻黄的功效与生物碱的存在密切相关。

(一)化学成分

麻黄中含有多种生物碱,总生物碱的含量与存在部位和采收季节密切相关,茎的节间其含量平均为 0.687%,而茎节只有 0.287%。8~9月采收含量达最高值,为 7 月和 10 月的 2 倍。总生物碱以麻黄碱和伪麻黄碱为主,其中以麻黄碱为主要有效成分,占总生物碱的 $40\%\sim90\%$;其次是伪麻黄碱等,它们均以盐酸盐的形式存在于植物中。麻黄生物碱分子中的氮原子均存在于侧链上,属于苯丙胺衍生物,分子结构简单,且含有羟基、氨甲基等,因而其分子极性较大;麻黄碱分子中含有 2 个手性碳,应该有 4 个光学异构体,而存在于麻黄中的主要是左旋的麻黄碱和右旋的伪麻黄碱,二者互为立体异构体,其区别在于 C_1 的构型不同。

(二)理化性质

1. 性状 游离麻黄碱和伪麻黄碱都具挥发性。麻黄碱为无色蜡状固体、晶体或颗粒,熔点为 34 ℃,游离状态有挥发性,伪麻黄碱为长斜方晶体(乙醚),熔点为 119 ℃。

2. 碱性 麻黄碱($pK_a=9.58$)和伪麻黄碱($pK_a=9.74$)的碱性都较强,但二者碱性强度不同,原因是伪麻黄碱的共轭酸与 C_1—OH 形成分子内氢键的稳定性强于麻黄碱的共轭酸,所以,伪麻黄碱碱性略强。

3. 溶解性 麻黄碱和伪麻黄碱的分子量较小,以游离形式和盐的形式存在时,其溶解性与一般生物碱的溶解性不完全相同;游离麻黄碱可溶于水(1:20),易溶于三氯甲烷、乙醚、苯、醇类溶剂,但伪麻黄碱难溶于水,可溶于乙醚和乙醇。二者成盐后溶解度也不完全相同,草酸麻黄碱难溶于水,草酸伪麻黄碱可溶于水,根据盐溶解性的不同而实现分离。

(三) 提取与分离

1. 溶剂法(甲苯萃取法) 溶剂法是目前工业上生产麻黄碱的主要方法。麻黄碱在药材中以盐的形式存在,可溶于水。利用麻黄中生物碱的盐酸盐易溶于水,而游离的生物碱易溶于有机溶剂的性质进行提取。将麻黄用水提取,提取液碱化使生物碱游离后,用甲苯萃取,与水溶性杂质分离。甲苯萃取液中加入草酸溶液,使麻黄中的生物碱都转变为草酸盐。草酸麻黄碱在水中的溶解度较小而析出,并与草酸伪麻黄碱分离(图 3-5)。操作中使用大量甲苯时应注意安全,为节约成本,避免污染,甲苯应循环使用。

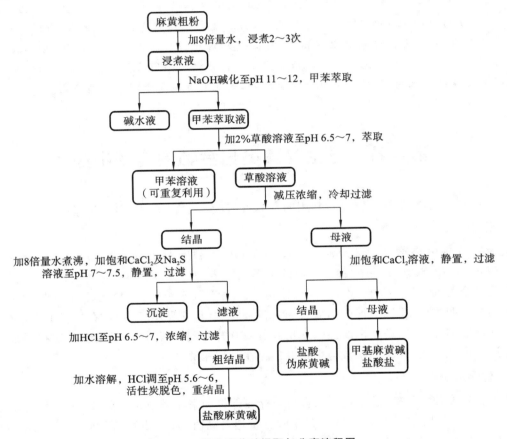

图 3-5 盐酸麻黄碱提取与分离流程图

2. 水蒸气蒸馏法 游离麻黄碱和伪麻黄碱均具有挥发性,水提取液碱化后,可用水蒸气蒸馏法提取。将馏出液吸收入草酸溶液中,利用两者的草酸盐在水中的溶解度不同,草酸麻黄碱首先析出,草酸伪麻黄碱仍留在水中,从而将两者分离,然后可按溶剂法进一步操作,分离得到盐酸麻黄碱和盐酸伪麻黄碱。此法不用有机溶剂,操作简便而安全,但是加热时间长,温度较高,部分麻黄碱被分解成胺,从而影响产品的质量和收率。

3. 离子交换色谱法 麻黄碱和伪麻黄碱成盐后,如果酸性溶液通过强酸型阳离子交换树脂,生物碱的阳离子因交换作用而被吸附在树脂上。由于伪麻黄碱的碱性较强,被树脂吸附得较牢固,用洗脱液洗脱时,碱性较弱的麻黄碱可先被洗脱下来,从而使两者分离。

4. 化学鉴定 麻黄碱和伪麻黄碱不能与多数生物碱的沉淀试剂发生沉淀反应,可用下列两种特征反应鉴定。

（1）二硫化碳-硫酸铜反应：在麻黄碱和伪麻黄碱的乙醇溶液中，加入二硫化碳、硫酸铜和氢氧化钠试剂各 1 滴，可产生黄棕色沉淀。

（2）铜配合盐反应：在麻黄碱和伪麻黄碱的水溶液中加入硫酸铜试剂，并加氢氧化钠试剂使溶液显碱性，则溶液呈蓝紫色。若向此溶液中再加入乙醚振摇，分层后，乙醚层呈紫红色，水层呈蓝色。

二、黄连

黄连为毛茛科黄连属多年生草本植物黄连 *Coptis chinensis* Franch.、三角叶黄连 *Coptis deltoidea* C. Y. Cheng et Hsiao 或云连 *Coptis teeta* Wall. 的干燥根茎。别名：味连、川连、鸡爪连、云连。主要分布于四川、贵州、湖南、湖北、陕西南部等地。野生或栽培于海拔 1000～1900 m 的山谷凉湿荫蔽密林中。其有清热燥湿、泻火解毒之功效，治疗湿热痞满、呕吐吞酸、泻痢、黄疸、心烦不寐、目赤、牙痛。其味入口极苦，有俗语"哑巴吃黄连，有苦说不出"道出其中滋味。

（一）化学成分

黄连的有效成分主要是生物碱，含有小檗碱、黄连碱、甲基黄连碱、掌叶防己碱（巴马汀）、药根碱、表小檗碱、木兰花碱和 5-羟基小檗碱等，由于它们有相似结构，常统称为黄连生物碱。另外，黄连还含有阿魏酸、黄柏酮、黄柏内酯等。黄连中小檗碱含量最高，可达 10%，为异喹啉类原小檗碱类生物碱，具有明显的抗菌作用。

	R₁	R₂	R₃	R₄	R₅
小檗碱	—CH₂—		CH₃	CH₃	H
巴马汀	CH₃	CH₃	CH₃	CH₃	H
黄连碱	—CH₂—		—CH₂—		H
甲基黄连碱	—CH₂—		—CH₂—		CH₃
药根碱	H	CH₃	CH₃	CH₃	H
表小檗碱	CH₃	CH₃	—CH₂—		H

1. 小檗碱 小檗碱异名为黄连素，自水或稀乙醇中结晶所得小檗碱为黄色针状晶体，含 5.5 分子结晶水，100 ℃ 干燥后仍保留 2.5 分子结晶水，加热至 110 ℃ 变为黄棕色，160 ℃ 分解。

盐酸小檗碱为黄色小针状晶体，在 220 ℃ 左右分解，形成红棕色的小檗红碱，在 285 ℃ 左右完全熔融。其羟基化合物在乙醚中为黄色针状晶体，熔点为 145 ℃（分解）。

盐酸小檗碱　　　　　　　　　小檗红碱

游离小檗碱能缓慢溶于水中，在冷乙醇中的溶解度不大，但易溶于热水或热乙醇，难溶于丙酮、三氯甲烷、苯。小檗碱与酸结合时脱去一分子水而成盐。盐酸小檗碱微溶于冷水，易溶于沸水，几乎不溶于冷乙醇、乙醚和三氯甲烷。硫酸小檗碱、磷酸小檗碱在水中溶解度较大。小檗碱与大分子有机酸生成的盐在水中的溶解度都很小。所以，当黄连与甘草、黄芩、大黄等中药配伍时，小檗碱能与甘草酸、黄芩苷、大黄鞣质形成难溶于水的化合物而沉淀析出，这是中药制剂过程中需要注意的问题。

小檗碱有季铵式、醛式、醇式 3 种互变的结构式,以季铵式最稳定。小檗碱盐都是季铵盐,能溶于水,水溶液显强碱性(pK_a=11.5),显红棕色。于硫酸小檗碱的水溶液中加入计算量的氢氧化钡,生成棕红色强碱性游离小檗碱,溶于水,难溶于乙醚。如向水溶性的季铵式小檗碱水溶液中加入过量的碱,则生成游离小檗碱的沉淀,称为醇式小檗碱。如果用过量的氢氧化钠处理小檗碱盐类则能生成溶于乙醚的游离小檗碱,能与羟胺反应生成衍生物,说明分子中有活性醛基,称为醛式小檗碱。

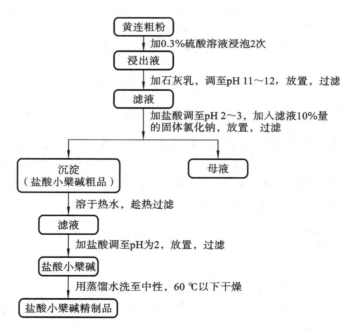

季铵式(红棕色)　　　　　　醇式(黄色)　　　　　　醛式(黄色)

2. 黄连碱　黄连碱在乙醇中为浅黄色针状晶体,熔点为 218 ℃,极难溶于水,微溶于乙醇,溶于碱。其氯化物为橙黄色棱柱状晶体;硫酸盐为黄色晶体,不溶于水及乙醇。

3. 掌叶防己碱　掌叶防己碱异名巴马汀。其氯化物在冷水中为黄色针状晶体,易溶于热水,略溶于水,微溶于乙醇和三氯甲烷,几乎不溶于乙醚。其经氯化生成延胡索乙素(四氢巴马汀)。其硝酸盐在甲醇中可析出淡黄色针状晶体。

(二) 黄连中盐酸小檗碱的提取分离

黄连中小檗碱经酸溶碱沉处理转变为游离小檗碱,加入盐酸后生成盐酸小檗碱。利用盐酸小檗碱在氯化钠溶液中的溶解度降低,采用盐析法可得到盐酸小檗碱的粗品,再经结晶处理得到精制的盐酸小檗碱(图 3-6)。

```
              ┌──────────┐
              │ 黄连粗粉  │
              └──────────┘
                  │ 加0.3%硫酸溶液浸泡2次
              ┌──────────┐
              │ 浸出液    │
              └──────────┘
                  │ 加石灰乳,调至pH 11~12,放置,过滤
              ┌──────────┐
              │ 滤液      │
              └──────────┘
                  │ 加盐酸调至pH 2~3,加入滤液10%量
                  │ 的固体氯化钠,放置,过滤
         ┌────────────────┐      ┌──────────┐
         │ 沉淀            │      │ 母液      │
         │(盐酸小檗碱粗品) │      └──────────┘
         └────────────────┘
                  │ 溶于热水,趁热过滤
              ┌──────────┐
              │ 滤液      │
              └──────────┘
                  │ 加盐酸调至pH为2,放置,过滤
            ┌────────────┐
            │ 盐酸小檗碱  │
            └────────────┘
                  │ 用蒸馏水洗至中性,60 ℃以下干燥
          ┌────────────────┐
          │ 盐酸小檗碱精制品 │
          └────────────────┘
```

图 3-6　盐酸小檗碱的提取与分离流程

注:黄连中小檗碱主要以盐酸盐形式存在,加入 0.3% 硫酸溶液后转变为小檗碱硫酸盐溶出,石灰水碱化后成游离小檗碱,加入盐酸生成盐酸小檗碱。加氯化钠固体盐析得到盐酸小檗碱粗品,再经精制得到精制的盐酸小檗碱。

三、苦参

苦参为豆科槐属植物苦参 *Sophora flavescens* Ait. 的根,具有清热、祛湿、利尿、祛风、杀虫等作用。现发现槐属多种植物都含有苦参碱和氧化苦参碱。临床上苦参总碱片剂和苦参注射液主要用于急性菌痢,盆腔炎,心律失常,白细胞低下,活动性、慢性、迁延性肝炎等多种疾病的治疗。

(一)化学成分

目前已从苦参中分离出 10 多种生物碱,主要包括苦参碱、氧化苦参碱、N-甲基金雀花碱、安那吉碱、巴普叶碱、苦参烯碱、苦参醇碱等。

(二)理化性质

1. 性状 苦参中所含 7 种主要生物碱均属喹诺里西啶衍生物,分子中都有两个氮原子,一个处于叔胺状态,另一个处于内酰胺状态。α-苦参碱为针晶或棱晶,γ-苦参碱为液体,氧化苦参碱为无色柱状晶体。

2. 碱性 苦参生物碱的叔胺氮原子三价都结合在环上,便于结合质子,所以碱性比较强,极性较大,亲水性较强;酰胺氮原子几乎不显碱性。所以苦参生物碱只相当于一元碱。

3. 溶解性 苦参碱可溶于亲脂性有机溶剂,还可溶于水;氧化苦参碱的亲水性比苦参碱强,易溶于水,难溶于乙醚,但可溶于三氯甲烷,借此可将两者分离。含量较高的 3 种苦参生物碱的极性大小顺序如下:氧化苦参碱>羟基苦参碱>苦参碱。

4. 水解性 苦参碱、氧化苦参碱及羟基苦参碱的内酰胺结构可在热氢氧化钠溶液中开环,被皂化后生成羧酸衍生物,酸化后又易脱水环合。

(三)生物碱的提取与分离

1. 总生物碱的提取 由于苦参生物碱易溶于水,用常规的酸碱处理难以得到较纯的产品,用有机溶剂提取的过程也较烦琐。因此,一般采用以稀酸水渗漉,然后通过阳离子交换树脂纯化的方法提取总生物碱(图 3-7)。

2. 苦参碱和氧化苦参碱的分离 利用总生物碱中的氧化苦参碱难溶于乙醚的性质进行分离(图 3-8)。

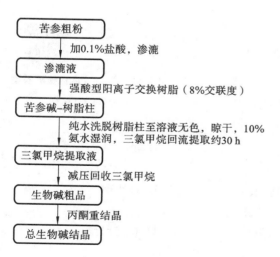

图 3-7 苦参中总生物碱的提取流程图

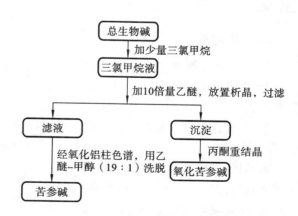

图 3-8 苦参碱和氧化苦参碱的分离流程图

本章小结

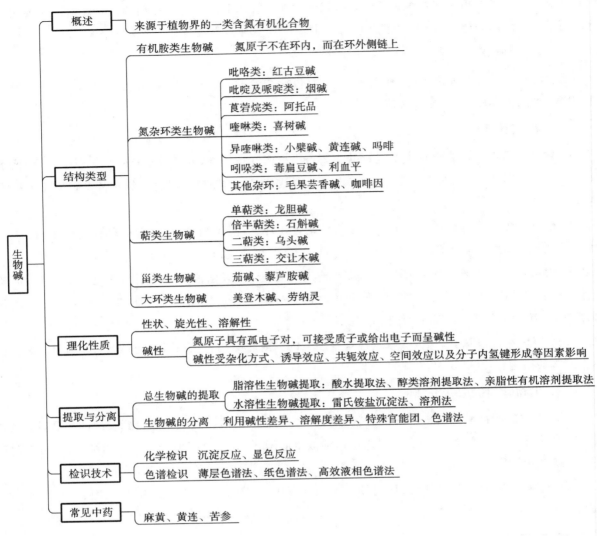

目标检测

目标检测答案

一、选择题

（一）单项选择题

1. 生物碱的味多为（　　）。

A. 酸　　　　　　　　B. 甜　　　　　　　　C. 苦　　　　　　　　D. 辣

2. 具有莨菪烷母核的生物碱是（　　）。

A. 麻黄碱　　　　　　B. 小檗碱　　　　　　C. 阿托品　　　　　　D. 乌头碱

3. 属于异喹啉类生物碱的是（　　）。

A. 莨菪碱　　　　　　B. 麻黄碱　　　　　　C. 乌头碱　　　　　　D. 粉防己碱

4. 生物碱碱性的表示方法常用（　　）。

A. pK_b　　　　　　B. K_b　　　　　　　C. pH　　　　　　　D. pK_a

5. 生物碱碱性最强的是（　　）。

A. 季铵型生物碱　　　B. 酰胺型生物碱　　　C. 仲胺型生物碱　　　D. 伯胺型生物碱

6. 水溶性生物碱主要指（　　）。

A. 季铵型生物碱　　　B. 仲胺型生物碱　　　C. 叔胺型生物碱　　　D. 两性生物碱

7. 溶解脂溶性生物碱的最佳溶剂是（　　）。

A. 乙醚　　　　　　　B. 三氯甲烷　　　　　C. 乙醇　　　　　　　D. 甲醇

8. 生物碱沉淀反应呈橘红色的是（　　）。

A. 碘化汞钾试剂　　　B. 饱和苦味酸试剂　　　C. 碘化铋钾试剂　　　D. 硅钨酸试剂

9. 生物碱沉淀反应的介质通常是（　　）。

A. 盐溶液　　　　　　B. 碱性溶液　　　　　C. 中性溶液　　　　　D. 酸性溶液

10. 水溶性生物碱分离的常用方法是（　　）。

A. 碘化汞钾沉淀法　　　B. 硅钨酸沉淀法　　　C. 雷氏铵盐沉淀法　　　D. 苦味酸沉淀法

11. 生物碱酸水提取液常用的处理方法是（　　）。

A. 阴离子交换树脂　　　　　　　　　　B. 氧化铝柱色谱吸附

C. 硅胶柱色谱吸附　　　　　　　　　　D. 阳离子交换树脂

12. 碱性不同生物碱混合物的分离可选用（　　）。

A. 简单萃取法　　　　　　　　　　　　B. 酸提碱沉法

C. pH 梯度萃取法　　　　　　　　　　D. 液滴逆流连续萃取法

（二）多项选择题

1. 生物碱具有的特点是（　　）。

A. 分子中含有氮原子　　　B. 氮原子多在环内　　　C. 具有碱性

D. 分子中多有苯环　　　　E. 显著而特殊的生物活性

2. 下列为生物碱沉淀试剂的是（　　）。

A. 碘化铋钾试剂　　　B. 雷氏铵盐试剂　　　C. 硅钨酸试剂

D. 苦味酸试剂　　　　E. 醋酸铅试剂

3. 中药中生物碱常用的提取方法是（　　）。

A. 纯提取丙酮沉淀法　　　B. 酸水提取法　　　C. 碱提酸沉法

D. 醇类溶剂提取法　　　　E. 亲脂性有机溶剂提取法

4. 酸水提取法提取总生物碱时，一般用（　　）。

A. 0.5%～1% 的盐酸或硫酸　　　B. 浸渍法或渗漉法提取

C. 提取液通过强酸型阳离子交换树脂柱

D. 提取液通过大孔树脂　　　E. 提取液用三氯甲烷进行萃取

5. 硅胶薄层色谱法分离生物碱，为防拖尾可选用（　　）。

A. 酸性展开剂　　B. 碱性展开剂　　C. 中性展开剂　　D. 氨水饱和　　E. 醋酸饱和

6. 生物碱的色谱法检识可应用于（　　）。

A. 测定中药和中药制剂中生物碱的含量

B. 检查生物碱的纯度　　　C. 确定总生物碱中单体的含量

D. 鉴定已知的生物碱　　　E. 判断生物碱的碱性强弱

7. 生物碱的沉淀反应（　　）。

A. 一般在酸性溶液中进行

B. 可不必处理酸水提取液

C. 选用一种沉淀试剂反应呈阳性，即可判断有生物碱

D. 有些沉淀试剂可用作纸色谱和薄层色谱的显色剂

E. 可应用于生物碱的分离纯化

8. 小檗碱（　　）。

A. 是苄基异喹啉类衍生物　　　B. 可溶于三氯甲烷

C. 有降压平喘作用　　　　　　　　D. 可与丙酮发生加成反应生成黄色晶体

E. 有机酸盐在水中的溶解度很小

9. 中药苦参中苦参碱和氧化苦参碱（　　）。

A. 有内酰胺结构可被皂化

B. 既能溶于水又能溶于三氯甲烷

C. 可用氯化汞沉淀反应鉴别

D. 由于有酰胺结构所以碱性很弱

E. 氧化苦参碱的极性大于苦参碱

10. 中药麻黄中的麻黄碱和伪麻黄碱（　　）。

A. 属于有机胺类生物碱

B. 都有挥发性

C. 既能溶于水又能溶于亲脂性有机溶剂

D. 麻黄碱的碱性稍弱于伪麻黄碱

E. 麻黄碱在水中的溶解度比伪麻黄碱小

二、名词解释

1. 生物碱

2. 两性生物碱

3. 生物碱沉淀反应

4. pH 梯度萃取法

三、简答题

1. 从中药中提取生物碱常用的方法有哪些？

2. 如何分离麻黄碱和伪麻黄碱？

3. 依据结构试分析分离苦参碱和氧化苦参碱的原理。

4. 用方程式表示并简述离子交换色谱法和雷氏铵盐沉淀法提取生物碱的原理和步骤。

（田　野）

第四章

糖和苷

扫码看 PPT

→ 知识目标

1. 掌握糖和苷的定义、结构、分类和性质；苷键的酸催化水解法和酶水解法。苷类化合物提取的一般方法和注意事项。
2. 熟悉苷类化合物中糖的检识方法。苦杏仁中主要苷的结构、性质及鉴定方法。
3. 了解糖的立体化学构型，糖和苷的分离方法。

→ 能力目标

使学生具备典型药物中糖或苷类成分的提取、分离及检识的能力。

→ 课程思政目标

通过多种中药来源多糖的学习，加深对中医药的认识与认同。

案例导入

糖是生物体中广泛存在的物质，许多多糖具有重要的生物活性。如香菇多糖已作为原发性肝癌等恶性肿瘤的辅助治疗药物，金针菇多糖、云芝多糖、猪苓多糖、竹荪多糖、茯苓多糖等也都具有不同程度的抗癌活性。现今植物多糖研究日益受到关注。科学研究显示，植物多糖具有包括调节免疫、抗肿瘤、降血糖、降血脂、抗辐射、抗菌抗病毒、保护肝脏等作用，国际科学界甚至提出 21 世纪是多糖的世纪。糖和苷之间存在什么样的关系？它们对中药的活性又会产生什么影响？

第一节 糖

糖（saccharide）是多羟基醛或多羟基酮及其聚合物或衍生物的总称。早期发现的糖中都含有碳、氢、氧三种元素，大多数糖分子中氢与氧的比例为 2∶1，因此，糖又被称为碳水化合物（carbohydrate）。

在自然界，糖的分布极广，无论是在植物界还是动物界，都有它们的存在。糖与核酸、蛋白质、脂质合称生命活动所必需的四大类化合物，糖还可与其他非糖物质结合，形成苷（glycoside）等存在于生物体中。

绿色植物的根、茎、叶、花、果实、种子等大多含有葡萄糖、果糖、淀粉和纤维素等糖类物质，占植物干重的 80%～90%，富含糖的中药有山药、何首乌、黄精、地黄、白木耳、大枣等。糖在抗肿瘤、抗肝炎、抗心血管疾病、抗衰老等方面具有独特的生物活性,是中药的基本化学成分之一。

一、糖的结构与分类

糖可根据其能否水解和分子量的大小分为单糖、低聚糖和多糖。

(一) 单糖

单糖是不能水解的最简单的多羟基内半缩醛(酮),是组成糖及其衍生物的基本单位;自然界中的单糖,从三碳糖到八碳糖都存在,但以五碳(戊)糖和六碳(己)糖较多。苷中的单糖都以五元或六元氧环形式存在,五元氧环的糖称为呋喃糖,六元氧环的糖则称为吡喃糖。

单糖的结构常用的表示方式有 Fischer 投影式、Haworth 投影式和优势构象式三种。如葡萄糖的 Fischer 投影式、Haworth 投影式和优势构象式之间存在如下转变(图 4-1)。

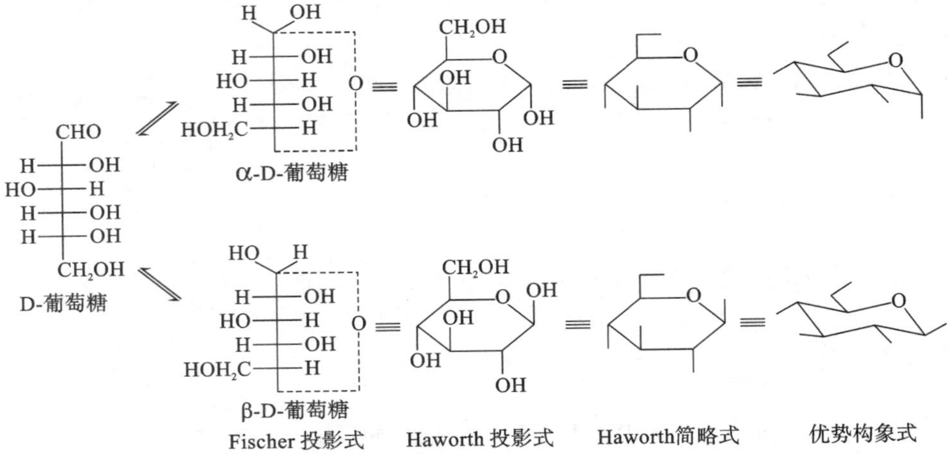

图 4-1 葡萄糖的 Fischer 投影式、Haworth 投影式和优势构象式

关于糖的绝对构型,在 Fischer 投影式中以倒数第二个碳原子上的羟基与 α-甘油醛为标准做比较,向右的为 D 型,向左的为 L 型。在 Haworth 投影式中,看六碳吡喃糖的 C_5(五碳呋喃糖的 C_4)上取代基的取向,向上的为 D 型,向下的为 L 型。单糖成环后形成一个新的手性碳原子,由此形成的一对异构体称为端基碳差向异构体,用 α 和 β 来表示 C_1 羟基与六碳糖 C_5(五碳糖 C_4)上取代基的相对关系。其相对构型的判断方法如下:在 Haworth 投影式中看 C_1 羟基与六碳糖 C_5(五碳糖 C_4)上取代基的相对关系,在环同侧的为 β 型,异侧的为 α 型。

边学边练:

判断下列糖类成分的相对和绝对构型。

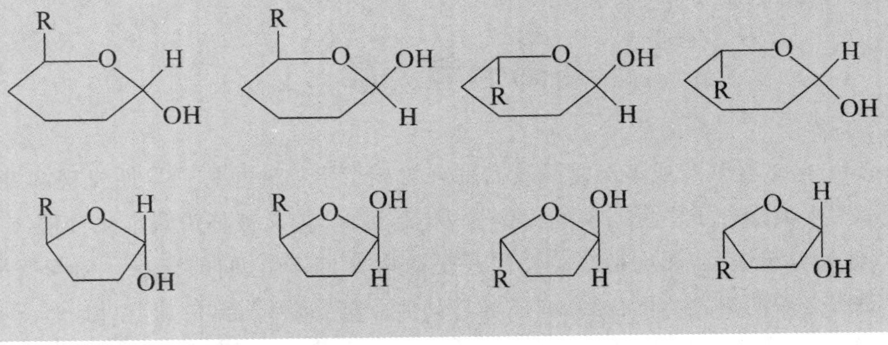

单糖的主要结构类型及其代表化合物见表 4-1。

表 4-1 单糖的主要结构类型及其代表化合物

结 构 类 型	代表化合物		
五碳醛糖	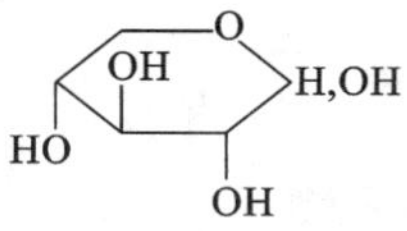 D-木糖 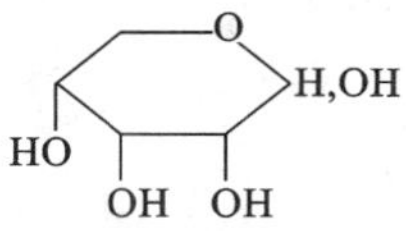	D-核糖 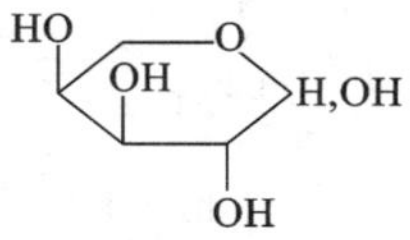	L-阿拉伯糖
甲基五碳糖	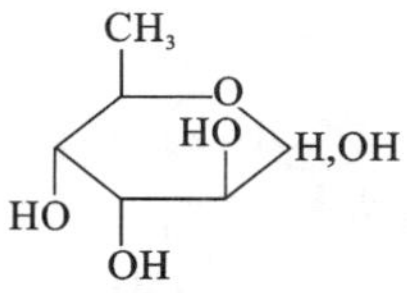 D-夫糖 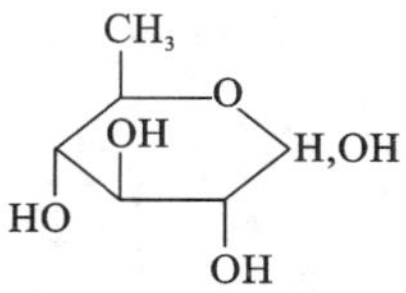	D-鸡纳糖 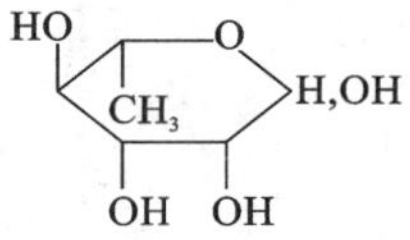	L-鼠李糖
六碳醛糖	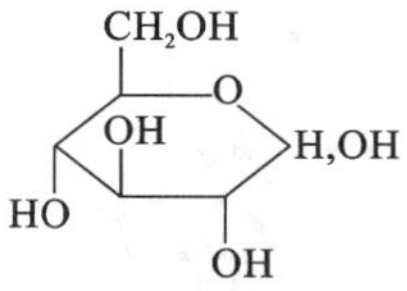 D-葡萄糖 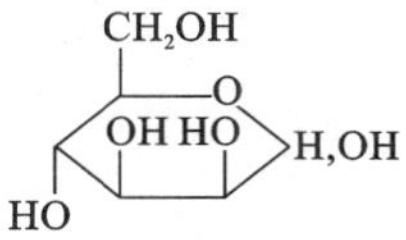	D-甘露糖 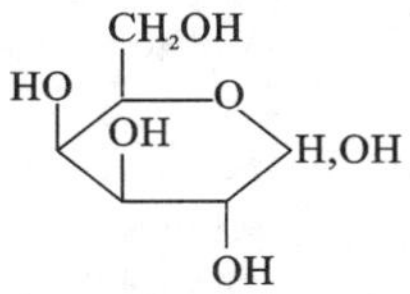	D-半乳糖
六碳酮糖	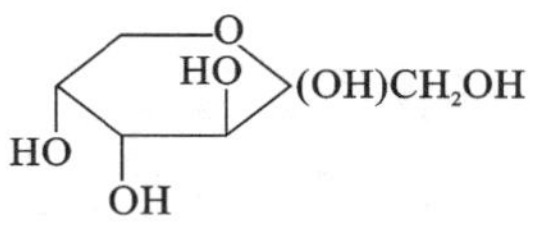 D-果糖 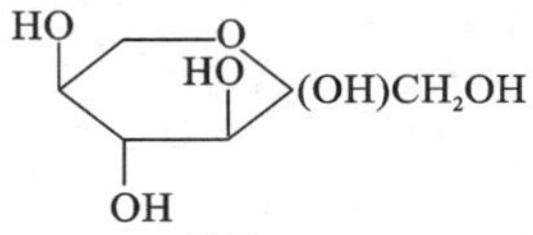	L-山梨糖	
糖醛酸	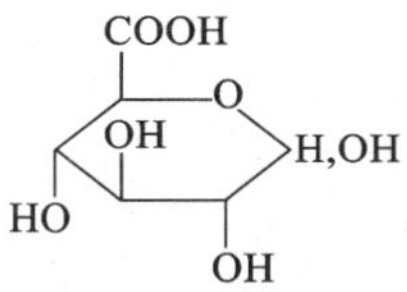 D-葡萄糖醛酸 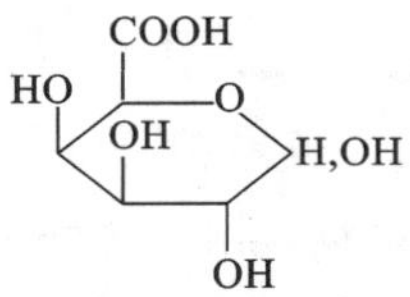	D-半乳糖醛酸	
α-去氧糖、氨基糖、支碳链糖	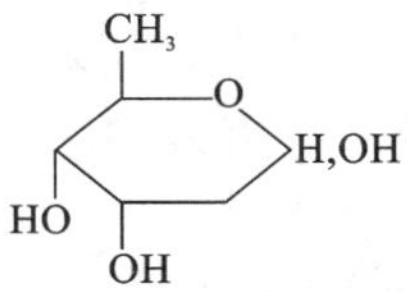 D-洋地黄毒糖 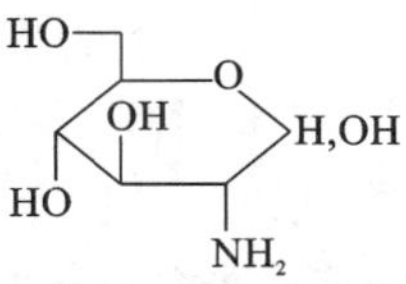	2-氨基-2-去氧-D-葡萄糖 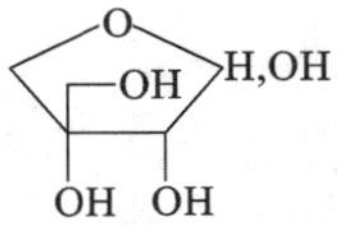	D-芹糖

（二）低聚糖

低聚糖为由 2～9 个单糖通过苷键脱水聚合而成的糖。其按含有的单糖个数可分为二糖、三糖、四糖等；根据是否含有游离的醛基或酮基，其又可分为还原糖和非还原糖。如两个单糖均以端基碳上的羟基脱水缩合形成的低聚糖就没有还原性，称为非还原糖。二糖中的蔗糖（sucrose）就是非还原糖，而龙胆二糖（gentiobiose）、麦芽糖（maltose）、芸香糖（rutinose）、蚕豆糖（vicianose）、槐糖（sophorose）等都是还原糖。

天然存在的三糖大多是在蔗糖的基础上再连接一个糖而成，如棉籽糖（raffinose）。四糖、五糖又多是在三糖的结构上再延长而成，如水苏糖（stachyose），它们一般都属于非还原糖。

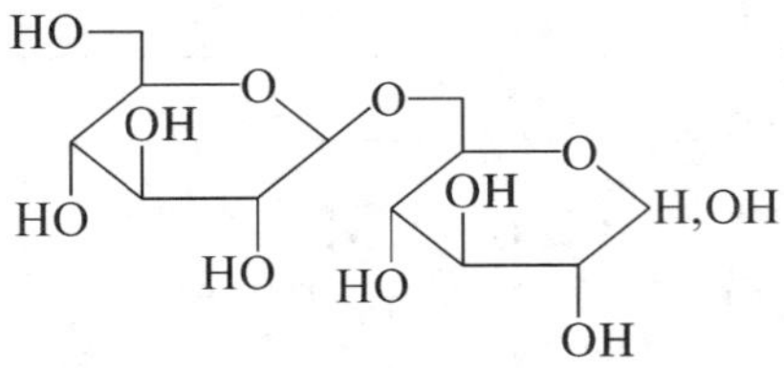

龙胆二糖 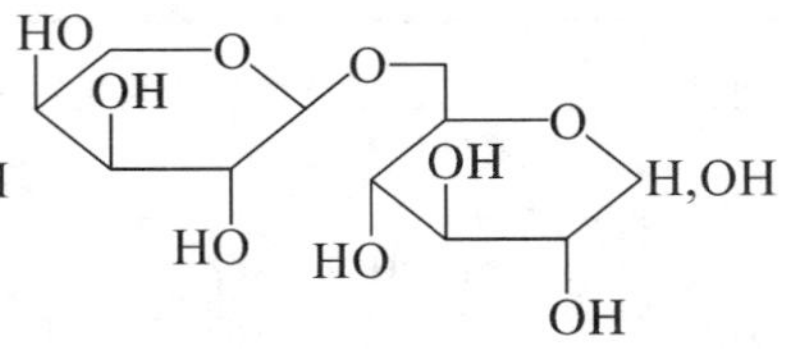　　　　　　　　蚕豆糖 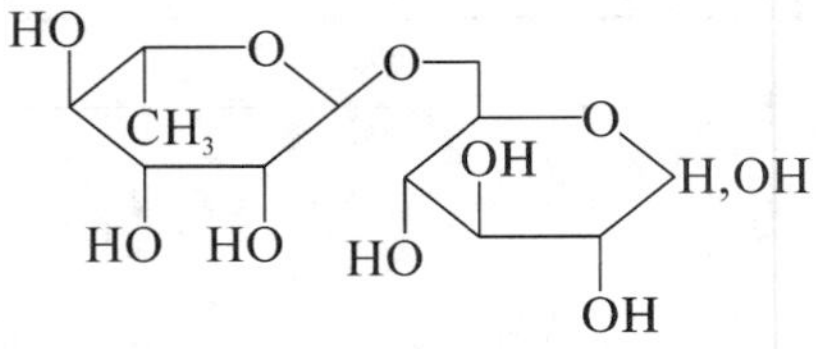　　　　　　　　芸香糖

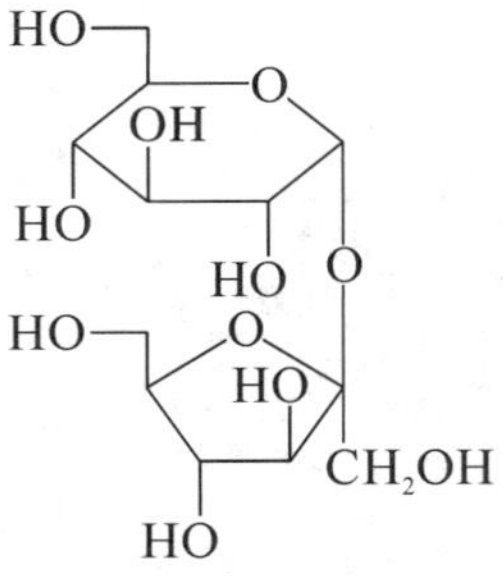

蔗糖 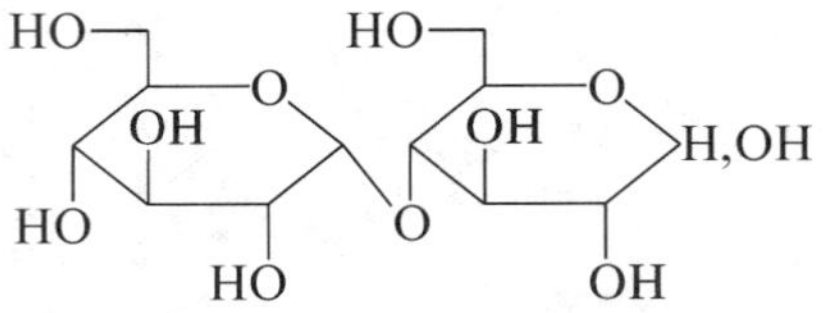　　　　　　　　麦芽糖 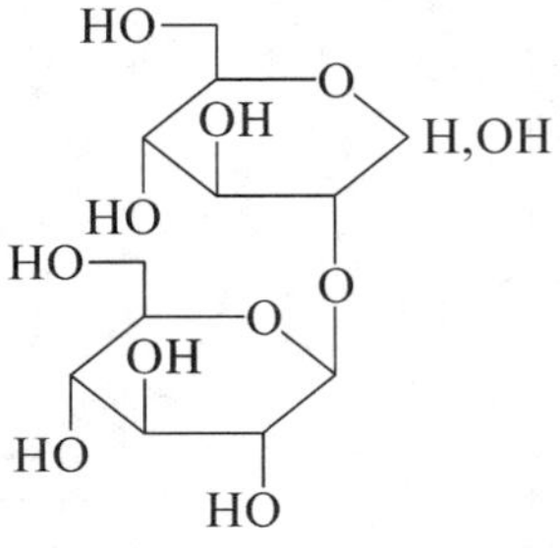　　　　　　　　槐糖

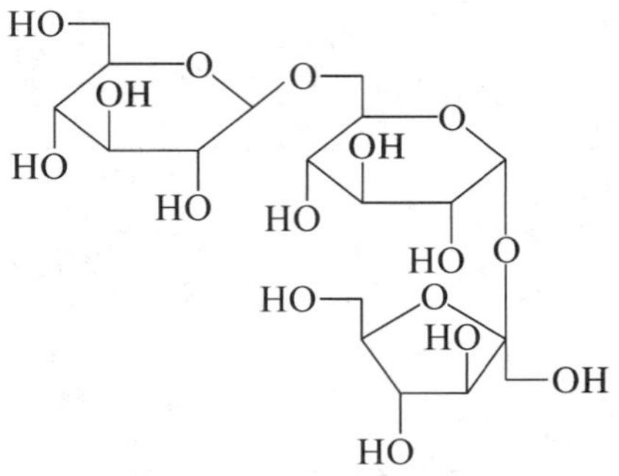

棉籽糖 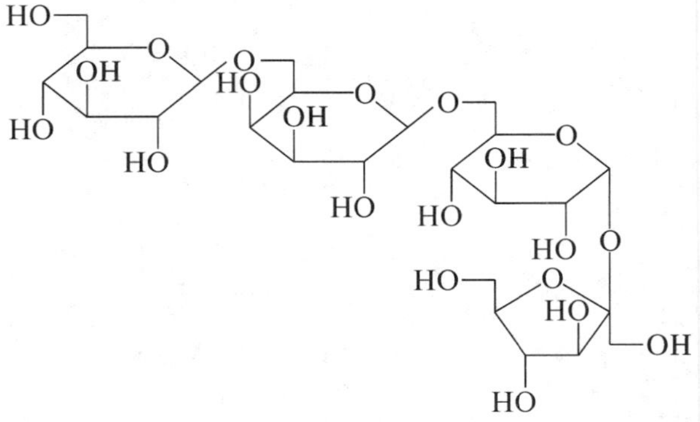　　　　　　　　　　　水苏糖

（三）多聚糖

多聚糖（polysaccharide）又称多糖，由 10 个及 10 个以上的单糖分子通过苷键聚合而成，分子量较大，一般由几百甚至几万个单糖分子组成。由 1 种单糖组成的多糖为均多糖（homosaccharide），由 2 种及 2 种以上不同的单糖组成的多糖为杂多糖（heterosaccharide）。

多糖按其在生物体内的功能又分为两类，一类为不溶于水的动植物体内的支持组织，如植物中的半纤维素和纤维素、动物甲壳中的甲壳素等，分子呈直链型。另一类为水溶物，如动植物体内储藏的营养物质淀粉、菊糖、黏液质、果胶、树胶等，分子多呈支链型。许多多糖具有较强的生物活性，是中药的有效成分，如人参多糖、黄芪多糖、刺五加多糖、猪苓多糖、灵芝多糖等。

1. 植物多糖

（1）纤维素（cellulose）：一类聚合度为 3000～5000 的以 β1→4 苷键结合的直链葡聚糖，是植物细胞壁的主要组成成分，不易被稀酸或碱水解。纤维素不能被人类或食肉动物消化利用，因为他们体内无水解纤维素的酶。

（2）淀粉（starch）：广泛存在于植物体的根、茎及种子中。淀粉是葡萄糖的高聚物，由 73％以上的胶淀粉（支链淀粉）和 27％以下的糖淀粉（直链淀粉）组成。糖淀粉是 α1→4 连接的 D-葡聚糖，聚合度为 300～350；胶淀粉聚合度为 3000 左右，也是 α1→4 连接的 D-葡聚糖，但有 α1→6 的分支链。淀粉可溶于热水，胶淀粉还可溶于冷水，遇碘呈色，所呈色调与聚合度有关，糖淀粉遇碘呈蓝色，胶淀粉遇碘呈紫红色。淀粉通常无明显的生物活性，在制剂中常用作赋形剂，在工业上常用作生产葡萄糖的原料。

（3）黏液质（mucilage）：植物种子、果实、根、茎和海藻中存在的一类黏多糖。黏液质可溶于热水，冷却后呈胶冻状，在植物中具有保持水分的作用。

（4）菊糖（inulin）：又称菊淀粉。在菊科植物中分布较多，一般为 30～35 个 D-呋喃果糖残基以 β2→1 糖苷键连接而成的线性分子，末端有一个蔗糖单位。其难溶于冷水，不溶于乙醇及其他有机溶剂，可作为植物显微鉴别的依据。

（5）树胶（gum）：植物在受伤害或毒菌类侵袭后分泌的物质，干后呈半透明块状物，如中药没药内含 64% 的树胶。树胶易溶于水，不溶于乙醇和其他有机溶剂，在水中能膨胀成极黏稠的胶体溶液，在医药工业中常用作乳化剂、赋形剂及混悬剂。

2. 动物多糖

（1）肝素（heparin）：一种含有硫酸酯的黏多糖，含硫量为 9%～12.9%，分子量为 5000～15000，分子呈螺旋形纤维状。其广泛分布于哺乳动物的内脏、肌肉和血液中，有很强的抗凝血作用，可用于预防血栓形成，并已形成了一种肝素疗法。

（2）透明质酸（hyaluronic acid）：广泛存在于动物的各种组织中，在哺乳动物体内，以玻璃体、脐带和关节滑液中含量较高，鸡冠中其含量与滑液中相似。透明质酸可用于视网膜脱离手术，并作为天然保湿因子广泛用于化妆品中。

（3）硫酸软骨素（chondroitin sulfate）：从动物的软骨组织中得到的酸性黏多糖，其中的硫酸软骨素 A 能增强脂肪酶的活性，使乳糜微粒中的甘油三酯分解成脂肪酸，使血液中乳糜微粒减少而澄清，还具有抗凝血和抗血栓形成的作用。

（4）甲壳素（chitin）：组成甲壳类昆虫外壳的多糖，其结构和安定性与纤维素类似。其由 N-乙酰葡萄糖胺以 β1→4 反向连接成链状结构。不溶于水，对稀酸和碱稳定。甲壳素经浓碱处理，可得脱乙酰甲壳素（chitosan）。甲壳素及脱乙酰甲壳素应用非常广泛，可制成透析膜、超滤膜，用作药物的载体时具有缓释、长效的优点，还可用于人工皮肤、人工血管、手术缝合线等。

拓展阅读

糖的变旋现象及原因

单糖溶于水后其溶液的旋光度会逐渐改变，但经过一定时间，旋光度就不再变化而达到恒定，这种旋光度改变的现象称为"变旋现象"。例如，将葡萄糖在不同条件下精制可得到 α 型及 β 型两种异构体，前者的比旋光度是 +113.4°，后者是 +19.70°。把两者分别配成水溶液，放置一定时间后，比旋光度各有改变，前者降低，后者升高，最后都变为 +52.2°。

为了解释上述实验事实，人们从醇与醛可以形成半缩醛中得到启示，葡萄糖分子内同时存在醛基和羟基，可发生分子内的羟醛缩合反应，生成环状半缩醛。后来的 X 射线单晶衍射结果也证实了单糖是环状化合物。一般的半缩醛是不稳定的，但糖的环状结构却增加了半缩醛的稳定性。它们通常以五元环、六元环的形式存在。单糖由链状结构变成环状结构，使原来没有手性的羰基碳变成了手性碳原子，结果生成了两种不同的环状半缩醛，如 D-葡萄糖、D-果糖和 D-核糖都有 α 型、β 型两种异构体，它们是非对映体，这种仅端基不同的异构体称为端基异构体。

二、糖的理化性质

1. 物理性质

（1）性状：小分子单糖为无色结晶性固体，有甜味，分子结构中有若干个手性碳原子，具有旋光性。多糖随分子量的增大已失去一般单糖的性质，难结晶，多为无定形物质，甜味也随之消失。

（2）溶解性：单糖为小分子极性化合物，易溶于水，可溶于含水乙醇，难溶于低极性有机溶剂。低聚糖与单糖类似。多糖随着聚合度增高，水溶性下降，一般难溶于冷水以及乙醇（70%乙醇即可形成沉淀）、丙酮等有机溶剂,可溶于热水成为胶体溶液。

2. 糖的化学性质及检识

（1）糠醛形成反应:单糖可与浓硫酸反应,脱水生成具有呋喃环结构的糠醛衍生物。多糖和苷在硫酸作用下首先水解成单糖,然后脱水生成相应的产物。糠醛衍生物可以与许多芳胺、酚类以及具有活性亚甲基的化合物生成缩合物。许多糖的显色剂就是根据这一原理配制而成的,如 Molish 试剂就是 α-萘酚和浓硫酸。

（2）氧化反应:单糖分子中有醛（酮）、醇羟基和邻二醇等结构,可以与一定的氧化剂发生氧化反应,一般无选择性。如 Ag^+、Cu^{2+}、溴水可使醛氧化为羧基;硝酸可使醛、酮及伯醇氧化为糖二酸。

（3）糖的化学检识反应:糖的化学检识一般在水溶液中进行。常用的试剂与反应现象如表 4-2 所示。

表 4-2　糖的化学检识反应

试 剂 名 称	反 应 现 象	备　　注
碱性酒石酸铜 （Fehling 试剂）	产生砖红色的氧化亚铜沉淀	用于还原糖的检识,多糖、苷水解后也可检识
氨性硝酸银 （Tollen 试剂）	产生金属银,呈银镜或黑色沉淀	用于还原糖的检识,也称为银镜反应;多糖、苷水解后也可检识
α-萘酚-浓硫酸 （Molish 试剂）	取供试液,加 3% α-萘酚乙醇溶液,沿管壁滴加浓硫酸,出现两液层,交界面处呈紫红色环	用于糖或苷的检识,滴加浓硫酸后勿振摇

第二节　苷

苷（glycosides）亦称配糖体,是由糖或糖的衍生物与另一非糖物质（称为苷元或配基）通过糖的半缩醛或半缩酮羟基脱水形成的一类化学成分。连接苷元与糖的化学键称为苷键,形成苷键的原子称为苷键原子。由于单糖有 α 型及 β 型两种端基异构体,因此形成的苷也有 α-苷和 β-苷之分。在天然的苷中,由 D 型糖衍生而成的苷多为 β-苷,而由 L 型糖衍生而成的苷多为 α-苷。

$$\text{糖} \boxed{-OH + H} O-R \xrightarrow{-H_2O} \text{糖}-OR \xrightarrow[+H_2O]{H^+} \text{糖}-OH + HO-R$$

几乎所有的天然药物化学成分如黄酮类、蒽醌类、香豆素类、萜类、生物碱等均可与糖或糖的衍生物形成苷,因此苷类化合物多具有广泛的生物活性。

一、苷及其分类

苷涉及范围较广,苷元的结构差异大、类型多,且性质和生物活性各异,在植物中的分布和存在状态也不同,其分类方法如下。

1. 按苷键原子不同分类

1）氧苷　苷元通过氧原子与糖相连接而成的苷,是数量最多、最常见的苷。根据形成苷键的苷元羟基类型不同,其又有如下类别。

（1）醇苷:苷元中的醇羟基与糖端基羟基脱水缩合而成的苷。如具有适应原作用的红景天苷（rhodioloside）、具有杀虫抗菌作用的毛茛苷（ranunculin）。

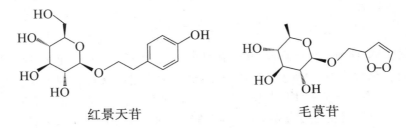

红景天苷　　　　　　　　　　毛茛苷

（2）酚苷：苷元中的酚羟基与糖端基羟基脱水缩合而成的苷。如熊果中具有尿道消毒功效的熊果苷（arbutin）、天麻中具有镇静作用的天麻苷（gastrodin）、牡丹皮中的牡丹皮苷（paeonoside）等。

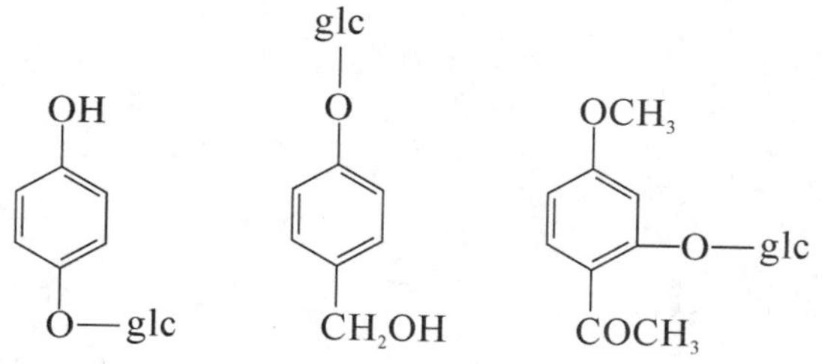

熊果苷　　　　天麻苷　　　　牡丹皮苷

（3）酯苷：苷元中的羧基与糖端基羟基脱水缩合而成的苷，其苷键既有缩醛性质又有酯的性质，易被稀酸和稀碱所水解。如山慈菇苷 A 和 B 是山慈菇中抗霉菌的活性成分，被水解后，苷元立即环合生成山慈菇内酯 A 和 B。

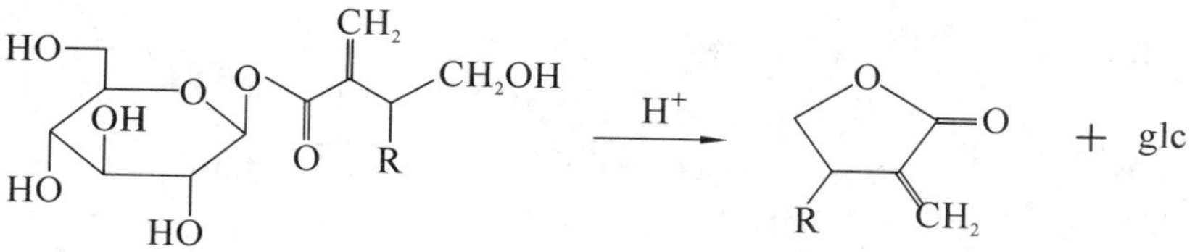

R=H 山慈菇苷 A
R=OH 山慈菇苷 B

R=H 山慈菇内酯 A
R=OH 山慈菇内酯 B

（4）氰苷：一类具有 α-羟基腈的苷。其特点是多数为水溶性，不易结晶、容易水解，尤其是在稀酸和酶催化时水解更快，生成的苷元 α-羟基腈很不稳定，立即分解为醛（酮）和氢氰酸。如苦杏仁苷属于 α-羟基腈苷，此外还有 γ-羟基腈苷，如垂盆草中具有降低血清转氨酶活性作用的垂盆草苷。

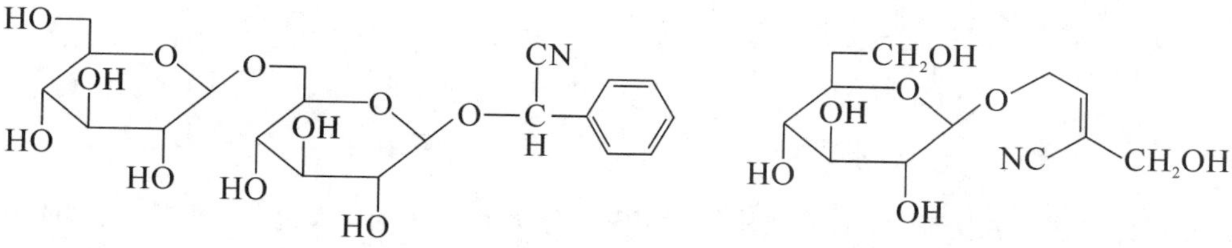

苦杏仁苷　　　　　　　　　　垂盆草苷

（5）吲哚苷：苷元吲哚醇的羟基与糖端基羟基脱水缩合而成的苷。如蓼蓝中特有的靛苷，其苷元吲哚醇无色，易氧化成暗蓝色的靛蓝。中药青黛就是粗制靛蓝，具有抗病毒作用。

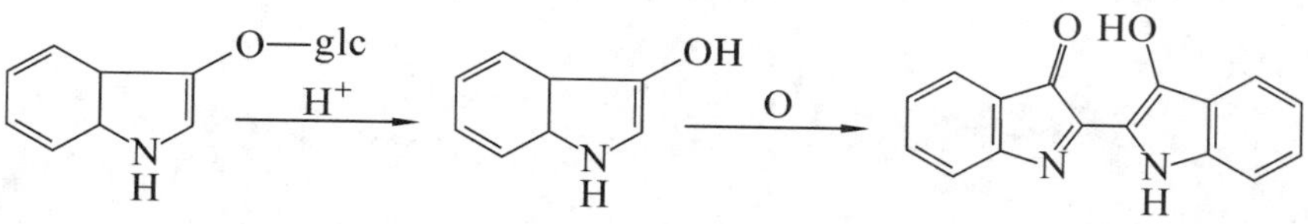

靛苷　　　　　吲哚醇（无色，不稳定）　　　　靛蓝（暗蓝色）

2）硫苷　糖端基羟基与苷元中的巯基脱水缩合而成的苷称为硫苷。其常存在于十字花科植物中，如萝卜中的萝卜硫苷（glucoraphanin）、黑芥子中的黑芥子苷（sinigrin）和白芥子中的白芥子苷（sinalbin）等。

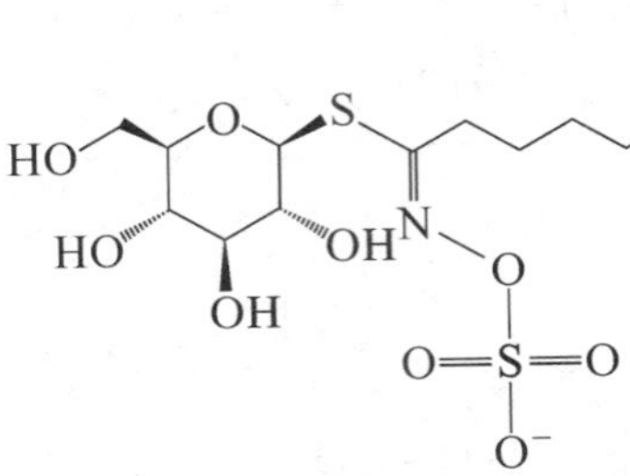

萝卜硫苷

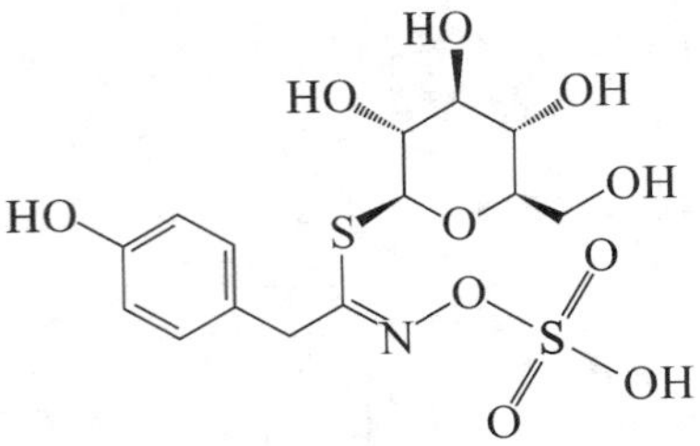

白芥子苷

　　3）氮苷　糖端基碳原子与苷元中的氮原子相连接而成的苷称为氮苷。如生物体中的腺苷、鸟苷、胞苷、尿苷,中药巴豆中的巴豆苷。

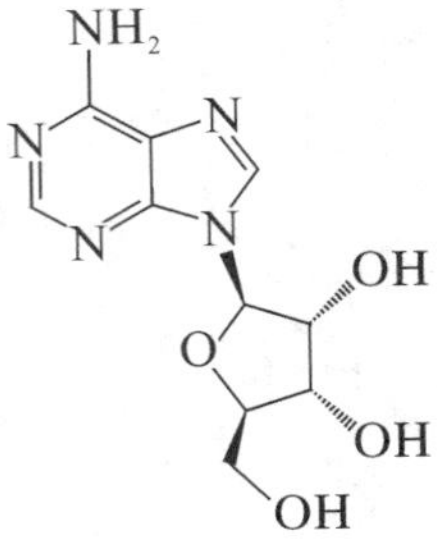

| 腺苷 | 鸟苷 | 胞苷 | 尿苷 | 巴豆苷 |

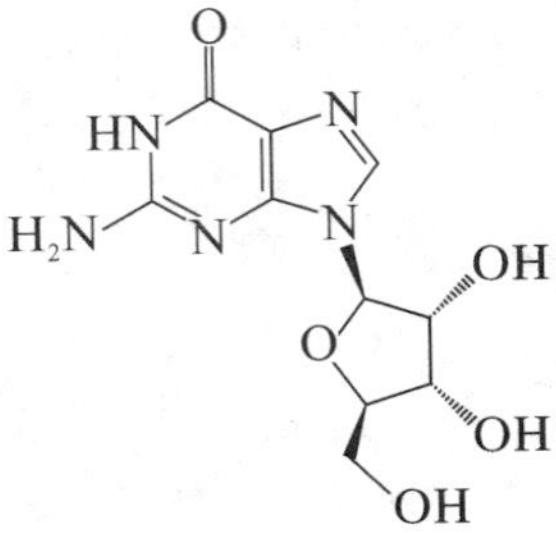

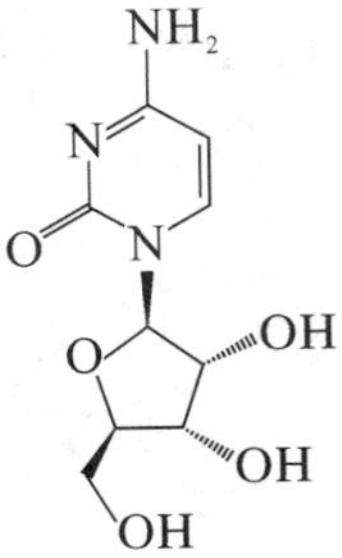

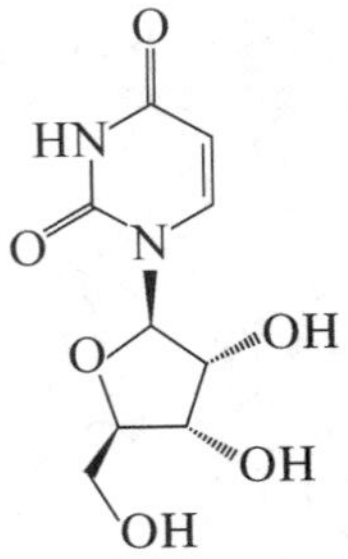

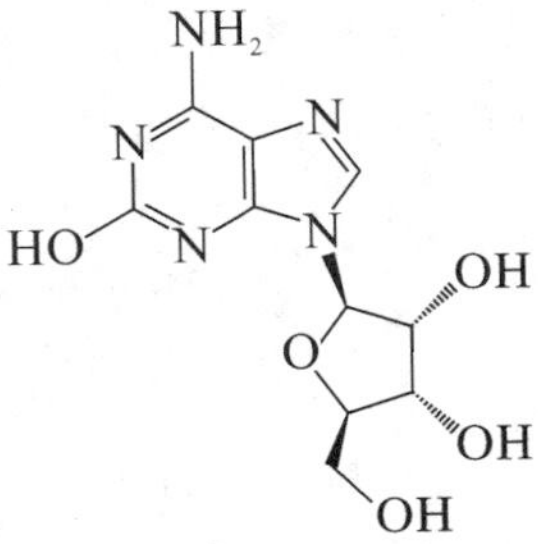

　　4）碳苷　一类直接以糖的端基碳原子与苷元碳原子相连接而成的苷。碳苷在蒽醌及黄酮类化合物中较为常见,具有水溶性小、难以水解的共同特性。如牡荆素(vitexin)、芦荟苷(aloin)即是碳苷。

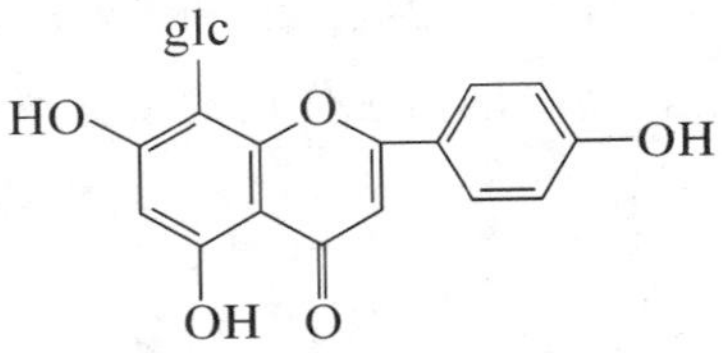

牡荆素 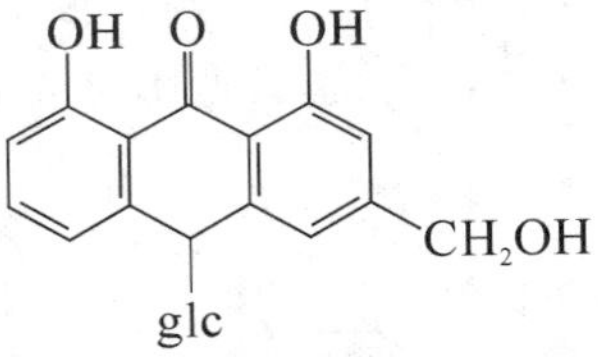　　　　　芦荟苷

　　2. 其他分类方法　按苷元的化学结构类型,苷可分为香豆素苷、蒽醌苷、黄酮苷、吲哚苷等。按苷在植物体内的存在状况,原存在于植物体内的苷可分为原生苷和次生苷。如苦杏仁苷是原生苷,水解后失去一分子葡萄糖而成的野樱苷就是次生苷。此外,还有按苷的生物活性或特殊物理性质分类,如强心苷、皂苷;按糖的种类或名称分类,如葡萄糖苷、去氧糖苷;按苷分子所含单糖的数目分类,如单糖苷、双糖苷、三糖苷等;按苷分子中的糖链数目分类,如单糖链苷、双糖链苷等;按其植物来源分类,如人参皂苷、柴胡皂苷等。

　　边学边练：
　　苷的结构特征是（　　　）。
　　A. 糖与非糖物质通过糖的 2 位碳原子连接　　　　　　B. 糖与非糖物质通过糖的 3 位碳原子连接
　　C. 糖与非糖物质通过糖的端基碳原子连接　　　　　　D. 糖与非糖物质通过糖的 6 位碳原子连接
　　E. 糖与非糖物质通过糖的 4 位碳原子连接

二、苷的理化性质

　　1. 物理性质

　　（1）性状:苷多数是固体,其中糖基少的苷可形成晶体,糖基多的苷（如皂苷）多为具有吸湿性的无定形粉末。多数苷无色,苷是否有颜色取决于苷元部分共轭体系的大小和助色团的存在与否。如黄酮苷、蒽醌苷、花色苷呈现一定的颜色。苷一般是无味的,但也有很苦或很甜的苷,例如穿心莲新苷呈苦味、甜叶菊苷有强烈的甜味。有些苷对黏膜具有刺激作用,如皂苷、强心苷等。

(2)旋光性:天然苷多呈左旋,苷水解后由于生成的糖是右旋的,因而混合物呈右旋。苷旋光度的大小与苷元和糖的结构,以及连接方式均有关系,比较水解前后旋光性的变化,也可用以检识苷的存在。

(3)溶解性:苷具有一定的亲水性,一般可溶于热水及甲醇、乙醇等极性有机溶剂。其分子的极性、亲水性随糖基数目的增加而增大;而苷元一般极性较小,具亲脂性,难溶于水,易溶于亲脂性有机溶剂或不同浓度的醇。另外,碳苷无论是在水中还是在其他溶剂中,溶解度一般都较小。

2. 化学性质 苷在稀酸或酶的作用下,苷键可发生断裂,水解成为苷元和糖。苷键的裂解是研究苷的组成和结构的重要方法。通过苷键的裂解反应将有助于了解苷元的结构、糖的种类和组成,确定苷元与糖、糖与糖之间的连接方式。苷键裂解的方法主要有酸催化水解、酶催化水解、碱催化水解和氧化开裂法等。

(1)酸催化水解:苷键具有缩醛结构,易被稀酸催化水解。反应一般在水或稀醇溶液中进行。常用的酸有盐酸、硫酸、醋酸、甲酸等。苷发生酸催化水解反应的机制如下:苷键原子首先发生质子化,然后苷键断裂生成苷元和糖的阳碳离子或半椅形中间体,在水中阳碳离子经溶剂化,再脱去氢离子而形成糖。如氧苷中的葡萄糖苷的稀酸水解反应历程如图4-2所示。

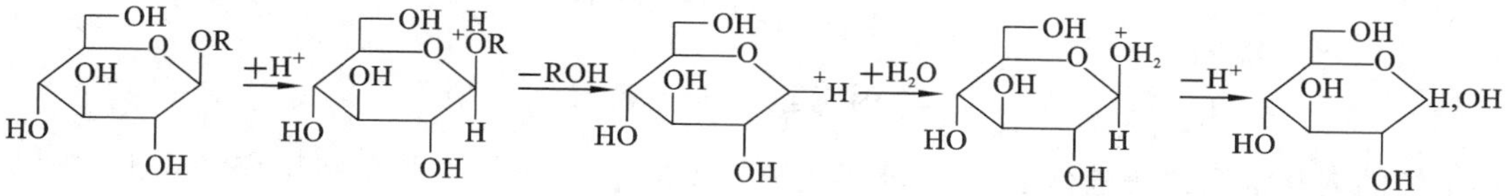

图 4-2 阳碳离子的形成机制

从上述反应机制可以看出,酸催化水解的难易程度与苷键原子的电子云密度及其空间环境有密切的关系,只要有利于苷键原子的质子化就有利于苷的酸催化水解,因此水解难易程度的规律可从苷键原子、糖、苷元三个方面来讨论。苷的酸催化水解由易到难的规律如下。

①按苷键原子的不同:氮苷>氧苷>硫苷>碳苷。氮原子有孤对电子,易接受电子,故氮苷最易发生酸水解。而碳原子上无共用电子时,几乎无碱性,最难质子化,故碳苷最难水解。

②呋喃糖苷>吡喃糖苷。这是由于五元呋喃环的平面性使环上各取代基处在重叠位置,张力较大,形成水解中间体可使张力减小,故有利于水解。

③酮糖苷>醛糖苷。因为酮糖大多为呋喃糖,而且酮糖端基上连有一个大基团—CH_2OH,增加了呋喃环的拥挤状况,使水解较容易进行。

④吡喃糖苷中,五碳糖苷>甲基五碳糖苷>六碳糖苷>七碳糖苷>糖醛酸苷。吡喃环 C_5 上的取代基会对质子进攻苷键造成一定的位阻,故越大越难以水解。

⑤2,3-去氧糖苷>2-去氧糖苷>3-去氧糖苷>2-羟基糖苷>2-氨基糖苷。这是因为吸电子基的诱导效应,尤其是 C_2 上的取代基是氨基时对质子的竞争性吸引使苷键原子的电子云密度降低,质子化困难。

⑥芳香族苷>脂肪族苷。因芳香族苷的苷元部分在苷键原子质子化时对苷键原子有一定的供电子作用,其水解比脂肪族苷容易得多。

⑦苷元为小基团者,苷键为横键的比苷键为竖键的易于水解,因为横键上原子易于质子化;苷元为大基团者,苷键为竖键的比苷键为横键的易于水解,因为苷的不稳定性促使水解。

对于难水解的苷需要采用较为剧烈的条件,常会使苷元发生脱水等变化,而不能得到真正的苷元，为防止结构发生变化，可用二相酸水解法，即在反应混合液中加入与水不相混溶的有机溶剂（如苯、三氯甲烷等），苷元一旦生成，即刻进入有机相，避免与酸长时间接触，从而获得真正的苷元。

（2）碱催化水解：一般的苷键对稀碱是稳定的，不易被碱催化水解，但酯苷、酚苷、烯醇苷和β位吸电子基团的苷易被碱催化水解。如藏红花苦苷、靛苷、蜀黍苷等都可被碱水解。

（3）酶催化水解：对难水解或不稳定的苷，酸催化水解使苷元脱水、异构化，而酶催化水解条件温和（30～40 ℃），不会破坏苷元结构，可得到真正的苷元。酶具有高度专属性，如麦芽糖酶是一种 α-苷酶，只能使 α-葡萄糖苷水解；苦杏仁酶是 β-苷酶，主要水解 β-葡萄糖。苷酶解还产生部分次生苷，可用于获知糖的类型、苷键及糖苷键构型、连接方式等信息。

（4）氧化开裂法：常用 Smith 降解法处理，先用过碘酸氧化糖苷，使之生成二元醛以及甲酸，再用四氢硼钠还原成相应的二元醇，在室温下与稀酸作用可水解成苷元、多元醇和羟基乙醛等产物。

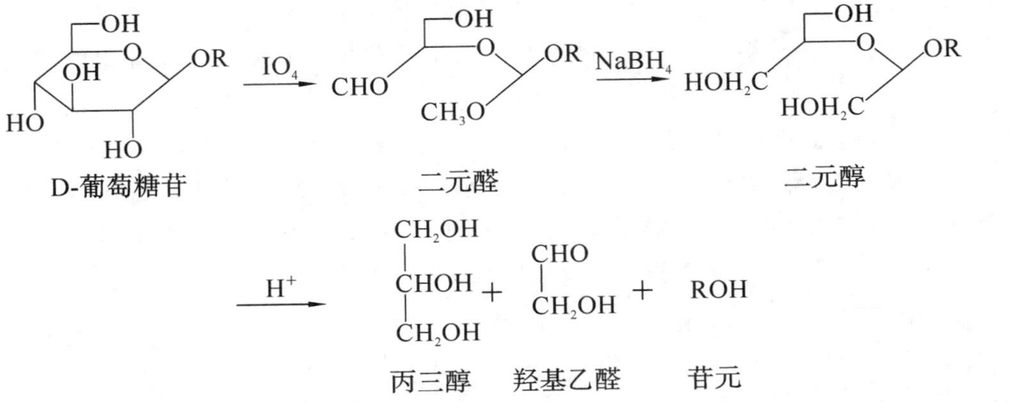

难水解的碳苷常用此法进行水解，可获得连有 1 个醛基，但其他结构保持不变的苷元。

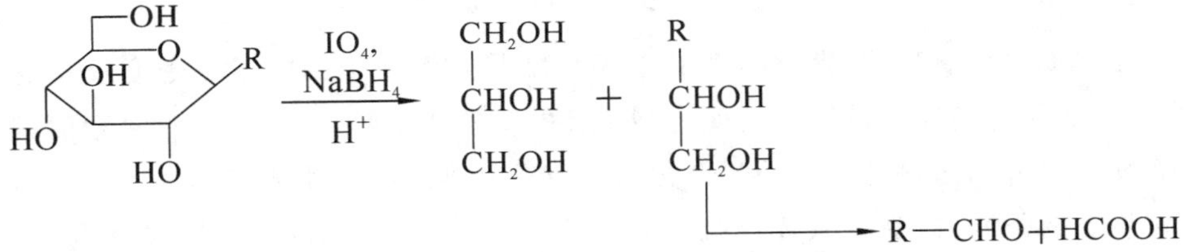

（5）乙酰解反应：常用乙酰解反应断开一部分苷键，再用薄层或气相色谱鉴定水解产物中的乙酰化单糖和乙酰化低聚糖，推断多糖苷中糖与糖之间的连接位置。反应试剂为醋酸酐与酸混合液，常用的酸有硫酸、高氯酸或 Lewis 酸（如氯化锌、三氟化硼等）。其反应有如下特点：①操作简单，将苷溶于醋酸酐与冰醋酸混合液中，加入 3%～5% 浓硫酸，室温下放置 1～10 天，再将反应液倒入冰水中，以碳酸氢钠中和至 pH 3～4，再用三氯甲烷萃取出乙酰化糖，最后通过柱色谱分离可获得乙酰化单糖或低聚糖，结合薄层色谱进行鉴定；②反应速度与糖苷键位置有关。二糖乙酰解一般以 1→6 苷键最易断裂，其次为 1→4 苷键和 1→3 苷键，而以 1→2 苷键最难开裂。如图 4-3 所示，某五糖苷分子中有 D-木糖、D-葡萄糖、D-鸡纳糖和 D-葡萄糖-3-甲醚，用醋酸酐-氯化锌乙酰解后，薄层色谱检出四乙酰木糖和四乙酰鸡纳糖，与标准品对照可推测苷分子中糖的连接方式。

（6）显色反应和沉淀反应：苷由苷元和糖两部分组成，因此苷可发生与糖相同的一些显色反应和沉淀反应，如 Molish 反应。但苷结构中的糖为结合糖，某些反应（如 Fehling 反应）需先水解成为游离糖后才能进行。

62

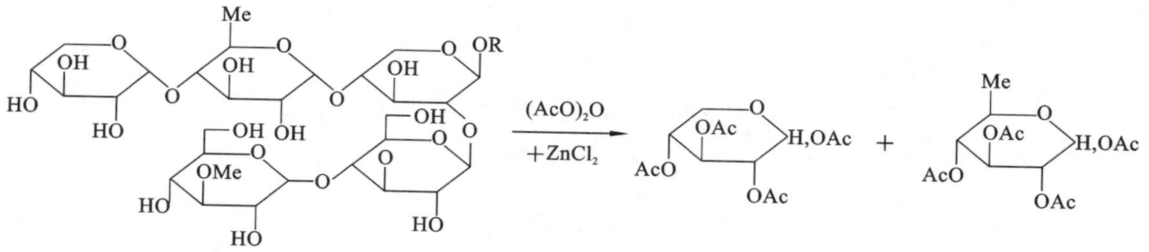

图 4-3 五糖苷水解

第三节 苷的提取与分离

一、提取

在植物体内苷常与能水解苷的酶共存于不同的细胞中,因此在提取苷时必须明确提取的目的和要求,即要求提取的是原生苷、次生苷,还是苷元,然后,根据要求进行提取。

1. 原生苷的提取 提取原生苷需要抑制或破坏酶的活性,常用的方法如下:①在中药中加入一定量的碳酸钙;②采用甲醇、70%以上乙醇或沸水提取;③在提取过程中须尽量避免与酸和碱接触,以免苷被酸或碱水解,否则,得到的不是原生苷而是已水解失去一部分糖的次生苷,甚至是苷元。

2. 次生苷的提取 要注意保持酶的活性,可将原料用 35 ℃左右的温水搅匀后放置 24 h,使其原生苷被酶催化水解。工业上也可用发酵的方法来达到酶解的目的。

3. 苷元的提取 一般先用酸催化水解除去所有糖基,或先酶催化水解再酸催化水解。水解液用碱中和,以三氯甲烷提取可得苷元。也可以先提取总苷,再分步水解得到苷元。

各种苷分子中,由于苷元结构的不同,所连接糖的数目和种类也不一样,很难有统一的提取方法,如果用极性不同的溶剂按极性由小到大的次序进行提取,则在每一提取部分都可能有苷的存在。苷的系统溶剂提取流程如图 4-4 所示。

二、分离

苷是极性较大的成分类型,且基本上是非结晶性物质,分离较为困难,在提取后一般先经初步精制除去大量杂质,再用色谱法分离。

1. 苷的分离 先将粗提物溶于甲醇,滴加丙酮或乙醚,使苷沉淀析出;或者将粗提物溶于水,吸附于大孔树脂柱,用水洗去无机盐、糖、肽类等水溶性杂质,再以逐步增加浓度的乙醇溶液梯度洗脱,可得含量较高的苷。苷的色谱分离常用硅胶、反相硅胶、葡聚糖凝胶等作为色谱材料。用硅胶分离苷时,多用三氯甲烷-甲醇或三氯甲烷-甲醇-水系统洗脱。

2. 苷与苷元的分离 苷与苷元的分离一般先以酸或酶催化水解,再以脂溶性有机溶剂萃取,最后以大孔树脂、聚酰胺、硅胶、氧化铝色谱等进行系统分离。

第四节 含氰苷类化合物的常用中药

含有氰苷类化合物的常用中药有苦杏仁、垂盆草、桃仁、郁李仁等。下面主要介绍苦杏仁。

苦杏仁为蔷薇科植物山杏 *Prunus armeniaca* L. var. *ansu* Maxim.、西伯利亚杏 *Prunus sibirica*

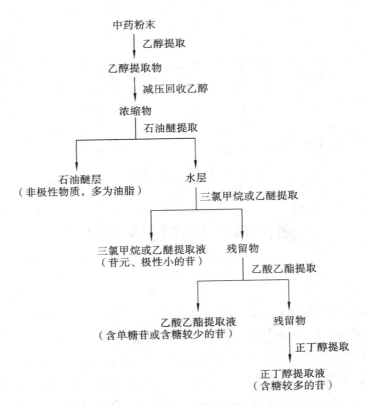

中药粉末
↓ 乙醇提取
乙醇提取物
↓ 减压回收乙醇
浓缩物
↓ 石油醚提取

石油醚层（非极性物质，多为油脂）　　水层
　　　　　　　　　　　　　　　↓ 三氯甲烷或乙醚提取

三氯甲烷或乙醚提取液（苷元、极性小的苷）　　残留物
　　　　　　　　　　　　　　　　　　　　　↓ 乙酸乙酯提取

乙酸乙酯提取液（含单糖苷或含糖较少的苷）　　残留物
　　　　　　　　　　　　　　　　　　　　　↓ 正丁醇提取

正丁醇提取液（含糖较多的苷）

图 4-4　苷的系统溶剂提取流程示意图

L.、东北杏 *Prunus mandshurica*（Maxim.）Koehne 或杏 *Prunus armeniaca* L. 的干燥成熟种子。其有小毒；有止咳、平喘、宣肺润肠作用，主治咳嗽气喘、大便秘结。

（一）主要化学成分及理化性质

苦杏仁含大量脂肪油（约 50%），苦杏仁苷含量约 3%。此外，尚含苦杏仁酶、苦杏仁苷酶及樱苷酶。

苦杏仁苷异名扁桃苷，分子式为 $C_{20}H_{27}NO_{11}$，分子量为 457.42。其三水合物为白色斜方柱状晶体，熔点为 200 ℃，无水物熔点为 220 ℃，易溶于沸水、沸乙醇，难溶于亲脂性有机溶剂，几乎不溶于乙醚。

苦杏仁苷

苦杏仁苷是一种氰苷，易被酸和酶催化水解。水解所得到的苷元杏仁腈（α-羟基苯乙腈）很不稳定，易分解生成苯甲醛和氢氰酸。其中苯甲醛具有特殊的香味。通常将此作为鉴别苦杏仁苷的方法。其具体操作：取苦杏仁数粒，加水共研，产生苯甲醛的特殊香气。此外，苯甲醛使三硝基苯酚试纸显砖红色的反应也可用来鉴定苦杏仁苷的存在。具体操作：取苦杏仁数粒，捣碎，称取约 0.1 g，置于试管中，加水数滴使湿润，试管中悬挂一条三硝基苯酚试纸，用软木塞塞紧，置于温水浴中，10 min 后，试纸显砖红色（苦味酸钠试验）。苦杏仁苷也可用普鲁士蓝试验来鉴别，具体方法：取样品粉末 0.5 g，置于试管中，加水润湿，立即用氢氧化钾溶液润湿的滤纸将试管口包紧，水浴加热数分钟，于滤纸上滴加 1 滴硫酸亚铁溶液，并加稀硫酸 1 滴，再加三氯化铁试剂 1 滴，如显蓝色，说明含有苦杏仁苷。

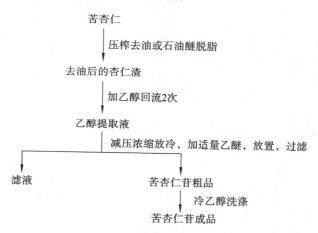

（二）苦杏仁苷的提取与分离方法

影响苦杏仁苷提取的主要因素为苦杏仁中含有的大量脂肪油,故在提取前因设法将油脂去掉,常用压榨法去油脂。苦杏仁苷的提取流程如图 4-5 所示。

苦杏仁
↓ 压榨去油或石油醚脱脂
去油后的杏仁渣
↓ 加乙醇回流2次
乙醇提取液
↓ 减压浓缩放冷,加适量乙醚,放置,过滤

滤液　　　　　　　苦杏仁苷粗品
　　　　　　　　　↓ 冷乙醇洗涤
　　　　　　　　　苦杏仁苷成品

图 4-5　从苦杏仁中提取苦杏仁苷的流程示意图

（三）提取、分离技术在苦杏仁质量标准中的应用

《中国药典》(2020 年版)采用高效液相色谱法测定苦杏仁中苦杏仁苷的含量,作为苦杏仁质量控制的标准,具体如下。

(1) 对照品溶液的制备:取苦杏仁苷对照品适量,精密称定,加甲醇制成每 1 mL 含 40 μg 的溶液,即得。

(2) 供试品溶液的制备:取苦杏仁粉末(过二号筛)约 0.25 g,精密称定,置于具塞锥形瓶中,精密加入甲醇 25 mL,密塞,称定质量,超声处理(功率 250 W,频率 50 kHz)30 min,放冷,再称定质量,用甲醇补足减失的质量,摇匀,过滤,精密量取续滤液 5 mL,置于 50 mL 容量瓶中,加 50% 甲醇稀释至刻度,摇匀,过滤,取续滤液,即得。

(3) 测定法:分别精密吸取对照品溶液与供试品溶液各 10～20 μL,注入液相色谱仪,测定,即得。

苦杏仁按干燥品计算,含苦杏仁苷($C_{20}H_{27}NO_{11}$)不得少于 3.0%。

本章小结

- 糖和苷
  - 糖
    - 结构与分类
      - 单糖，不能水解，葡萄糖、果糖、核糖
      - 低聚糖，2～9个单糖通过苷键脱水聚合而成的糖
      - 多聚糖，植物多糖（淀粉、纤维素）、动物多糖（肝素）
    - 理化性质
      - 性状、溶解性
      - 检识
        - 糠醛形成反应
        - 氧化反应
        - 化学检识反应：碱性酒石酸铜、氨性硝酸银等
  - 苷
    - 分类
      - 按照苷键原子分类
        - 氧苷：醇苷、酚苷、酯苷、氰苷、吲哚苷
        - 硫苷：萝卜苷
        - 氮苷：腺苷
        - 碳苷：芦荟苷
      - 其他分类
        - 按苷元的化学结构，可将苷分为香豆素苷、蒽醌苷、黄酮苷、吲哚苷等
    - 理化性质
      - 性状、旋光性、溶解性
      - 化学性质
        - 水解：酸催化、碱催化、酶催化
        - 氧化开裂
        - 乙酰解反应
  - 提取与分离
    - 提取
      - 原生苷的提取
      - 次生苷的提取
      - 苷元的提取
    - 分离
  - 常用中药
    - 苦杏仁

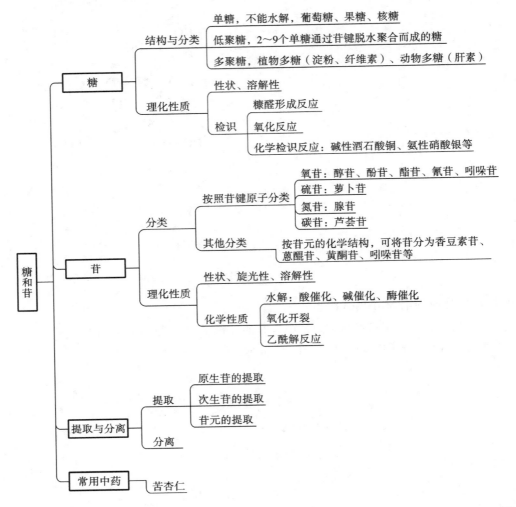

目标检测

目标检测答案

一、选择题

（一）单项选择题

1．葡萄糖的简写为（　　）。

A. glc　　B. rha　　C. ara　　D. gal

2．芸香糖的结构为（　　）。

A. 葡萄糖（1→6）葡萄糖　　B. 葡萄糖（1→2）葡萄糖

C. 葡萄糖（1→4）葡萄糖　　D. 鼠李糖（1→6）葡萄糖

3．天麻苷属于（　　）。

A. 葡糖醛酸苷　　B. 酚苷　　C. 碳苷　　D. 氰苷

4．苦杏仁苷属于（　　）。

A. 葡糖醛酸苷　　B. 酚苷　　C. 碳苷　　D. 氰苷

5．从中药乙醇提取物中萃取分离成分时，用石油醚萃取得到（　　）。

A. 油脂　　B. 苷元　　C. 单糖苷　　D. 多糖苷

（二）多项选择题

1. 属于六碳醛糖的是（　　）。

A. D-葡萄糖　　　B. L-鼠李糖　　　C. D-半乳糖　　　D. D-甘露糖　　　E. L-阿拉伯糖

2. 属于二糖的是（　　）。

A. 芸香糖　　　B. 槐糖　　　C. 新橙皮糖　　　D. 龙胆二糖　　　E. 麦芽糖

3. 下列有关苷键酸催化水解的论述，正确的是（　　）。

A. 氮苷比氧苷易水解　　　　　　　B. 葡萄糖苷比葡糖醛酸苷易水解

C. 呋喃糖苷比吡喃糖苷易水解　　　D. 酮糖苷比醛糖苷易水解

E. 去氧糖苷比羟基糖苷易水解

4. Smith 裂解法中用到的试剂有（　　）。

A. 过碘酸　　　B. 四氢硼钠　　　C. 浓硫酸　　　D. 氢氧化钠　　　E. 稀盐酸

5. Molish 反应呈阳性的成分有（　　）。

A. 多糖　　　B. 苷　　　C. 有机酸　　　D. 挥发油　　　E. 树胶

二、简答题

1. 按苷键原子不同，哪一种苷最难水解？

2. 糖的检识方法有哪些显色反应？

3. 苷类的酸催化水解与酶催化水解产物是什么？

（骆　航）

醌类化合物

▶ **知识目标**

1. 掌握中药中醌类化合物的结构特点、理化性质、提取、分离及检识。
2. 熟悉中药中醌类化合物的结构类型;代表性中药的质量控制成分。
3. 了解中药中醌类化合物的生物活性及分布。

▶ **能力目标**

学会常用中药中醌类化合物的提取、分离及检识技术。

▶ **课程思政目标**

培养学生科学严谨的作风和独立思考的能力;树立药品质量安全意识及开拓创新的精神。

案例导入

　　大黄是一种传统的大宗中药,具有泻下攻积、清热泻火、凉血解毒、逐瘀通经、利湿退黄的功效。用于实热积滞便秘,血热吐衄,目赤咽肿,痈肿疔疮,肠痈腹痛,瘀血经闭,产后瘀阻,跌打损伤,湿热痢疾,黄疸尿赤,淋证,水肿;外治烧烫伤。那么中药大黄里面的哪些有效成分使大黄具有以上功效呢?

第一节 概 述

　　醌类化合物是指分子中具有不饱和环己二烯二酮结构的一系列化合物,主要有苯醌、萘醌、菲醌和蒽醌四种类型。在中药中以蒽醌及其衍生物最为重要。

　　醌类化合物在中药中的分布非常广泛,多数存在于根、皮、叶类药材中,在茎木类、种子和果实类药材中也存在。比如中药大黄(Rhei Radix et Rhizoma)、何首乌(Polygoni Multiflori Radix)、虎杖(Polygoni Cuspidati Rhizoma et Radix)、茜草(Rubiae Radix et Rhizoma)、决明子(Cassiae Semen)、番泻叶(Sennae Folium)、丹参(Salviae Miltiorrhizae Radix et Rhizoma)、紫草(Arnebiae Radix)等,均含有醌类化合物。醌类化合物在一些低等植物,如地衣类和菌类的代谢产物中也有存在。

　　醌类化合物的生物活性是多方面的。如大黄中游离的羟基蒽醌类化合物具有抗菌作用;茜草中的茜草素具有止血作用;紫草中的一些萘醌类化合物具有抗菌、抗病毒及止血作用;丹参中的丹参醌具有扩张冠状动脉的作用,用于治疗冠心病、心肌梗死等;番泻叶中的番泻苷具有较强的致泻作用。另外,醌类化合物还具有解痉、利胆、利尿、镇咳、平喘等作用。

第二节 结构类型

一、苯醌类

苯醌类(benzoquinones)化合物分为邻苯醌和对苯醌两大类。邻苯醌结构不稳定,故天然存在的苯醌类化合物多为对苯醌的衍生物。

天然苯醌类化合物多为黄色或橙色晶体,如中药凤眼草果实中的 2,6-二甲氧基对苯醌、木桂花果实中的信筒子醌。

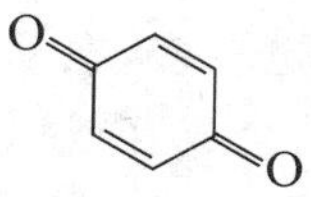

对苯醌 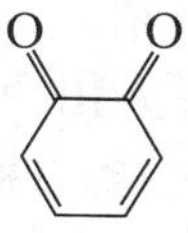　　邻苯醌 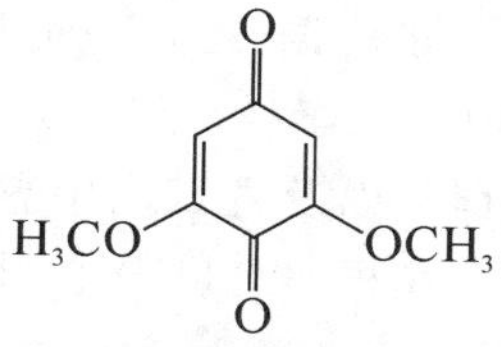　　2,6-二甲氧基对苯醌 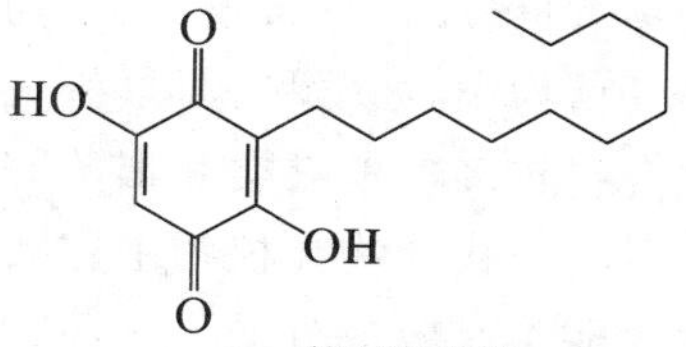　　信筒子醌

二、萘醌类

萘醌类(naphthoquinones)化合物分为 α-(1,4)萘醌、β-(1,2)萘醌、amphi-(2,6)萘醌三种类型,但天然存在的多为 α-萘醌衍生物。萘醌类化合物多为橙色或橙红色晶体,少数呈紫色。一些化合物有较强的生物活性,如胡桃醌具有抗菌、抗癌及中枢神经镇静作用。中药紫草中含有多种萘醌类色素,如紫草素,且多数以结合成酯的形式存在。

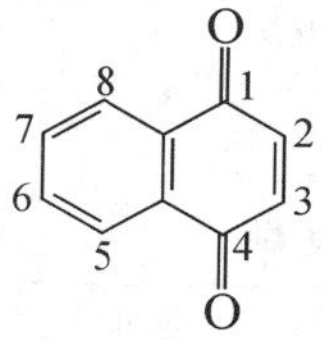

α-(1,4)萘醌 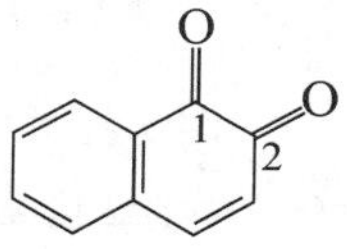　　β-(1,2)萘醌 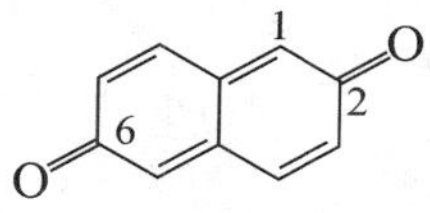　　amphi-(2,6)萘醌

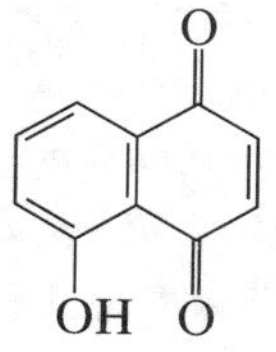

胡桃醌 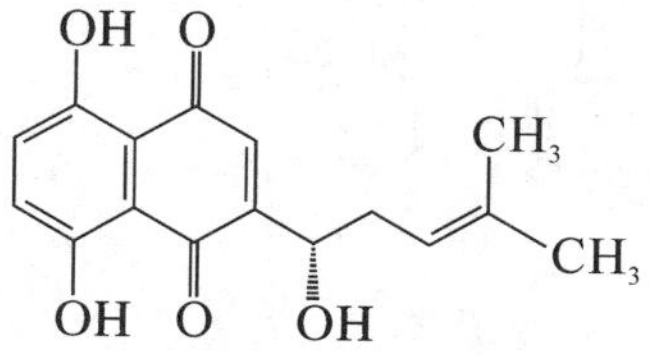　　紫草素

三、菲醌类

天然菲醌类(phenanthraquinones)分为邻菲醌及对菲醌两种类型,如从丹参中得到的多种菲醌类衍生物,均属于上述两种类型。

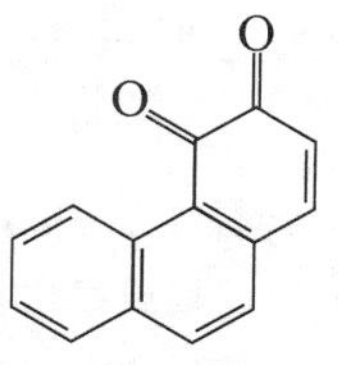

邻菲醌 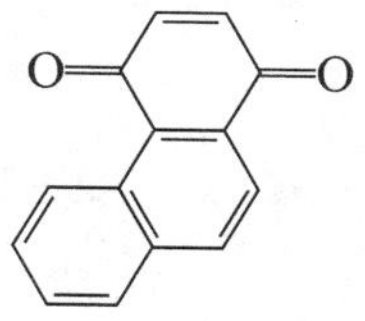　　对菲醌 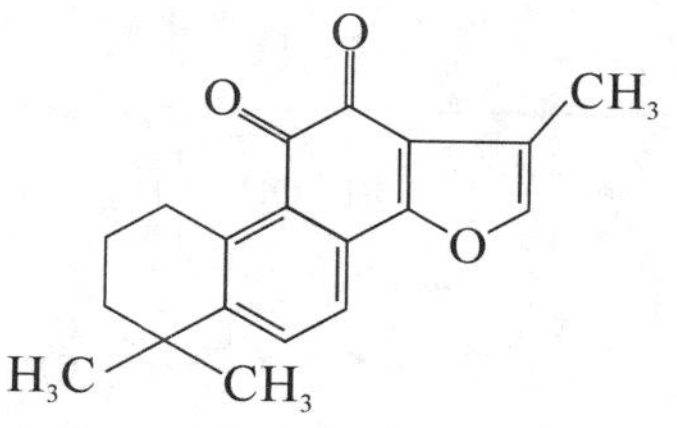　　丹参醌 II$_\mathrm{A}$

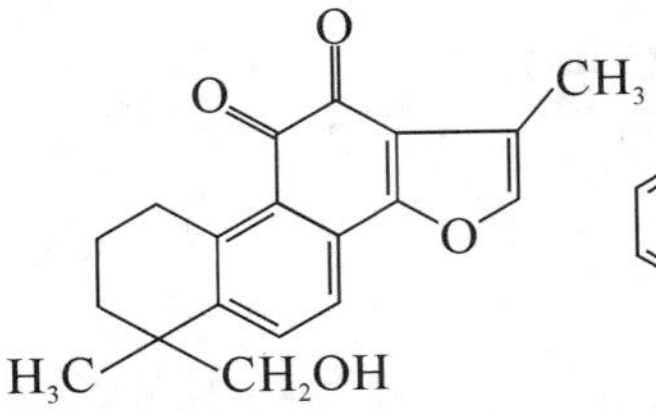

丹参醌 II_B 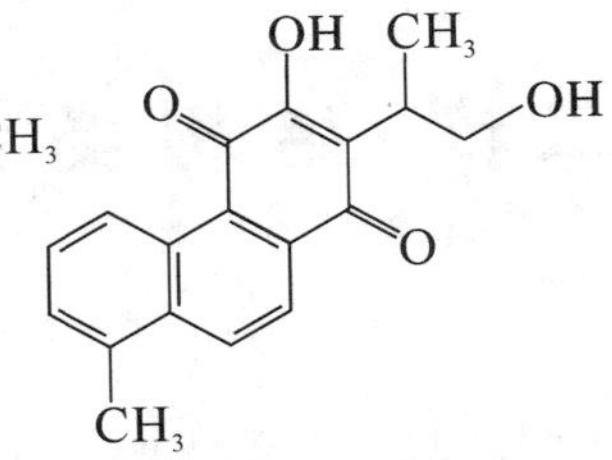　　　丹参新醌甲 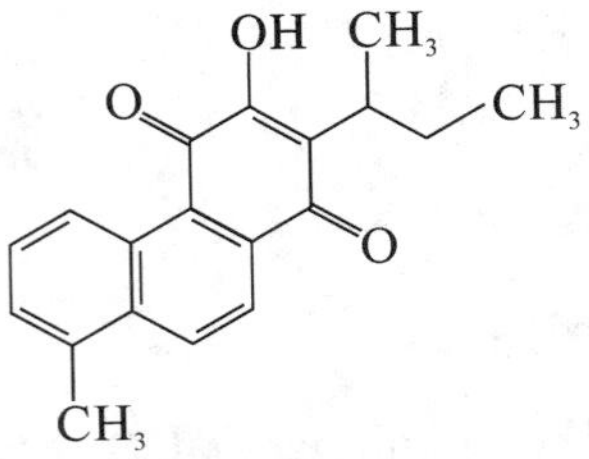　　　丹参新醌乙

四、蒽醌类

蒽醌类(anthraquinones)化合物是醌类化合物的四种类型中最重要的一种类型。在自然界中,蒽醌及其衍生物数量较多、分布较广、生物活性亦较强,还是一类重要的天然色素。大部分蒽醌类化合物存在于高等植物中,如蓼科、茜草科、芸香科、鼠李科、豆科、紫薇科、马鞭草科、玄参科及百合科植物中蒽醌类化合物较多。地衣类和霉菌如曲霉属以及青霉属中蒽醌类化合物也较多,在动物及细菌中偶有发现。蒽醌类化合物在植物中主要分布在根、皮、叶及心材中,多与糖结合成苷或以游离形式存在。常见含蒽醌类有效成分的天然药物有大黄、何首乌、番泻叶、虎杖、决明子、芦荟、茜草等。蒽醌类化合物具有泻下、抑菌、利尿、止血、抗癌等作用。实验研究表明,蒽醌苷的泻下作用强于蒽醌苷元,而蒽醌苷元的抑菌作用强于蒽醌苷。但蒽醌类化合物会导致结肠黑变病。蒽醌类化合物的结构类型见表 5-1。

蒽醌类化合物的基本结构母核为

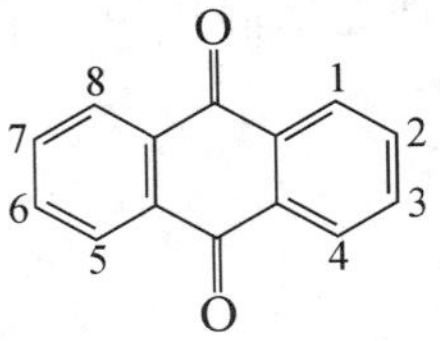

1,4,5,8位为α位
2,3,6,7位为β位

表 5-1　蒽醌类化合物的结构类型及实例

结 构 类 型	活 性 成 分	主 要 来 源	作 用
蒽醌类化合物	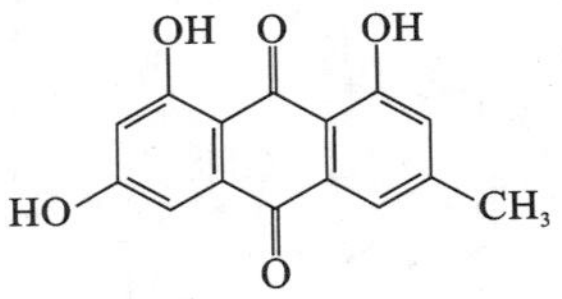 大黄素	蓼科多年生草本植物掌叶大黄 *Rheum palmatum* L.、唐古特大黄 *Rheum tanguticum* Maxim. ex Balf.、药用大黄 *Rheum officinale* Baill. 的干燥根及根茎	致泻、抑菌、利尿、抗肿瘤等
	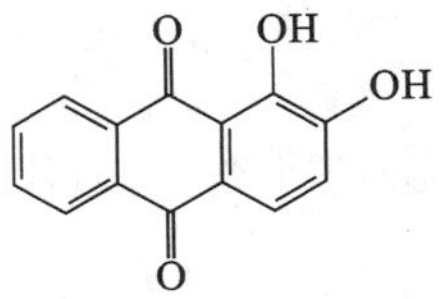 茜草素	茜草科植物茜草 *Rubia cordifolia* L. 的干燥根及根茎	抗菌、止血、兴奋子宫等
蒽酚类化合物	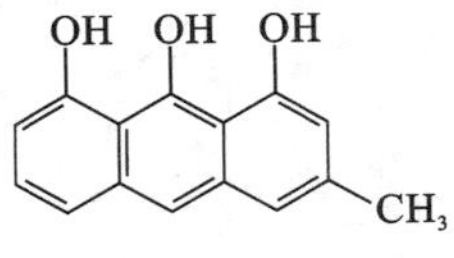 柯桠素	鼠李科植物长叶冻绿 *Rhamnus crenata* Sieb. et Zucc. 的根或根皮	消毒、杀菌

续表

结 构 类 型	活 性 成 分	主 要 来 源	作 用
蒽酮类化合物	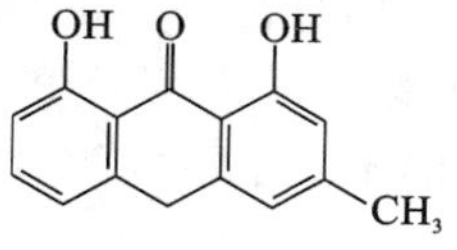 大黄酚蒽酮	蓼科多年生草本植物掌叶大黄 *Rheum palmatum* L.、唐古特大黄 *Rheum tanguticum* Maxim. ex Balf.、药用大黄 *Rheum officinale* Baill. 的干燥根及根茎	致泻等
二蒽酮类化合物	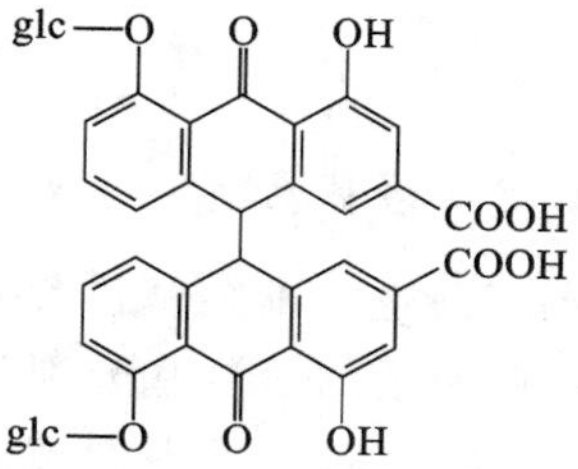 番泻苷A	豆科植物狭叶番泻 *Cassia angustifolia* Vahl 或尖叶番泻 *Cassia acutifolia* Delile 的干燥小叶	致泻、抑菌

第三节 理 化 性 质

一、性状

天然存在的苯醌、萘醌及菲醌类化合物多以游离态存在,具有良好的晶形,有固定的熔点,而蒽醌类化合物一般以苷的形式存在于植物体中,因极性较大往往难以得到完好的晶体,多为无定形粉末。天然存在的醌类化合物多为黄色至橙红色晶体,并且随着酚羟基等助色团数目的增多,颜色加深,而呈现出黄色、橙色、棕红色以及紫红色等,如果母核上没有酚羟基取代,基本无色。醌类化合物多数有荧光,并且在不同的 pH 条件下显示不同的荧光。

二、升华性

游离的醌类化合物一般具有升华性,常压下加热可升华而不分解,常用于鉴别。如大黄酚与大黄素甲醚的升华温度为 124 ℃左右,芦荟大黄素为 185 ℃左右,大黄素为 206 ℃左右,大黄酸为 210 ℃左右。一般升华温度随酸性的增强而升高。

三、溶解性

游离的醌类化合物因极性较小,可溶于甲醇、乙醇、丙酮、乙酸乙酯、三氯甲烷、乙醚、苯等有机溶剂,微溶或不溶于水。与糖结合成苷后极性显著增大,易溶于甲醇、乙醇,可溶于热水,在冷水中溶解度较小,不溶或难溶于苯、乙醚、三氯甲烷等极性较小的有机溶剂。蒽醌的碳苷在水中的溶解度小,也难溶于有机溶剂,但易溶于吡啶。羟基蒽醌的苷元及苷都可溶于碱水,加酸又析出沉淀,这一性质可用于蒽醌类化合物的提取与分离。

四、酸碱性

(一) 酸性

醌类化合物结构中多具有酚羟基、羧基,因此具有酚的一般性质,呈弱酸性,但酸性强弱与分子中酚羟基、羧基的数目及结合位置有关,其酸性强弱规律如下。

（1）含有羧基的醌类化合物的酸性强于不含羧基的醌类化合物，前者具有芳香酸的一般性质，能溶于 NaHCO₃ 溶液。

（2）β-羟基蒽醌的酸性强于 α-羟基蒽醌。这是由于 α-羟基蒽醌中 α-羟基上的氢和相邻的羰基上有孤对电子的氧容易形成分子内氢键，降低了质子的解离度，使酸性减弱；而 β-羟基受羰基吸电子效应的影响，使羟基上氧的电子云密度降低，对质子的吸引能力降低，质子的解离度增大，因此酸性较强。β-羟基蒽醌可溶于 Na₂CO₃ 溶液，而 α-羟基蒽醌只能溶于一定浓度的 NaOH 溶液。

β-羟基蒽醌 ＞ α-羟基蒽醌

（3）随着酚羟基数目的增多，酸性增强，但酸性强弱有时也与酚羟基位置有关。如 1,8-二羟基蒽醌上的两个酚羟基与同一羰基形成氢键，而 1,5-二羟基蒽醌上的酚羟基分别与不同的羰基氧形成分子内氢键，因此 1,8-二羟基蒽醌的酸性强于 1,5-二羟基蒽醌；1,2-二羟基蒽醌由于在分子内形成连续内氢键，尽管其羟基数目多于 β-羟基蒽醌，但其酸性要弱于 β-羟基蒽醌。

β-羟基蒽醌 ＞ 1,2-二羟基蒽醌 ＞ 1,8-二羟基蒽醌 ＞ 1,5-二羟基蒽醌

由于蒽醌类化合物大多具有酸性，在碱性溶液中可成盐而溶解，加酸酸化后被置换游离从水中以沉淀形式析出，因此常利用碱溶酸沉法从天然药物中提取蒽醌类化合物。蒽醌类化合物结构中取代基种类、数量、位置不同，其酸性强弱也不同，可用不同碱性的碱水，采用 pH 梯度萃取法分离不同酸性的蒽醌类化合物。例如用不同碱性的水溶液顺次提取，则酸性较强的蒽醌类化合物（含—COOH 或两个 β-酚羟基）能被 NaHCO₃ 溶液提出；酸性较弱的蒽醌类化合物（含 1 个 β-酚羟基）能被 Na₂CO₃ 溶液提出；酸性更弱的蒽醌类化合物（含 2 个或 2 个以上 α-酚羟基）能被 1% 的 NaOH 溶液提出；酸性最弱的蒽醌类化合物（含 1 个 α-酚羟基）则只能被 5% 的 NaOH 溶液提出。综上所述，可将蒽醌类化合物的酸性强弱顺序大致排列如下：

　　　　含—COOH＞含多个 β-酚羟基＞ 含 1 个 β-酚羟基 ＞含多个 α-酚羟基＞含 1 个 α-酚羟基

依次溶于： 　　5% NaHCO₃ 溶液　　　　5% Na₂CO₃ 溶液　 1% NaOH 溶液　 5% NaOH 溶液

（二）碱性

醌类化合物结构中羰基上的氧原子有未共用电子对，显示微弱的碱性，能溶于浓酸中生成盐再转成碳正离子，同时颜色会显著加深。羟基蒽醌在浓硫酸中一般呈红色至红紫色。如大黄酚为暗黄色，溶于浓硫酸后转为红色，而大黄素由橙红色变为红色，生成的盐不稳定，加水稀释即分解（颜色褪去）。

五、显色反应

（一）碱液显色反应（Bornträger 反应）

羟基蒽醌类化合物遇碱性溶液（NaOH 溶液、Na₂CO₃ 溶液、氨水等）显红色或紫红色等，是较常用的检识中药中羟基蒽醌类成分存在的方法之一。显色反应与羟基蒽醌的酚羟基和羰基在碱性条件下形成新的共轭体系有关。

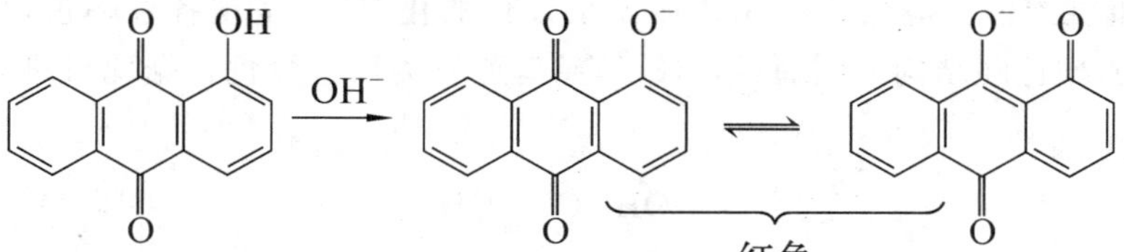

α-羟基蒽醌

红色

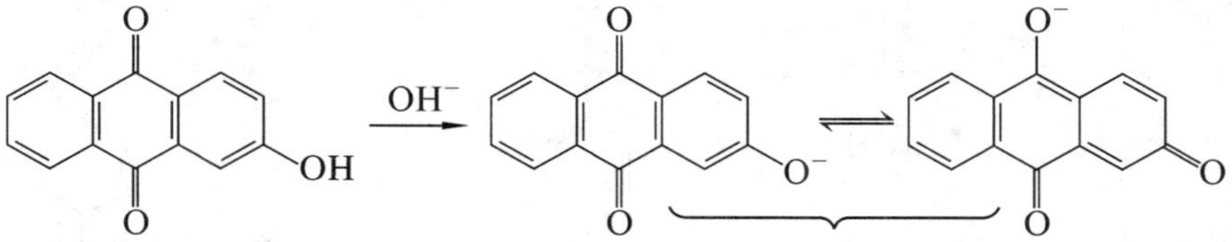

β-羟基蒽醌

红色

羟基蒽酚、蒽酮、二蒽酮类化合物遇碱呈黄色,且往往带有绿色荧光,需在空气中放置或先行氧化成蒽醌后,才显示特征性的红色。常用 3%过氧化氢溶液作为氧化剂,过强的氧化剂会导致羟基蒽醌分解。

(二) 与金属离子的反应

蒽醌类化合物结构中含有 α-酚羟基或邻二酚羟基时,可与 Pb^{2+}、Mg^{2+} 等金属离子形成配合物而显色。以醋酸镁为例,生成物可能具有下列结构。

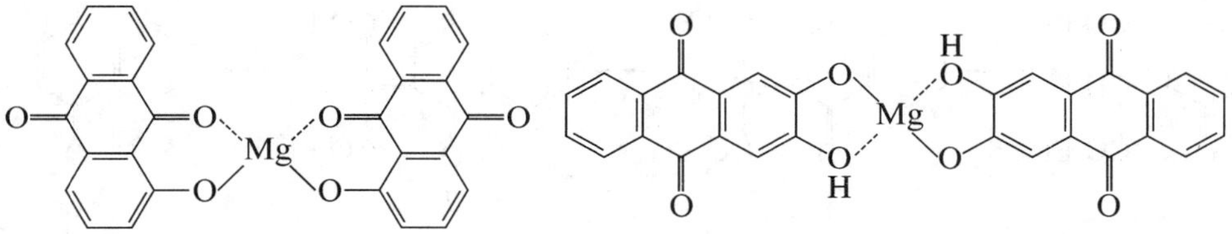

因羟基的数量、位置不同,反应可以呈橙色至橙红色,甚至蓝紫色。该反应可用于初步判断羟基的位置。

(三) 菲格尔(Feigl)反应

醌类化合物在碱性条件下经加热能迅速与醛类及邻二硝基苯反应生成紫色化合物。其反应机制如下:

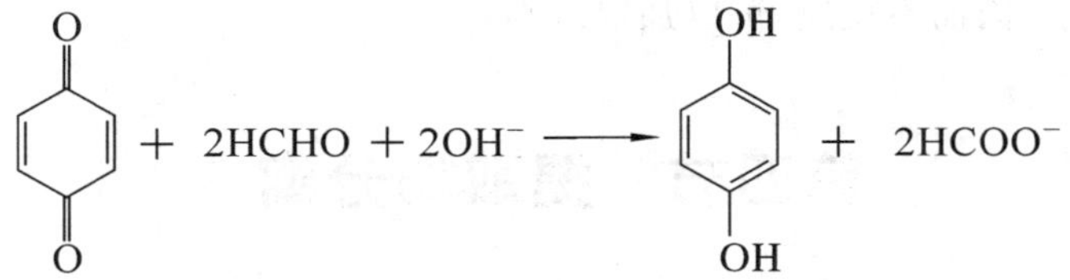

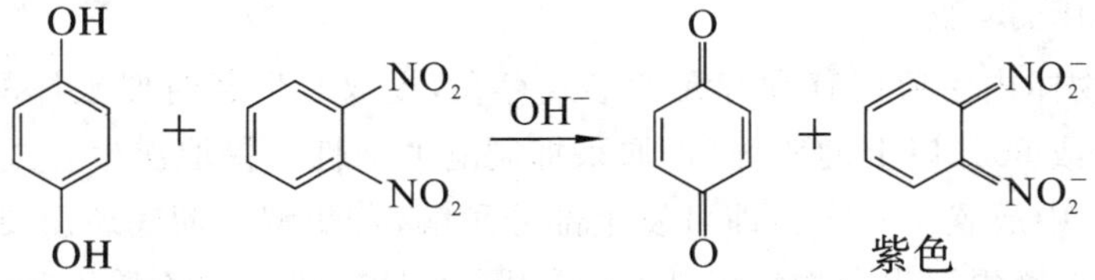

$$+ 2HCHO + 2OH^- \longrightarrow \qquad + 2HCOO^-$$

$$+ \qquad \xrightarrow{OH^-} \qquad + \qquad$$

紫色

在此反应中,醌类化合物在反应前后无变化,仅起传递电子的作用。醌类化合物含量越高,反应速度越快。实验时可取醌类化合物的水或苯溶液 1~2 滴,加入 25%碳酸钠溶液、4%甲醛及 5%邻二硝基苯的苯溶液各 1 滴,混合后置水浴上加热,在 4 min 内可产生显著的紫色。

(四) 对亚硝基-二甲苯胺反应

蒽酮类化合物尤其是 1,8-二羟基蒽酮及其衍生物,其羰基对位亚甲基上的氢很活泼,可与 0.1%

对亚硝基-二甲苯胺吡啶溶液反应缩合形成共轭体系较长的化合物,呈现各种颜色,如紫色、绿色、蓝色、灰色等。缩合物的颜色随结构不同而异,1,8-二羟基蒽酮类均呈绿色。据此可进行蒽酮类化合物的鉴定。

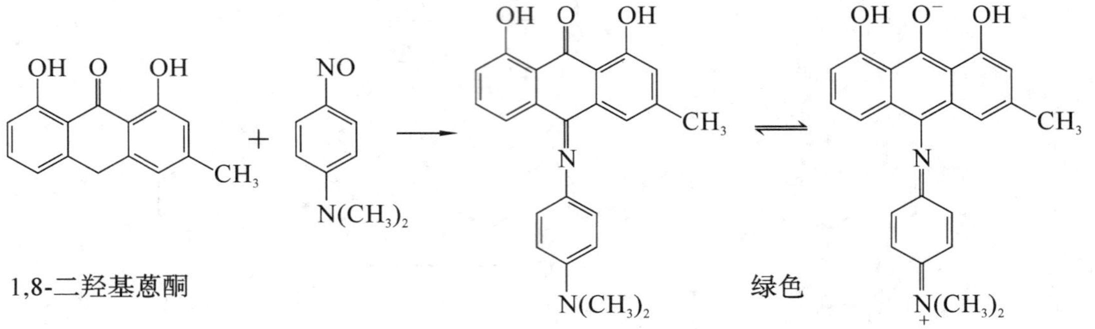

1,8-二羟基蒽酮   绿色

(五) 与活性亚甲基的反应(Kesting-Craven 反应)

苯醌及萘醌类化合物中的环上有未被取代的位置时,可在碱性条件下与一些活性亚甲基试剂(如乙酰乙酸乙酯、丙二酸酯、丙二腈等)的醇溶液发生缩合反应,生成蓝绿色或蓝紫色物质。以苯醌与丙二酸酯的反应为例,反应时丙二酸酯先与醌核生成产物①,再进一步经电子转位生成产物②而显色。

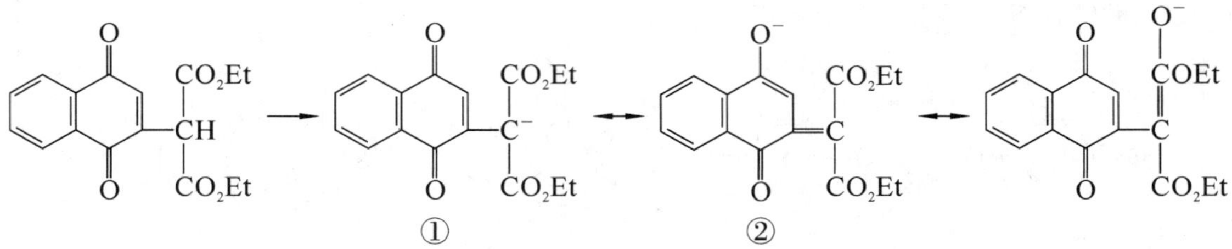

①   ②

苯醌及萘醌的环上如有羟基取代,此反应速度减慢或不反应。蒽醌类化合物因醌环两侧有苯环,不能发生该反应,故可加以区别。

(六) 无色亚甲蓝显色反应

无色亚甲蓝乙醇溶液为苯醌及萘醌类化合物的专用显色剂。苯醌和萘醌类化合物醌核上有活泼的质子,可以与之显色,该反应可在纸色谱或者薄层色谱上进行,样品在白色背景下显蓝色斑点,而蒽醌类化合物无活泼的质子,因而不反应,可以加以区别。

第四节　提取与分离

一、醌类化合物的提取

醌类化合物在生物体内主要以苷和苷元的形式存在,提取原生苷时要破坏酶的活性,比如用沸水提取或有机溶剂(甲醇或 60% 以上的乙醇)提取来抑制酶的活性。提取次生苷或苷元时要利用酶的活性,比如在温水(35 ℃)中放置 1~2 天,即可发生部分酶解,若酶解不彻底还需要酸水解。

1. 溶剂提取法　游离醌类化合物的极性小,可用亲脂性有机溶剂乙酸乙酯、三氯甲烷、乙醚、苯等提取。醌苷类化合物极性较大,可用甲醇、乙醇和水提取。在实际工作中,通常选用甲醇或乙醇作为提取溶剂,把不同类型、不同存在状态、性质各异的醌类成分都提取出来,所得的混合醌类化合物进一步纯化与分离。

2. 碱溶酸沉法　具有游离酚羟基和羧基的醌类化合物,可以与碱生成盐而溶于碱水中,酸化后酚羟基游离,醌类化合物又沉淀析出。

3. 水蒸气蒸馏法 适用于分子量小、有挥发性的游离苯醌及萘醌类化合物的提取。

二、分离

（一）醌苷类与游离醌类化合物的分离

将含有醌苷类与游离醌类化合物的乙醇提取浓缩液，用水分散，加与水不相混溶的有机溶剂如苯、三氯甲烷、乙醚等反复萃取，游离醌类化合物转溶于有机溶剂中，而醌苷类化合物在有机溶剂中不溶仍留于水溶液中，即可实现分离。若再以正丁醇为溶剂进行萃取，醌苷类化合物则转移至正丁醇中而与水溶性杂质得以分离。也可将浓缩液减压蒸干，置回流提取器中，用乙醚等有机溶剂提取游离醌类化合物，醌苷类化合物则留在残渣内。

（二）游离醌类化合物的分离

分离游离醌类化合物一般采取 pH 梯度萃取法、溶剂分步结晶法和色谱法。对于结构差别大的醌类混合物，由于各类游离醌类化合物的极性差别较大，可利用不同极性的溶剂分别萃取分离。

pH 梯度萃取法是分离游离醌类化合物的常用方法，即可用碱性强度由弱到强的不同水溶液，分别从有机溶剂中提取酸性由强到弱的游离醌类化合物，但对于结构相似、酸性相差不大的醌类混合物则很难分离，需借助色谱法等其他分离方法。

色谱法对游离醌类化合物的分离效果较好，一般用经典的 pH 梯度萃取法对醌类化合物进行初步分离后，再结合柱色谱或制备性薄层色谱进一步分离。对游离醌类化合物多采用吸附柱色谱法加以分离，由于羟基蒽醌能与氧化铝形成牢固的螯合物，很难洗脱，所以一般用硅胶或聚酰胺等作为吸附剂。

第五节　含醌类化合物的常用中药

一、大黄

大黄是蓼科多年生草本植物掌叶大黄、唐古特大黄或药用大黄的干燥根及根茎。其具有导泻、利胆、保肝、抗溃疡、抗菌、抗病毒等作用。

（一）主要化学成分及理化性质

大黄的化学成分中，已被阐明化学结构的至少有 13 种，其生物活性成分为蒽醌类化合物，总含量为 2%～5%，主要为大黄酸、大黄素、芦荟大黄素、大黄素甲醚和大黄酚等游离羟基蒽醌类，同时还含有少量的番泻苷 A、番泻苷 B、番泻苷 C、番泻苷 D，此外还含有鞣质、脂肪酸及少量的土大黄苷及其苷元。其中游离的羟基蒽醌类化合物仅占 1/10～1/5，大多与葡萄糖以单糖、双糖形式结合成苷。新鲜大黄中还存在与 5 种羟基蒽醌类成分相对应的蒽酚或蒽酮的衍生物，对黏膜有刺激作用和致呕作用，在炮制加工及储藏过程中，逐渐氧化成相应的蒽醌后才能入药。

大黄素为橙色针状晶体（乙醇或冰醋酸），熔点为 256～257 ℃，能升华。可溶于乙醇、丙酮，易溶于稀氨水、碳酸钠和氢氧化钠溶液，微溶于乙醚、三氯甲烷、苯、四氯化碳等有机溶剂，几乎不溶于水。

大黄酚为金黄色片状晶体（乙醇或苯），熔点为 196～197 ℃，能升华。几乎不溶于水，易溶于沸乙醇，溶于苯、三氯甲烷、乙醚、冰醋酸及丙酮等，微溶于石油醚、乙醚。

大黄素甲醚为砖黄色针状晶体，熔点为 203～207 ℃，能升华。溶解性质与大黄酚接近。

大黄素　　　　　　　　　大黄酚　　　　　　　　　大黄素甲醚

芦荟大黄素为橙色针状晶体(甲苯),或土黄色结晶性粉末。熔点为 223～224 ℃,易升华。可溶于乙醛、苯、热乙醇、稀氨水、碳酸钠溶液和氢氧化钠溶液。

大黄酸为咖啡色针状晶体,升华后为黄色针晶。熔点为 321～322 ℃(330 ℃分解),易溶于碱水、吡啶,微溶于乙醇、丙酮、乙醚、三氯甲烷、苯、石油醚,几乎不溶于水。

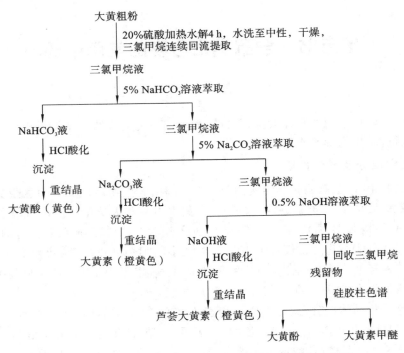

芦荟大黄素　　　　　　　　　　　大黄酸

(二) 大黄中化学成分的提取与分离

大黄中蒽醌苷类溶于热水、甲醇、乙醇及碱水,在亲脂性有机溶剂中溶解度较小。

大黄酸酸性最强,能溶于 5% $NaHCO_3$ 溶液;大黄素能溶于 5% Na_2CO_3 溶液;芦荟大黄素能溶于 0.5% NaOH 溶液;大黄酚与大黄素甲醚酸性相似,能溶于 5% NaOH 溶液,大黄酚极性小于大黄素甲醚,用硅胶柱色谱可将其分离。

从大黄中提取与分离游离的羟基蒽醌类成分时,先用 20% 硫酸水解,水洗至中性,干燥后用亲脂性有机溶剂连续回流提取,然后采用 pH 梯度萃取将大黄酸、大黄素、芦荟大黄素分离,最后用硅胶柱色谱将大黄酚、大黄素甲醚分离(图 5-1)。

图 5-1　大黄中游离羟基蒽醌类成分的提取与分离流程图

(三) 提取、分离技术在大黄质量标准中的应用

1. 总蒽醌的含量测定

(1) 色谱条件与系统适用性试验:以十八烷基硅烷键合硅胶为填充剂;以甲醇-0.1% 磷酸溶液(85:15)为流动相;检测波长为 254 nm。理论板数按大黄素峰计算应不低于3000。

(2) 对照品溶液的制备:精密称取芦荟大黄素对照品、大黄酸对照品、大黄素对照品、大黄酚对照品、大黄素甲醚对照品适量,加甲醇分别制成每 1 mL 含芦荟大黄素、大黄酸、大黄素、大黄酚各 80 μg,大黄素甲醚 40 μg 的溶液;分别精密量取上述对照品溶液各 2 mL,混匀,即得(每 1 mL 中含芦荟大黄

素、大黄酸、大黄素、大黄酚各 16 μg,含大黄素甲醚 8 μg)。

(3)供试品溶液的制备:取样品粉末(过四号筛)约 0.15 g,精密称定,置于具塞锥形瓶中,精密加入甲醇 25 mL,称定质量,加热回流 1 h,放冷,再称定质量,用甲醇补足减失的质量,摇匀,过滤。精密量取续滤液 5 mL,置于烧瓶中,挥去溶剂,加 8% 盐酸溶液 10 mL,超声处理 2 min,再加三氯甲烷 10 mL,加热回流 1 h,放冷,置于分液漏斗中,用少量三氯甲烷洗涤容器,并入分液漏斗中,分取三氯甲烷层,酸液再用三氯甲烷提取 3 次,每次 10 mL,合并三氯甲烷液,减压回收溶剂至干,残渣加甲醇使溶解,转移至 10 mL 容量瓶中,加甲醇至刻度,摇匀,过滤,取续滤液,即得。

(4)测定法:分别精密吸取对照品溶液与供试品溶液各 10 μL,注入液相色谱仪,测定,即得。

大黄按干燥品计算,含总蒽醌以芦荟大黄素($C_{15}H_{10}O_5$)、大黄酸($C_{15}H_8O_6$)、大黄素($C_{15}H_{10}O_5$)、大黄酚($C_{15}H_{10}O_4$)和大黄素甲醚($C_{16}H_{12}O_5$)的总量计,不得少于 1.5%。

2. 游离蒽醌的含量测定

(1)色谱条件与系统适用性试验:同"总蒽醌的含量测定"。

(2)对照品溶液的制备:取"总蒽醌的含量测定"项下的对照品溶液,即得。

(3)供试品溶液的制备:取样品粉末(过四号筛)约 0.5 g,精密称定,置于具塞锥形瓶中,精密加入甲醇 25 mL,称定质量,加热回流 1 h,放冷,再称定质量,用甲醇补足减失的质量,摇匀,过滤,取续滤液,即得。

(4)测定法:分别精密吸取对照品溶液与供试品溶液各 10 μL,注入液相色谱仪,测定,即得。

大黄按干燥品计算,含游离蒽醌以芦荟大黄素($C_{15}H_{10}O_5$)、大黄酸($C_{15}H_8O_6$)、大黄素($C_{15}H_{10}O_5$)、大黄酚($C_{15}H_{10}O_4$)和大黄素甲醚($C_{16}H_{12}O_5$)的总量计,不得少于 0.20%。

二、何首乌

何首乌是蓼科植物何首乌 *Polygonum multiflorum* Thunb. 的干燥块根。其具有解毒、消痈、截疟、润肠通便的功效,用于疮痈、瘰疬、风疹瘙痒、久疟体虚、肠燥便秘。

(一)主要化学成分及理化性质

何首乌的化学成分较多,主要为醌类化合物,包括大黄素、大黄酚、大黄素甲醚、大黄酸、大黄酚蒽酮。其还含芪类化合物,如白藜芦醇、云杉新苷等。

(二)何首乌中化学成分的提取与分离

何首乌中蒽醌苷类溶于热水、甲醇、乙醇及碱水,在亲脂性有机溶剂中溶解度较小。

大黄酸酸性最强,能溶于 5% $NaHCO_3$ 溶液;大黄素能溶于 5% Na_2CO_3 溶液;大黄酚与大黄素甲醚酸性相似,能溶于 5% $NaOH$ 溶液,大黄酚极性小于大黄素甲醚,用硅胶柱色谱可将其分离。

从何首乌中提取与分离游离的羟基蒽醌类成分时,先用 20% 硫酸水解,水洗至中性,干燥后用亲脂性有机溶剂连续回流提取,然后采用 pH 梯度萃取法将大黄酸、大黄素分离,最后用硅胶柱色谱将大黄酚、大黄素甲醚分离。

具体的流程参见大黄。

(三)提取、分离技术在何首乌质量标准中的应用

1. 二苯乙烯苷含量测定

(1)色谱条件与系统适用性试验:以十八烷基硅烷键合硅胶为填充剂;以乙腈-水(25∶75)为流动相;检测波长为 320 nm。理论板数按 2,3,5,4′-四羟基二苯乙烯-2-*O*-β-D-葡萄糖苷峰计算应不低于 2000。

(2)对照品溶液的制备:取 2,3,5,4′-四羟基二苯乙烯-2-*O*-β-D-葡萄糖苷对照品适量,精密称定,加稀乙醇制成每 1 mL 含 0.2 mg 的溶液,即得。

(3)供试品溶液的制备:取样品粉末(过四号筛)约 0.2 g,精密称定,置于具塞锥形瓶中,精密加入稀乙醇 25 mL,称定质量,加热回流 30 min,放冷,再称定质量,用稀乙醇补足减失的质量,摇匀,静置,上清液过滤,取续滤液,即得。

（4）测定法：分别精密吸取对照品溶液与供试品溶液各 10 μL，注入液相色谱仪，测定，即得。

何首乌按干燥品计算，含 2,3,5,4'-四羟基二苯乙烯-2-O-β-D-葡萄糖苷（$C_{20}H_{22}O_9$）不得少于 1.0%。

2. 结合蒽醌的含量测定

（1）色谱条件与系统适用性试验：以十八烷基硅烷键合硅胶为填充剂；以甲醇-0.1%磷酸溶液（80：20）为流动相；检测波长为 254 nm。理论板数按大黄素峰计算应不低于 3000。

（2）对照品溶液的制备：取大黄素对照品、大黄素甲醚对照品适量，精密称定，加甲醇分别制成每 1 mL 含大黄素 80 μg、大黄素甲醚 40 μg 的溶液，即得。

（3）供试品溶液的制备：取样品粉末（过四号筛）约 1 g，精密称定，置于具塞锥形瓶中，精密加入甲醇 50 mL，称定质量，加热回流 1 h，取出，放冷，再称定质量，用甲醇补足减失的质量，摇匀，过滤，取续滤液 5 mL 作为供试品溶液 A（测游离蒽醌用）。另精密量取续滤液 25 mL，置于具塞锥形瓶中，水浴蒸干，精密加 8%盐酸 20 mL，超声处理（功率 100 W，频率 40 kHz）5 min，加三氯甲烷 20 mL，水浴中加热回流 1 h，取出，立即冷却，置于分液漏斗中，用少量三氯甲烷洗涤容器，洗液并入分液漏斗中，分取三氯甲烷液，酸液再用三氯甲烷振摇提取 3 次，每次 15 mL，合并三氯甲烷液，回收溶剂至干，残渣加甲醇使溶解，转移至 10 mL 容量瓶中，加甲醇至刻度，摇匀，过滤，取续滤液，作为供试品溶液 B（测总蒽醌用）。

（4）测定法：分别精密吸取对照品溶液与上述两种供试品溶液各 10 μL，注入液相色谱仪，测定，即得。

结合蒽醌含量＝总蒽醌含量－游离蒽醌含量。

何首乌按干燥品计算，含结合蒽醌以大黄素（$C_{15}H_{10}O_5$）和大黄素甲醚（$C_{16}H_{12}O_5$）的总量计，不得少于 0.10%。

三、丹参

丹参是唇形科植物丹参 *Salvia miltiorrhiza* Bge. 的干燥根和根茎。其具有活血祛瘀、通经止痛、清心除烦、凉血消痈的功效，用于胸痹心痛、脘腹胁痛、癥瘕积聚、热痹疼痛、心烦不眠、月经不调、痛经经闭、疮疡肿痛等。

（一）主要化学成分及理化性质

丹参的主要化学成分为脂溶性成分和水溶性成分两大类。脂溶性成分为菲醌衍生物，有丹参醌Ⅰ、丹参醌ⅡA、丹参醌ⅡB、羟基丹参醌、丹参酸甲酯、隐丹参醌、次甲基丹参醌、二氢丹参醌、丹参新醌甲、丹参新醌乙、丹参新醌丙等。水溶性成分主要为丹参素、原儿茶醛和原儿茶酸等。

丹参醌ⅡA 为橘红色针状晶体，熔点为 209～210 ℃，易溶于乙醇、丙酮、乙醚、苯等有机溶剂，微溶于水；丹参醌ⅡB 为紫色针状晶体，一般不溶于水，溶于有机溶剂。丹参新醌甲为橙黄色粉末，丹参新醌乙为橙红色针状晶体，丹参新醌甲和丹参新醌乙的醌环上含有羟基，具有较强的酸性，可溶解于碳酸氢钠溶液。

丹参醌ⅡA　　　　丹参醌ⅡB　　　　丹参新醌甲　　　　丹参新醌乙

（二）丹参中化学成分丹参醌ⅡA 的提取与分离

丹参醌ⅡA 的提取与分离流程如图 5-2 所示。

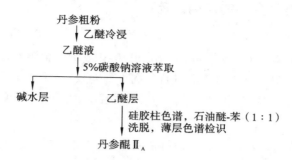

丹参粗粉
↓ 乙醚冷浸
乙醚液
↓ 5%碳酸钠溶液萃取
碱水层　　乙醚层
↓ 硅胶柱色谱，石油醚-苯（1：1）
↓ 洗脱，薄层色谱检识
丹参醌ⅡA

图 5-2　丹参中丹参醌ⅡA 的提取与分离流程图

（三）提取、分离技术在何首乌质量标准中的应用

1．丹参酮类化合物的测定

（1）色谱条件与系统适用性试验：以十八烷基硅烷键合硅胶为填充剂；以乙腈为流动相 A，以 0.02%磷酸溶液为流动相 B，按表 5-2 所示规定进行梯度洗脱；柱温为 20 ℃；检测波长为 270 nm。理论板数按丹参酮ⅡA 峰计算应不低于 60000。

表 5-2　丹参酮类化合物梯度洗脱配比及时间

时间/min	流动相 A/（%）	流动相 B/（%）
0～6	61	39
6～20	61→90	39→10
20～20.5	90→61	10→39
20.5～25	61	39

（2）对照品溶液的制备：取丹参酮ⅡA 对照品适量，精密称定，置于棕色容量瓶中，加甲醇制成每 1 mL 含 20 μg 的溶液，即得。

（3）供试品溶液的制备：取样品粉末（过三号筛）约 0.3 g，精密称定，置于具塞锥形瓶中，精密加入甲醇 50 mL，密塞，称定质量，超声处理（功率 140 W，频率 42 kHz）30 min，放冷，再称定质量，用甲醇补足减失的质量，摇匀，过滤，取续滤液，即得。

（4）测定法：分别精密吸取对照品溶液与供试品溶液各 10 μL，注入液相色谱仪，测定。以丹参酮ⅡA 对照品为参照，以其相应的峰为 S 峰，计算隐丹参酮、丹参酮Ⅰ的相对保留时间，其相对保留时间应在规定值的±5%范围之内。

丹参按干燥品计算，含丹参酮ⅡA（$C_{19}H_{18}O_3$）、隐丹参酮（$C_{19}H_{20}O_3$）和丹参酮Ⅰ（$C_{18}H_{12}O_3$）的总量不得少于 0.25%。

2．丹酚酸 B 的含量测定

（1）色谱条件与系统适用性试验：以十八烷基硅烷键合硅胶为填充剂；以乙腈-0.1%磷酸溶液（22：78）为流动相；柱温为 20 ℃；流速为 1.2 mL/min；检测波长为 286 nm。理论板数按丹酚酸 B 峰计算应不低于 6000。

（2）对照品溶液的制备：取丹酚酸 B 对照品适量，精密称定，加甲醇-水（8：2）混合溶液制成每 1 mL 含 0.10 mg 的溶液，即得。

（3）供试品溶液的制备：取样品粉末（过三号筛）约 0.15 g，精密称定，置于具塞锥形瓶中，精密加入甲醇-水（8：2）混合溶液 50 mL，密塞，称定质量，超声处理（功率 140 W，频率 42 kHz）30 min，放冷，再称定质量，用甲醇-水（8：2）混合溶液补足减失的质量，摇匀，过滤，精密量取续滤液 5 mL，移至 10 mL 容量瓶中，加甲醇-水（8：2）混合溶液稀释至刻度，摇匀，过滤，取续滤液，即得。

（4）测定法：分别精密吸取对照品溶液与供试品溶液各 10 μL，注入液相色谱仪，测定，即得。

丹参按干燥品计算，含丹酚酸 B（$C_{36}H_{30}O_{16}$）不得少于 3.0%。

四、其他含有黄酮类化合物的常用中药

（一）番泻叶

番泻叶为豆科植物狭叶番泻 *Cassia angustifolia* Vahl 或尖叶番泻 *Cassia acutifolia* Delile 的干燥小叶。其味甘、苦，性寒。其具有泻热行滞、通便、利水的功效，用于热结积滞、便秘腹痛、水肿胀满。

番泻叶主要含有番泻苷 A、番泻苷 B、番泻苷 C、番泻苷 D、大黄酸、大黄酚、芦荟大黄素等成分。

（二）虎杖

虎杖为蓼科植物虎杖 *Polygonum cuspidatum* Sieb. et Zucc. 的干燥根茎和根。春、秋二季采挖，除去须根，洗净，趁鲜切短段或厚片，晒干。其微苦，微寒。其具有利湿退黄、清热解毒、散瘀止痛、止咳化痰的功效，用于湿热黄疸、淋浊、带下、风湿痹痛、痈肿疮毒、水火烫伤、经闭、癥瘕、跌打损伤、肺热咳嗽。

虎杖主要含有大黄素、虎杖苷、大黄酚、大黄素甲醚等成分。

（三）茜草

茜草为茜草科植物茜草 *Rubia cordifolia* L. 的干燥根和根茎。春、秋二季采挖，除去泥沙，干燥。其味苦，性寒，具有凉血、祛瘀、止血、通经的功效，用于吐血、衄血、崩漏、外伤出血、瘀阻经闭、关节痹痛、跌扑肿痛。

茜草主要含有大叶茜草素、羟基茜草素、大黄素甲醚等。

本章小结

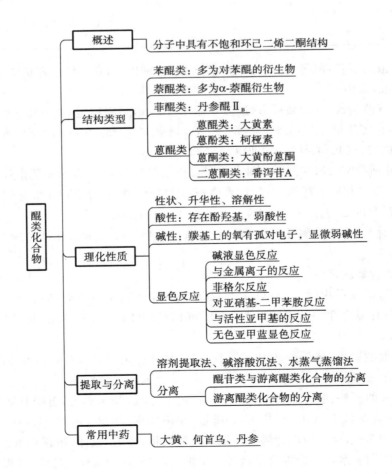

目标检测答案

→ 目标检测

一、选择题

（一）单项选择题

1. 丹参新醌甲属于（　　）。
A. 邻苯醌　　　　　　B. 对苯醌　　　　　　C. 邻菲醌　　　　　　D. 对菲醌

2. 下列有关大黄素型蒽醌的论述,错误的是（　　）。
A. 羟基分布在两侧的苯环上　　　　　　B. 羟基分布在一侧的苯环上
C. 多数呈黄色　　　　　　　　　　　　D. 具有不同程度酸性

3. 大黄素型蒽醌与茜草素型蒽醌的区别在于（　　）。
A. 羟基在苯环上的分布不同　　　　　　B. 母核氧化、还原状态不同
C. 羟基是否与糖结合　　　　　　　　　D. 酸性不同

4. 鉴别丹参中的菲醌类成分,可用（　　）。
A. 醋酸镁　　　　　　B. 三氯化铁　　　　　　C. 浓硫酸　　　　　　D. 氢氧化钠

5. 番泻苷 A 属于（　　）。
A. 二蒽酮衍生物　　　　　　　　　　　B. 二蒽醌衍生物
C. 大黄素型蒽醌衍生物　　　　　　　　D. 茜草素型蒽醌衍生物

6. 具有升华性的化合物是（　　）。
A. 大黄酸葡萄糖苷　　　　　　　　　　B. 番泻苷
C. 大黄素　　　　　　　　　　　　　　D. 芦荟苷

7. 极性最大的化合物是（　　）。
A. 大黄素　　　　　　　　　　　　　　B. 大黄素甲醚
C. 大黄酸　　　　　　　　　　　　　　E. 大黄素葡萄糖苷

8. 下列游离蒽醌类混合物的乙醚溶液中,能够被 5‰ 碳酸氢钠溶液萃取出来的是（　　）。
A. 大黄素　　　　　　B. 大黄酚　　　　　　C. 芦荟大黄素　　　　　　D. 大黄酸

9. 下列化合物中酸性最弱的是（　　）。
A. 1,8-二羟基蒽醌　　　　　　　　　　B. 1,4-二羟基蒽醌
C. 1,2-二羟基蒽醌　　　　　　　　　　D. 1,3-二羟基蒽醌

10. 能与碱反应呈红色的化合物是（　　）。
A. 羟基蒽酮类　　　　　B. 羟基蒽酚类　　　　　C. 羟基蒽醌类　　　　　D. 二蒽酚类

（二）多项选择题

1. 属于大黄素型蒽醌的化合物是（　　）。
A. 大黄酸　　　　　　　　　　B. 大黄酸葡萄糖苷　　　　　　　C. 芦荟大黄素
D. 芦荟苷　　　　　　　　　　E. 番泻苷 A

2. 大黄中致泻的主要成分是（　　）。
A. 番泻苷 A　　　B. 番泻苷 B　　　C. 番泻苷 C　　　D. 番泻苷 D　　　E. 大黄酸蒽酮

3. 下列属于蒽醌类化合物的是（　　）。
A. 茜草素　　　B. 大黄素　　　C. 葛根素　　　D. 丹参醌　　　E. 黄芩素

4. 只能被 5‰ NaOH 溶液提取出的化合物有（　　）。
A. 紫草素　　　B. 大黄酚　　　C. 丹参新醌甲　　　D. 丹参新醌乙　　　E. 丹参新醌丙

5. 能溶于 NaHCO₃ 溶液的化合物有（　　）。
A. 羟基茜草素　　　　　　　　B. 伪羟基茜草素　　　　　　　C. 大黄素
D. 大黄酸　　　　　　　　　　E. 番泻苷

二、简答题

1. 如何检识天然药物中是否含有醌类成分？

2. 蒽醌类化合物的酸性大小与结构中的哪些因素有关？其酸性大小有何规律？

3. 如何利用 pH 梯度萃取法分离大黄中的 5 种游离羟基蒽醌类化合物？

（张建海）

香豆素和木脂素

扫码看 PPT

案例导入

　　第二次世界大战期间,美国鼠患严重,急需有效的灭鼠手段。1945 年有人想到了用双香豆素衍生物作为灭鼠药。因双香豆素起效慢,所以 Karl Link 与其合作者在筛选了上百种双香豆素衍生物后,最终在 1948 年发现了苄丙酮香豆素并将其作为理想的灭鼠药使用。由于这项艰苦的研究工作是在威斯康星大学校友研究基金会(WARF)的资助下完成的,所以这种香豆素衍生物被命名为 warfarin(warf:基金会;-arin:香豆素词尾),中文译为华法林,沿用至今。作为灭鼠药,华法林取得了巨大成功,也是后续效果更强的灭鼠药溴敌隆(又称"超级华法林")的原型药物。那么香豆素是一类什么样的成分呢?

第一节　概　　述

　　香豆素(coumarin)是一类具有苯骈 α-吡喃酮母核的天然产物的总称,因最早从豆科植物香豆中提取出来并具有香味而得名。香豆素在结构上也可以看成顺式邻羟基桂皮酸分子内脱水而形成的内酯。

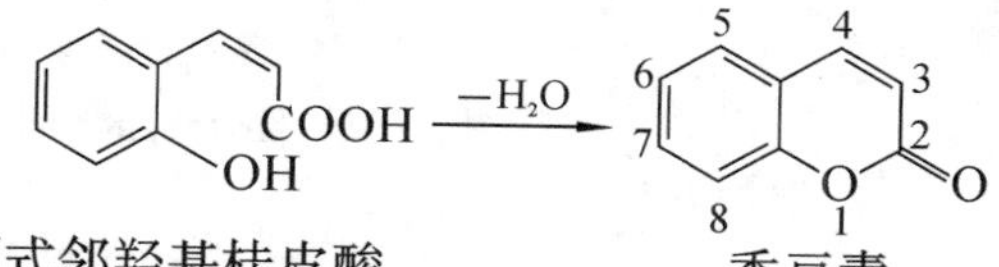

顺式邻羟基桂皮酸　　—H$_2$O　　香豆素

　　香豆素广泛分布于高等植物中,在动物界中几乎不存在,有少数来自微生物(如黄曲霉菌、假蜜环菌等)。富含香豆素类成分的植物类群有伞形科、芸香科、菊科、豆科、茄科、瑞香科、兰科、木犀科、五加科、藤黄科等。中药独活、白芷、前胡、蛇床子、九里香、茵陈、补骨脂、秦皮、续随子等都含有香豆素类成分。在植物体内,香豆素类成分可分布于花、叶、茎、皮、果(种子)、根等各个部位,通常以根、果(种子)、皮、幼嫩的枝叶中含量较高。

在天然产物中香豆素虽然是一类小分子化合物,却具有多方面的生物活性,是一类重要的中药有效成分。如秦皮中的七叶内酯和七叶苷是治疗细菌性痢疾的有效成分;胡桐中的内酯类香豆素(+)calanolide A 具有抗艾滋病病毒的作用;蛇床子和毛当归根中的欧芹酚甲醚可抑制乙肝表面抗原;茵陈中的滨蒿内酯、假蜜环菌中的亮菌甲素具有解痉利胆的作用;补骨脂中的呋喃香豆素具有光敏活性,可用于治疗白斑病;某些双香豆素具有抗凝血作用,临床上可用于预防和治疗血栓。值得注意的是,某些香豆素会引起一些有害的生理效应,如黄曲霉素对肝脏有强烈的毒性,在极低浓度就能引起动物肝脏的损害并导致癌变。

与香豆素一样属于苯丙素类化合物的还有木脂素。木脂素是一类由苯丙素衍生物(即 C_6—C_3 单体)为单体聚合而成的天然化合物,通常所指的是其二聚体,少数为三聚体和四聚体。其广泛存在于植物的木质部和树脂中,并且开始析出时呈树脂状,所以称为木脂素。由于组成木脂素的 C_6—C_3 单体缩合位置不同,形成了不同类型的木脂素。早期发现的木脂素大多通过侧链 β-碳聚合而成,后来又陆续发现了许多由其他位置连接而成的木脂素。一般将 C_6—C_3 单元侧链通过 β-碳聚合而成的化合物称为木脂素,由其他位置连接生成的化合物称为新木脂素。

木脂素　　　　　　新木脂素

木脂素主要存在于被子植物和裸子植物中,如在伞形科、木兰科、木犀科、小檗科、菊科、马兜铃科等植物中均有分布。木脂素在植物体内多数呈游离状态,少数与糖结合成苷。目前已发现 200 多种木脂素类化合物,常见的含木脂素的中药有五味子、厚朴、连翘、牛蒡子、细辛等。木脂素具有多种生物活性,如抗癌、抗病毒、抑制生物体内的酶活力、保肝、降低应激反应等。

第二节　结构类型

香豆素在生物合成上起源于对羟基桂皮酸,由于绝大多数天然香豆素在 C_7 位上有含氧官能团存在,因此,7-羟基香豆素常被认为是香豆素类化合物的母核。香豆素类成分的结构分类,主要依据 α-吡喃酮环上有无取代,C_7 位羟基是否和 C_6、C_8 位取代异戊烯基缩合形成呋喃环、吡喃环进行。通常将香豆素大致分为简单香豆素、呋喃香豆素、吡喃香豆素、异香豆素和其他香豆素五类(表6-1)。

表 6-1　香豆素的结构类型

结构类型	活性成分	来源	生物活性
简单香豆素	 瑞香内酯	来源于大戟科植物续随子的种子、瑞香科植物黄瑞香的根皮和茎皮	镇痛、镇静、抗炎、抗菌

续表

结 构 类 型	活 性 成 分	来　　源	生 物 活 性
6,7-呋喃香豆素（线形）	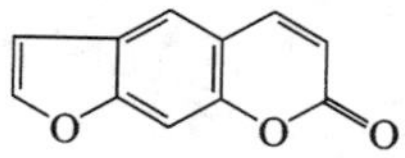 补骨脂素	来源于豆科植物补骨脂的干燥成熟果实	光敏活性
7,8-呋喃香豆素（角形）	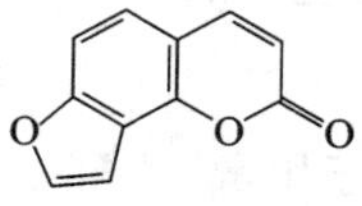 异补骨脂素	来源于豆科植物补骨脂的干燥成熟果实	中枢抑制、解痉作用
6,7-吡喃香豆素（线形）	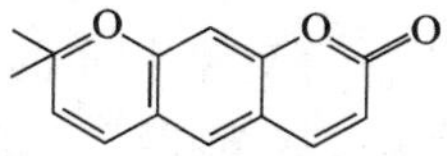 花椒内酯	来源于芸香科植物美洲花椒、樗叶花椒的根皮	解痉、抑制癌细胞作用
7,8-吡喃香豆素（角形）	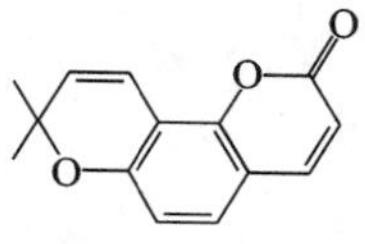 邪蒿内酯	来源于伞形科植物印度邪蒿的成熟果实	抗真菌作用
异香豆素	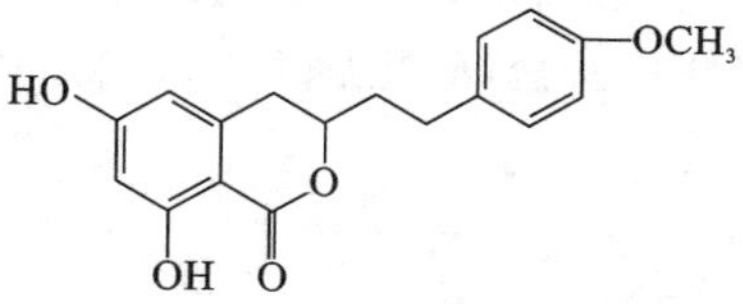 仙鹤草内酯	来源于蔷薇科植物仙鹤草	松弛张力,抑制胃肠蠕动作用
其他香豆素（α-吡喃酮环上有取代）	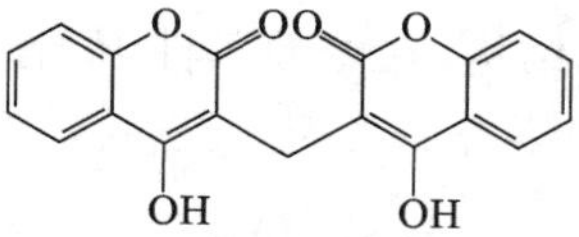 双香豆素	来源于白香草木樨、红车轴草、苜蓿等植物	抗肿瘤、抗血栓作用
	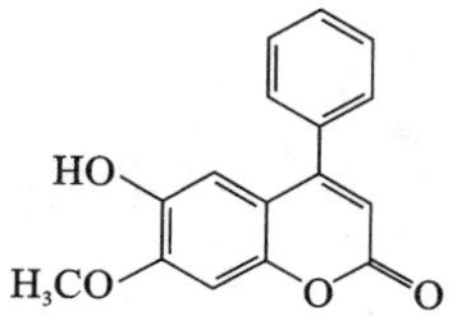 黄檀内酯	来源于印度黄檀、降香黄檀等植物的心木、根、皮	抗肿瘤、抗菌、抗氧化等作用

第三节   理 化 性 质

一、香豆素

（一）性状

游离香豆素多为结晶性固体，有固定的熔点，大多有香味。小分子的香豆素有挥发性，能随水蒸气蒸出，并具有升华性。香豆素苷多无香味，无挥发性，也不能升华。

（二）溶解性

游离香豆素能溶于沸水，不溶或难溶于冷水，可溶于甲醇、乙醇、三氯甲烷和乙醚等溶剂。因其结构中含酚羟基，故可溶于碱水。香豆素苷溶于水、碱水，以及甲醇、乙醇等极性有机溶剂，难溶于三氯甲烷、乙醚、苯等低极性有机溶剂。

（三）荧光性

香豆素类化合物在紫外灯下可见蓝色或紫色荧光。香豆素荧光的有无，与分子中取代基的种类和位置有一定关系。香豆素 C_7 位导入羟基后，荧光增强，甚至在可见光下也能看到荧光。C_7 位羟基甲基化或 C_7 位为非羟基基团时，荧光减弱或消失。7-羟基香豆素在 C_8 位引入羟基，荧光则消失。香豆素遇碱后一般荧光加强。

> 边学边练：
> 1. 香豆素的荧光性有哪些规律？荧光性有何应用？
> 2. 如何证明某种中药提取物中存在香豆素类成分？

（四）内酯性质和碱水解反应

香豆素的 α-吡喃酮环具有 α、β 不饱和内酯性质，在稀碱溶液中可水解开环，生成可溶于水的顺式邻羟基桂皮酸盐。此反应具有可逆性，加酸酸化又环合成难溶于水的内酯。此性质常用于提取与分离香豆素及其他内酯类成分。但香豆素在碱液中长时间放置及加热或紫外线照射时，水解生成的顺式邻羟基桂皮酸盐可转变为稳定的反式邻羟基桂皮酸盐，酸化后不再环合成内酯。

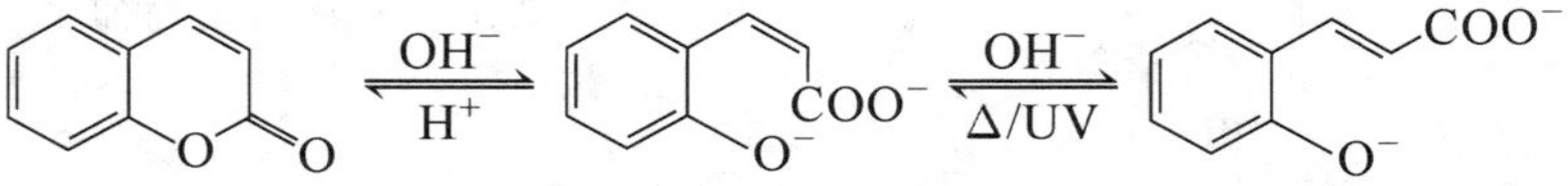

顺式邻羟基桂皮酸盐　　反式邻羟基桂皮酸盐

（五）显色反应

1. 异羟肟酸铁反应　　香豆素及其苷具有内酯结构，在碱性条件下，香豆素内酯开环，并与盐酸羟胺缩合成异羟肟酸，再在酸性条件下与三价铁离子络合成盐而显红色。

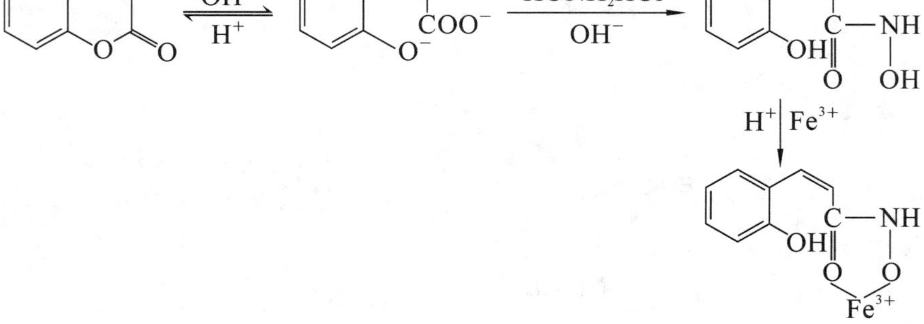

2. 酚羟基反应

(1) 三氯化铁反应：有酚羟基的香豆素，在酸性溶液中可与三氯化铁试剂络合而显污绿色至蓝绿色。酚羟基数目越多，颜色越深。

(2) Gibb's 反应：香豆素中酚羟基的对位未被取代，或 C_6 位没有取代基时，在碱性条件（pH 9～10）下内酯环水解生成酚羟基，与 Gibb's 试剂（2,6-二溴苯醌氯亚胺的乙醇液＋1％氢氧化钾乙醇液）反应显蓝色。利用此反应可判断香豆素分子中 C_6 位是否有取代基存在。

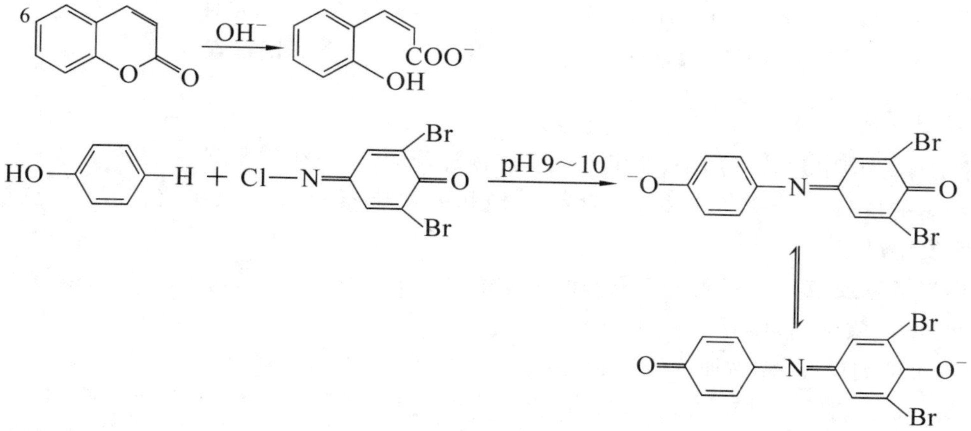

(3) Emerson 反应：香豆素中酚羟基的对位未被取代，或 C_6 位没有取代基时，可与 Emerson 试剂（4-氨基安替比林-铁氰化钾）反应生成红色化合物。

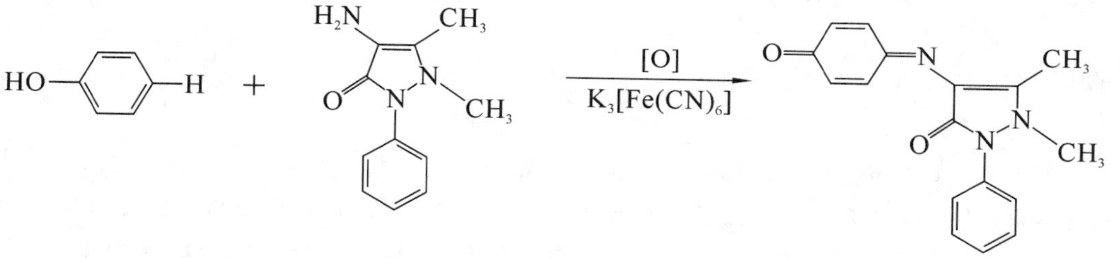

(4) 重氮化试剂反应：香豆素可与重氮化试剂（甲液：对硝基苯胺 0.35 g 溶于 5 mL 浓盐酸，加水稀释至 50 mL。乙液：亚硝酸钠 5 g 溶于 50 mL 水中；使用时在冰水浴中甲、乙液等体积混合）反应生成红色或紫红色的偶氮化合物。

> **边学边练：**
> 含酚羟基的香豆素具有的性质和可发生的反应有（　　　　）。
> A. 荧光性质　　　　　　　　B. 异羟肟酸铁反应　　　　　　C. Gibb's 反应
> D. Kedde 反应　　　　　　　E. Emerson 反应

二、木脂素

（一）性状及溶解性

多数木脂素为无色晶体，一般无挥发性，少数具有升华性。木脂素多数呈游离态，游离木脂素多具有亲脂性，一般难溶于水，能溶于苯、三氯甲烷、乙醚、乙醇等。具有酚羟基的木脂素可溶于碱性溶液中。少数木脂素与糖结合成苷，木脂素苷水溶性增大，且易被酸或酶水解。

（二）光学活性与异构化作用

木脂素常有不对称碳原子或不对称中心，多数具有光学活性，遇酸易发生异构化现象（双环氧木脂素）。木脂素的生物活性与其立体结构有一定关系，如左旋鬼臼毒素具有抗癌活性，但在碱性溶液中很容易转变为失去抗癌活性的右旋苦鬼臼毒素。因此，在木脂素的提取与分离过程中应尽量避免与酸或碱的接触，以防止其构型的改变，从而导致生物活性丧失或者减弱。

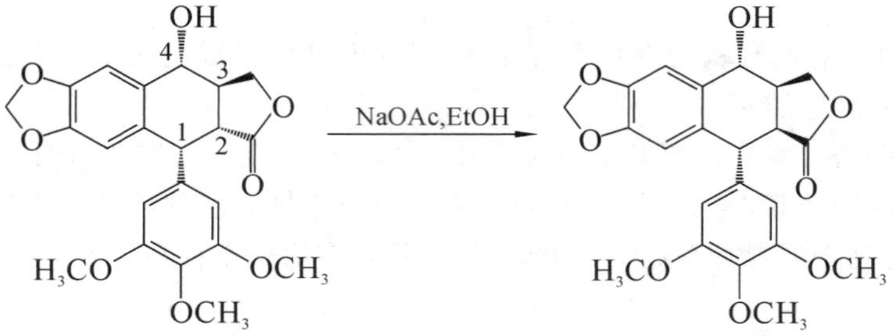

鬼臼毒素　　　　　　　　　　　苦鬼臼毒素

（三）显色反应

木脂素分子结构中含有酚羟基、亚甲二氧基和内酯环等,可发生以下显色反应。

1. 酚羟基的反应　与香豆素相同,含有酚羟基的木脂素也可与三氯化铁试剂、重氮化试剂、Gibb's 试剂发生反应。

2. 亚甲二氧基反应　具有亚甲二氧基的木脂素可与 Labat 试剂（没食子酸-浓硫酸试剂）、Ecgrine 试剂（变色酸-浓硫酸试剂）反应。

（1）Labat 试剂反应：样品加浓硫酸后,再加入没食子酸,可呈蓝绿色。

（2）Ecgrine 试剂反应：样品加浓硫酸后,再加入变色酸,并在 70~80 ℃温度下保持 20 min,可呈蓝紫色。

3. 异羟肟酸铁反应　含有内酯环的木脂素可发生异羟肟酸铁反应,在碱性条件下内酯环开环,与盐酸羟胺生成异羟肟酸盐,再在弱酸性条件下加入三氯化铁试剂,生成异羟肟酸铁,溶液显紫红色。

拓展阅读

苯丙素类化合物

　　苯丙素类（phenylpropanoids）是指基本母核具有一个或几个 C_6—C_3 单元的天然有机化合物类群,是一类广泛存在于中药中的天然产物,具有多方面的生物活性。广义而言,苯丙素类化合物包括简单苯丙素类（如苯丙烯、苯丙醇、苯丙醛、苯丙酸等）、香豆素、木脂素、黄酮类,涵盖了多数天然芳香族化合物。狭义而言,苯丙素类化合物是指简单苯丙素类、香豆素、木脂素。

　　以上成分类型在生物合成途径上均由桂皮酸途径合成而来。桂皮酸衍生物经羟化、氧化、还原、醚化等反应,生成了苯丙烯、苯丙醇、苯丙醛、苯丙酸等简单苯丙素类化合物。在此基础上,经异构、环合反应生成了香豆素,经缩合反应则生成木脂素。

第四节　提取与分离

一、香豆素的提取

1. 溶剂提取法　根据香豆素的极性,选择不同溶剂进行提取。游离香豆素极性较小,亲脂性强,可选择低极性的有机溶剂如乙醚等提取；香豆素苷极性较大,亲水性较强,常用醇类溶剂进行提取。如果药材中含有多种香豆素,则可以采用系统溶剂提取法。一般可用甲醇或乙醇从植物中提取,回收溶剂后得到浸膏,再将浸膏用石油醚、苯、乙醚、乙酸乙酯、丙酮和甲醇依次提取,分成极性不同的部位。

2. 碱溶酸沉法　常用 0.5％的氢氧化钠溶液加热提取,收集提取液,冷却后用乙醚等亲脂性有机溶剂萃取除去杂质后,加酸调节 pH 至中性,适当浓缩后再酸化,香豆素及其苷即可析出。

需要注意,因香豆素的开环产物顺式邻羟基桂皮酸在碱液中长时间加热会异构为反式邻羟基桂皮酸,故碱溶酸沉法必须严格控制在比较温和的条件下进行(如加入的碱液浓度不宜太高,加热的时间不宜过长,温度也不能过高)。此外,一些对酸或碱敏感的香豆素类成分不能用碱溶酸沉法提取,如 C_8 位具有酰基时则碱化开环后不能酸化闭环、具有侧链酯基时酯基会发生碱水解、具有烯丙醚或邻二醇结构时在酸作用下会水解或结构重排。

3. 水蒸气蒸馏法 小分子的香豆素类成分因具有挥发性,可采用水蒸气蒸馏法提取,但本法适应面窄,受热温度高且时间长,有时有可能引起结构的变化,现已少用。

二、香豆素的分离

中药中的香豆素类成分往往是结构类似、极性相近的一种或几种小类型的香豆素类化合物共同存在,用常规的溶剂提取法、结晶法难以分离,一般应用色谱法进行分离纯化。常用的色谱法有柱色谱法、高效液相色谱法和制备薄层色谱法。

1. 柱色谱法 一般采用硅胶为吸附剂,洗脱剂可先用薄层色谱试验筛选,常用的洗脱系统有环己烷(石油醚)-乙酸乙酯、环己烷(石油醚)-丙酮、三氯甲烷-丙酮等。氧化铝一般不用于香豆素类成分的柱色谱分离。香豆素苷的分离可用反相硅胶(Rp-18、Rp-8 等)柱色谱,常用的洗脱系统有水-甲醇、甲醇-三氯甲烷。此外,葡聚糖凝胶 Sephadex LH-20 柱色谱等也可用于香豆素类成分的分离。

2. 高效液相色谱法 其用于分离香豆素类成分已经较为普遍,尤其是对极性很小的多酯基香豆素、极性较强的香豆素苷分离效果好。对小极性香豆素,一般用正相色谱(Si-60 等)或反相色谱,而对香豆素苷,一般用反相色谱(Rp-18、Rp-8 等)。如独活中用常规柱色谱难以分离的独活醇-C、独活醇-L、独活醇-J 等化合物,可用正相色谱(Shim-pack PREP-SIL,三氯甲烷-甲醇(50:1)洗脱),结合反相色谱(Rp-18,甲醇-水(6:4)洗脱)而相互分离。

3. 薄层色谱法 香豆素类成分在薄层色谱上很容易以荧光定位斑点,故制备薄层色谱法也可用于香豆素的分离,极性小的香豆素可用环己烷(石油醚)-乙酸乙酯洗脱系统,极性较大的香豆素可用三氯甲烷-甲醇洗脱系统。

三、木脂素的提取与分离

1. 溶剂法 游离的木脂素亲脂性较强,能溶于乙醚等低极性有机溶剂,在石油醚和苯中溶解度比较小。木脂素苷极性较大,可按苷的提取方法提取,如用甲醇或乙醇提取。一般常将药材先用乙醇或丙酮提取,提取液浓缩成浸膏后,用石油醚、乙醚、乙酸乙酯等依次萃取,可得到极性大小不同的部位。木脂素在植物体内常与大量的树脂状物共存,在用溶剂处理的过程中容易树脂化,这是在提取与分离过程中需要注意解决的问题。

2. 碱溶酸沉法 某些具有酚羟基或内酯环结构的木脂素可用碱液溶解,碱液加酸酸化后,木脂素又游离而沉淀析出,从而达到与其他组分分离的目的。但应注意避免产生异构化而使木脂素失去生物活性。

3. 色谱法 木脂素的进一步分离还需要依靠色谱法。常用吸附剂为硅胶和中性氧化铝,洗脱剂可根据被分离物质的极性,选用石油醚-乙醚、三氯甲烷-甲醇等溶剂系统。

随着新技术的发展,最近有学者用超临界 CO_2 萃取法提取与分离五味子中的木脂素类成分,超临界 CO_2 萃取法与传统的提取与分离方法相比,没有有机溶剂残留,而且大大简化了工艺。

第五节 含香豆素和木脂素类化合物的常用中药

一、秦皮

秦皮为木犀科植物苦枥白蜡树 *Fraxinus rhynchophylla* Hance 和白蜡树 *Fraxinus chinensis* Roxb.、尖叶白蜡树 *Fraxinus szaboana* Lingelsh. 或宿柱白蜡树 *Fraxinus stylosa* Lingelsh. 的干燥树

皮或干皮。其具有清热燥湿、收涩止痢、止带、明目的功效,主治湿热泻痢、赤白带下、目赤肿痛等症。其有效成分七叶内酯(秦皮乙素)和七叶苷(秦皮甲素)具有抗菌活性,是临床治疗痢疾的主要有效成分。此外,秦皮中还含有大量鞣质、树脂以及脂溶性色素等成分。

(一) 主要化学成分及理化性质

秦皮中主要含有香豆素类化合物七叶内酯及七叶苷。七叶内酯为黄色针晶,熔点为 276 ℃;七叶苷为白色或淡黄色针晶,熔点为 206 ℃(165 ℃变软)。二者具有内酯的通性,符合一般苷及苷元的溶解规律。

七叶内酯   七叶苷

(二) 秦皮中七叶内酯和七叶苷的提取与分离

七叶内酯和七叶苷具有香豆素苷元和苷的通性。根据七叶内酯和七叶苷均可溶于乙醇的特性,采用乙醇提取,二者的分离可利用它们在乙酸乙酯中溶解度的差异进行。二者的鉴别主要利用荧光性质、显色反应和色谱法进行。

1. 溶剂提取法 提取与分离流程如图 6-1 所示。

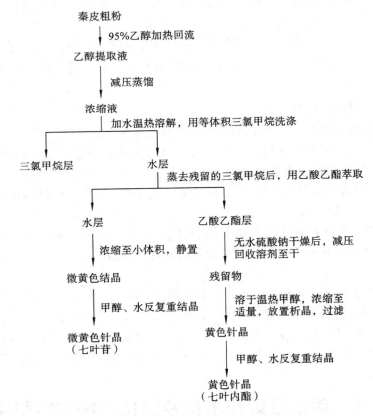

秦皮粗粉
↓ 95%乙醇加热回流
乙醇提取液
↓ 减压蒸馏
浓缩液
↓ 加水温热溶解,用等体积三氯甲烷洗涤

三氯甲烷层　　水层
　　　　　↓ 蒸去残留的三氯甲烷后,用乙酸乙酯萃取

水层　　　　　　乙酸乙酯层
↓ 浓缩至小体积,静置　　↓ 无水硫酸钠干燥后,减压回收溶剂至干
微黄色结晶　　　　残留物
↓ 甲醇、水反复重结晶　　↓ 溶于温热甲醇,浓缩至适量,放置析晶,过滤
微黄色针晶　　　　黄色针晶
(七叶苷)　　　　↓ 甲醇、水反复重结晶
　　　　　　　　黄色针晶
　　　　　　　　(七叶内酯)

图 6-1 溶剂提取法提取与分离流程图

2. 碱溶酸沉法 提取与分离流程如图 6-2 所示。

(三) 鉴定

1. 显色反应 取上述分离所得的七叶内酯和七叶苷各少许,分别加 1 mL 甲醇溶解,进行下列试

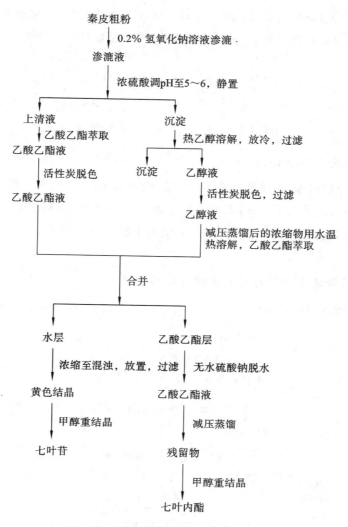

图 6-2 碱溶酸沉法提取与分离流程图

验,观察颜色变化,记录。

(1)取上述试液各 1 滴,分别滴于滤纸上,于 254 nm 的紫外灯下观察荧光,然后在原斑点上滴加 1 滴 10%氢氧化钠溶液,观察荧光颜色变化。

(2)取上述试液,分别加入 7%盐酸羟胺甲醇溶液 2～3 滴,再加 1%氢氧化钾甲醇溶液 2～3 滴,水浴加热数分钟,至反应完全,冷却,再用盐酸调配至 pH 3～4,加 1%三氯化铁溶液 1～2 滴,溶液呈红色至紫红色。

2. 薄层色谱鉴别

样品:自制七叶内酯和七叶苷的甲醇溶液。

对照品:七叶内酯、七叶苷标准品的甲醇溶液。

薄层板:硅胶 H-CMC-Na 板。

展开剂:甲苯-乙酸乙酯-甲酸(5:4:1)。

显色:在紫外灯下观察,记录斑点的位置,或用重氮化对硝基苯胺试剂喷雾显色。

二、补骨脂

补骨脂为豆科植物补骨脂 *Psoralea corylifolia* L. 的干燥成熟果实,具有温肾助阳、纳气止泻的功效。现代药理研究表明,补骨脂具有光敏作用、抗癌、促进骨再生和重建等多方面的生物活性,临床上可用于皮肤疾病如白癜风、银屑病、斑秃等,以及皮肤 T 细胞淋巴瘤、白血病等的治疗。补骨脂中含有多种香豆素类成分,主要有补骨脂素、异补骨脂素等;另外还含有黄酮类化合物与挥发油等成分。

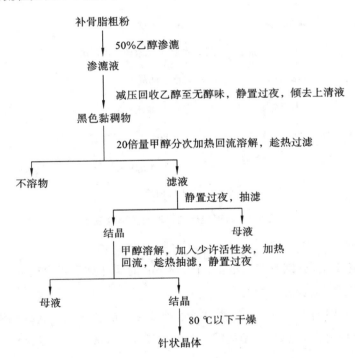

补骨脂素   异补骨脂素

(一)主要化学成分及理化性质

补骨脂素又名补骨脂内酯,属线形呋喃香豆素类,熔点为 189～190 ℃。异补骨脂素又名白芷素、异补骨脂内酯,属角形呋喃香豆素类,熔点为 138～139 ℃。两者均为白色细针状晶体,有升华性及蓝色荧光,能溶于三氯甲烷、丙酮、乙醇、甲醇等溶剂,微溶于水、乙醚,难溶于冷石油醚、四氯化碳。两者具有内酯的通性。

(二)补骨脂中补骨脂素和异补骨脂素的提取与分离

提取与分离工艺流程如图 6-3 所示。

补骨脂粗粉
↓ 50%乙醇渗漉
渗漉液
↓ 减压回收乙醇至无醇味,静置过夜,倾去上清液
黑色黏稠物
↓ 20倍量甲醇分次加热回流溶解,趁热过滤
不溶物　　　滤液
　　　　　　↓ 静置过夜,抽滤
结晶　　　　　　　　母液
↓ 甲醇溶解,加入少许活性炭,加热回流,趁热抽滤,静置过夜
母液　　　　　　结晶
　　　　　　　　↓ 80 ℃以下干燥
　　　　　　　针状晶体

图 6-3　补骨脂中补骨脂素与异补骨脂素的提取与分离流程图

提取与分离时需注意以下几点。

(1)补骨脂中除了含有香豆素外,还含有大量的脂肪油,因此,采用 50％乙醇渗漉提取,可避免大量的脂肪油被提取。

(2)得到的白色针状晶体为补骨脂素和异补骨脂素的混合物,两者含量比近于 1:1。若要将两者进一步分离,可采用中性氧化铝干柱色谱分离,以苯-石油醚(4:1)为洗脱剂,每 50 mL 洗脱剂中加 15 滴丙酮,展开后在紫外灯下可见 2 条荧光色带,分别取下,用甲醇回流提取,提取液回收溶剂,静置,析晶,即可得到补骨脂素(补骨脂内酯)、异补骨脂素(异补骨脂内酯)。

三、五味子

五味子为木兰科植物五味子 *Schisandra chinensis* (Turcz.) Baill. 或华中五味子 *Schisandra sphenanthera* Rehd. et wils 的干燥成熟果实。前者习称"北五味子",后者习称"南五味子"。两者都具有收敛固涩、益气生津、补肾宁心的功效,用于久嗽虚喘、梦遗滑精、遗尿尿频、久泻不止、自汗盗汗、津伤口渴、内热消渴、心悸失眠等的治疗。现代药理临床证明五味子有降低转氨酶水平的作用,可以用于治疗慢性肝炎。

(一)主要化学成分及理化性质

五味子所含的化学成分主要有木脂素、有机酸、挥发油和鞣质等。其中木脂素已分离出 50 余种,结构上多为联苯环辛烯型,主要有五味子素,五味子甲、乙、丙素,五味子酚,五味子酯甲、乙、丙、丁等。

五味子中的木脂素能明显降低血清谷丙转氨酶水平,对肝功能有很好的保护作用。其中五味子酯甲是主要有效成分。

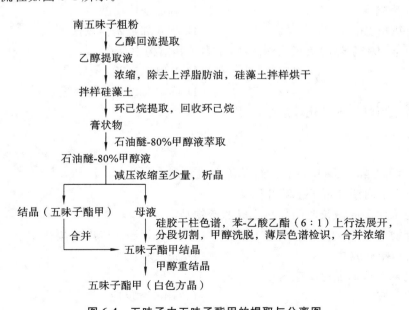

五味子酯甲

五味子酯甲主要存在于南五味子中,长方形晶体(乙醇),熔点为 122~124 ℃,易溶于苯、三氯甲烷和丙酮等溶剂,可溶于甲醇、乙醇,难溶于石油醚,不溶于水。根据其溶解性,采用乙醇和环己烷提取,石油醚-甲醇萃取除去脂溶性杂质,甲醇重结晶即可得五味子酯甲。

(二)五味子中五味子酯甲的提取与分离

提取与分离流程如图 6-4 所示。

```
            南五味子粗粉
               │ 乙醇回流提取
            乙醇提取液
               │ 浓缩,除去上浮脂肪油,硅藻土拌样烘干
            拌样硅藻土
               │ 环己烷提取,回收环己烷
            膏状物
               │ 石油醚-80%甲醇液萃取
            石油醚-80%甲醇液
               │ 减压浓缩至少量,析晶
        ┌──────────┴──────────┐
   结晶(五味子酯甲)          母液
        │                     │ 硅胶干柱色谱,苯-乙酸乙酯(6∶1)上行法展开,
     合并                     │ 分段切割,甲醇洗脱,薄层色谱检识,合并浓缩
        └──────────→ 五味子酯甲结晶
                        │ 甲醇重结晶
                  五味子酯甲(白色方晶)
```

图 6-4　五味子中五味子酯甲的提取与分离图

本章小结

- 香豆素和木脂素
  - 概述
    - 具有苯骈α-吡喃酮母核的天然产物的总称
  - 结构类型
    - 简单香豆素　瑞香内酯
    - 呋喃香豆素　补骨脂素、异补骨脂素
    - 吡喃香豆素　花椒内酯、邪蒿内脂
    - 异香豆素　仙鹤草内酯
  - 理化性质
    - 香豆素
      - 性状、溶解性、荧光性
      - 内酯性质和碱水解反应
      - 显色反应
    - 木脂素
      - 性状及溶解性
      - 光学活性与异构化作用
      - 显色反应
  - 提取与分离
    - 香豆素的提取　溶剂提取法、碱溶酸沉法、水蒸气蒸馏法
    - 香豆素的分离　柱色谱法、高效液相色谱法、薄层色谱法
    - 木脂素的提取与分离　溶剂法、碱溶酸沉法、色谱法
  - 常用中药
    - 秦皮、补骨脂、五味子

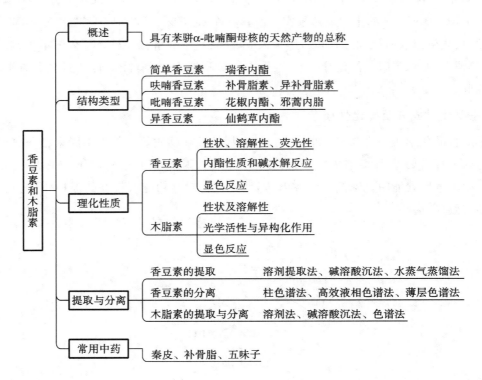

目标检测

目标检测答案

一、选择题

(一) 单项选择题

1. 香豆素的基本母核为(　　)。

A. 苯骈 α-吡喃酮　　B. 对羟基桂皮酸

C. 反式邻羟基桂皮酸　　D. 顺式邻羟基桂皮酸

2. 游离香豆素可溶于热的氢氧化钠溶液，是由于其结构中存在(　　)。

A. 甲氧基　　B. 亚甲二氧基

C. 内酯环　　D. 酚羟基对位的活泼氢

3. 游离香豆素所具有的理化性质是(　　)。

A. 易溶于冷水

B. 不溶于沸水

C. 不溶于甲醇、乙醇、三氯甲烷、乙醚、苯等有机溶剂

D. 在碱液作用下内酯环可被水解开环

4. 香豆素与浓度高的碱长时间加热生成的产物是(　　)。

A. 脱水化合物　　B. 顺式邻羟基桂皮酸盐

C. 反式邻羟基桂皮酸盐　　D. 脱羧基产物

5. 鉴别香豆素首选的显色反应为(　　)。

A. 三氯化铁反应　　B. Gibb's 反应

C. Emerson 反应　　D. 异羟肟酸铁反应

6. 下列香豆素在紫外灯下荧光最显著的是(　　)。

A. 6-羟基香豆素　　B. 7,8-二羟基香豆素

C. 7-羟基香豆素   D. 6-羟基-7-甲氧基香豆素

7. 下列化合物属于香豆素的是（　　　）。

A. 七叶内酯   B. 连翘苷   C. 厚朴酚   D. 五味子素

8. 补骨脂中所含香豆素属于（　　　）。

A. 简单香豆素   B. 呋喃香豆素   C. 吡喃香豆素   D. 异香豆素

9. 香豆素及其苷发生异羟肟酸铁反应的条件为（　　　）。

A. 酸性条件   B. 碱性条件   C. 先碱后酸   D. 先酸后碱

10. 具有治疗痢疾功效的中药是（　　　）。

A. 补骨脂   B. 厚朴   C. 秦皮   D. 丹参

（二）多项选择题

1. 小分子游离香豆素具有的性质是（　　　）。

A. 有香味   B. 挥发性   C. 升华性   D. 能溶于乙醇   E. 可溶于冷水

2. 香豆素类成分的提取方法有（　　　）。

A. 溶剂提取法   B. 活性炭脱色法   C. 碱溶酸沉法

D. 水蒸气蒸馏法   E. 分馏法

3. 七叶苷可发生的显色反应有（　　　）。

A. 异羟肟酸铁反应   B. Gibb's 反应   C. Emerson 反应

D. 三氯化铁反应   E. Molish 反应

4. 下列含香豆素类成分的中药有（　　　）。

A. 秦皮   B. 甘草   C. 补骨脂   D. 五味子   E. 厚朴

5. Emerson 反应呈阳性的化合物有（　　　）。

A. 7-羟基香豆素   B. 6,7-二羟基香豆素   C. 7,8-二羟基香豆素

D. 3,6-二羟基香豆素   E. 6-羟基香豆素

二、简答题

1. 简述香豆素的结构特点，其可以分为哪几种主要类型？

2. 简述碱溶酸沉法提取与分离香豆素类成分的基本原理，并说明提取与分离时应注意的问题。

3. 写出下列结构，并用化学方法进行鉴别。

（1）7-羟基香豆素（伞形花内酯）

（2）6,7-二羟基香豆素（七叶内酯）

（3）7-羟基-6-葡萄糖苷（七叶苷）

（4）补骨脂素

（骆　航）

第七章

黄酮类

扫码看 PPT

知识目标

1. 掌握黄酮类化合物的主要结构分类、理化性质及通用提取与分离手段。
2. 熟悉典型黄酮类成分(实例)的提取与分离方法及应用。
3. 了解中药中黄酮类成分的分布、存在及生物活性。

能力目标

使学生具备典型药物中黄酮类成分的提取、分离及检识的能力。

课程思政目标

通过对典型黄酮类化合物的学习加深对祖国医药的认同感。

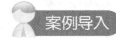 **案例导入**

　　蜂胶是一种传统的中药,内服可补虚弱、化浊脂,止消渴;外用则能解毒消肿,收敛生肌。作为保健食品的蜂胶主要有免疫调节的功效,还有辅助抗氧化、调节血脂、控制血压、降血糖、保护肝脏、辅助保护胃黏膜等保健作用。那么蜂胶中包含的哪些化学成分使其具备以上药理作用呢?

　　黄酮类化合物是广泛存在于自然界的一类天然有机化合物,由于其大多呈淡黄色到黄色,且结构中多有酮基,故称为黄酮。此类化合物主要分布于高等植物中,如其在唇形科、玄参科、爵麻科、菊科、蔷薇科、芸香科、豆科、姜科植物中均有较高的含量,此外在一些裸子植物如银杏纲、松柏纲等中的含量也较高。黄酮类化合物在植物体中主要以苷的形式存在,少数以游离态存在,现已发现的黄酮类化合物有 8000 余种。由于其分布广泛且经长期的中医药实践和现代药理实验证明具有广泛而积极的生物活性(包括对心血管系统的保护作用、抗菌、抗病毒、抗癌、抗氧化、抗炎、抗衰老等),黄酮类化合物已成为现今医药界研究的热门方向,是一类具有广泛开发前景的中药。

第一节 结 构 类 型

一、黄酮类化学成分的结构类型

　　由于黄酮的母核本身为 2-苯基色原酮,故最初将以 2-苯基色原酮为基本母核的一类化合物称为黄酮类化合物。随着相关研究的深入,实际情况已远超这一范畴。现在,黄酮类化合物泛指两个苯环(A 环与 B 环)通过三碳链相互连接,具有 6C—3C—6C 基本骨架的一系列化合物(其中 6C 表示苯环,3C 表示连接两个苯环的中央三碳链)。

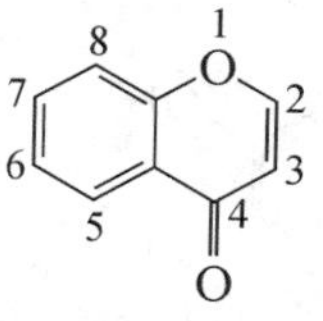

色原酮 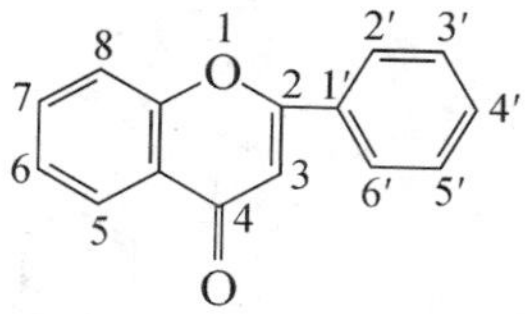　　　黄酮（2-苯基色原酮） 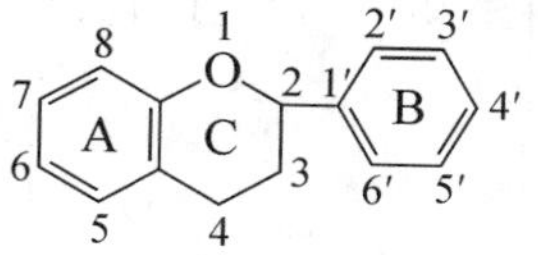　　　6C—3C—6C

根据中央三碳链的氧化程度及是否形成环、B环的连接位置（C_2位或C_3位）、C_3位有无羟基等情况，通常将天然黄酮类化合物分为以下几类。

（一）黄酮和黄酮醇类

如广泛存在于植物茎皮、花、叶等中的槲皮素，金银花中的木犀草素，黄芩中的黄芩素和黄芩苷等。

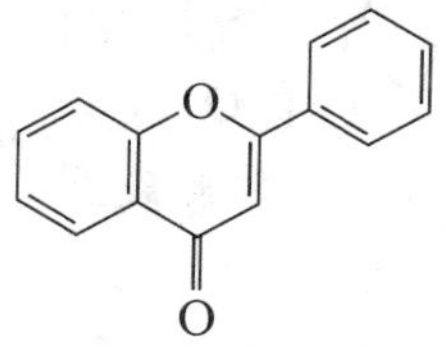

黄酮 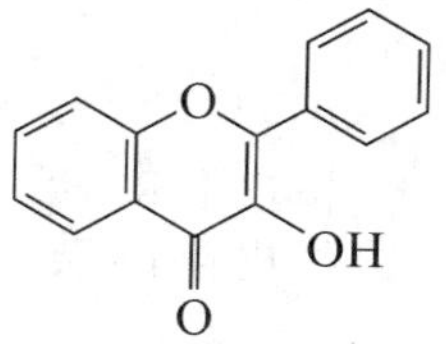　　　黄酮醇

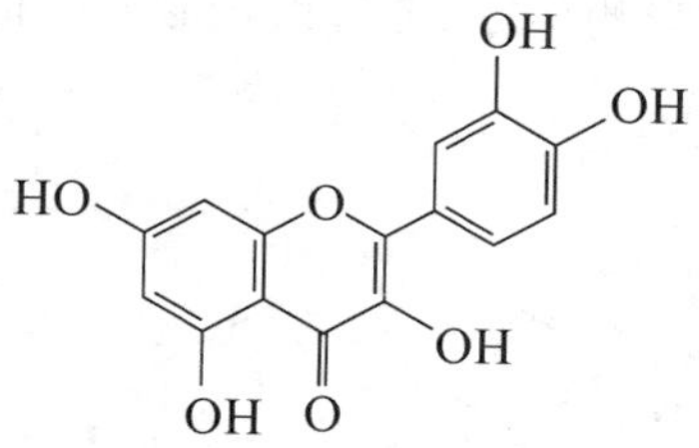

槲皮素 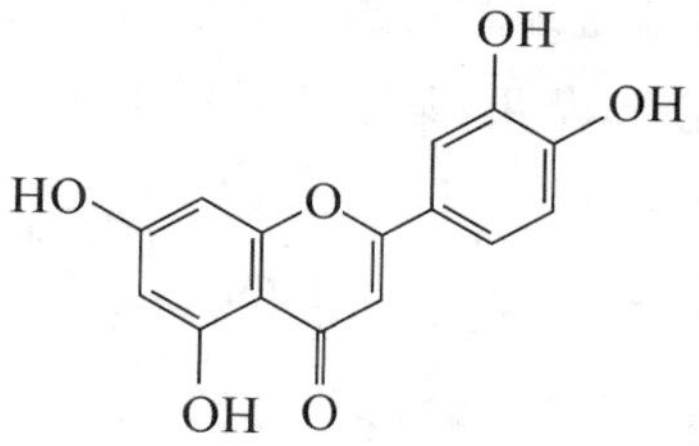　　　木犀草素

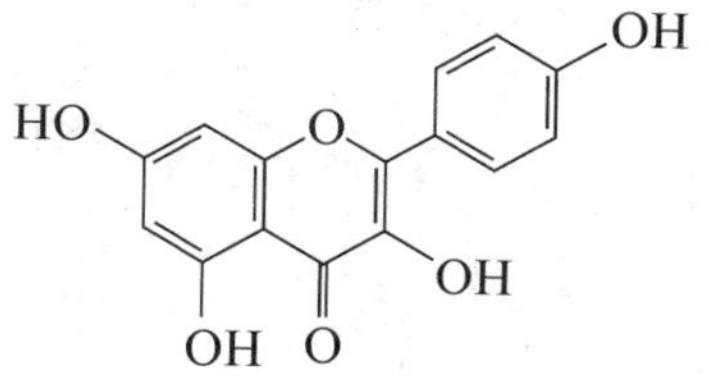

山柰酚 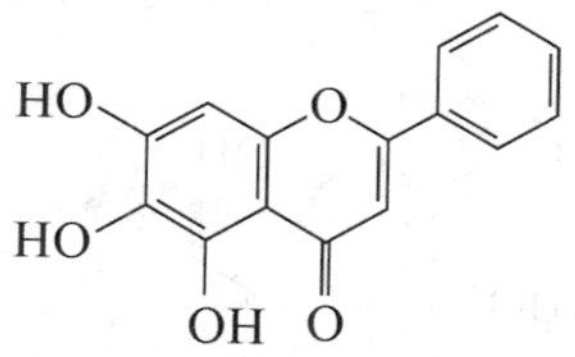　　　黄芩素

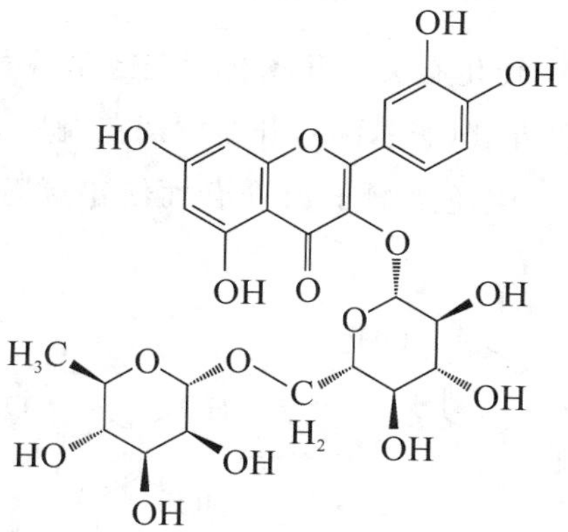

芸香苷 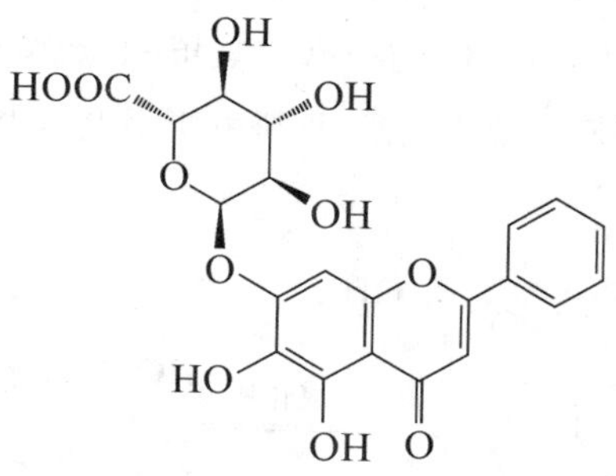　　　黄芩苷

（二）二氢黄酮和二氢黄酮醇类

该类黄酮和黄酮醇类C环C_2、C_3位上的双键被氢化饱和而来，如甘草、陈皮中的甘草苷、橙皮苷，

花旗松等松科植物中的二氢槲皮素等。

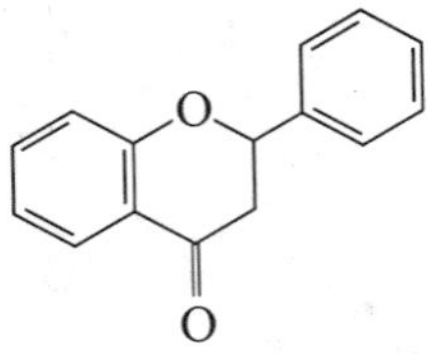

二氢黄酮

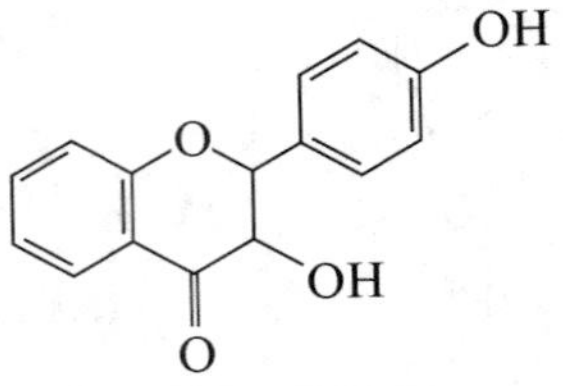

二氢黄酮醇

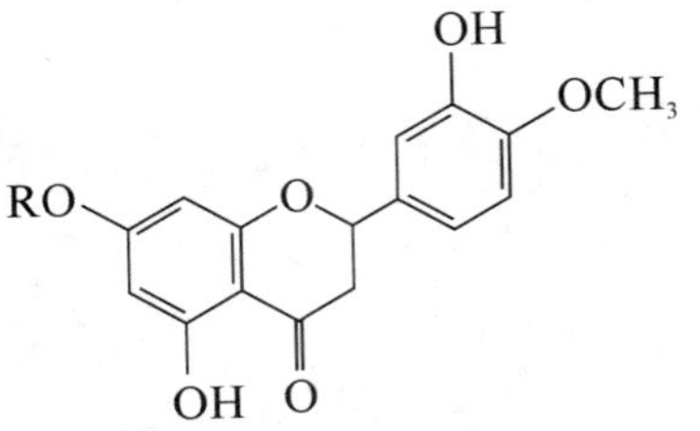

橙皮素 R=H
橙皮苷 R=芸香糖

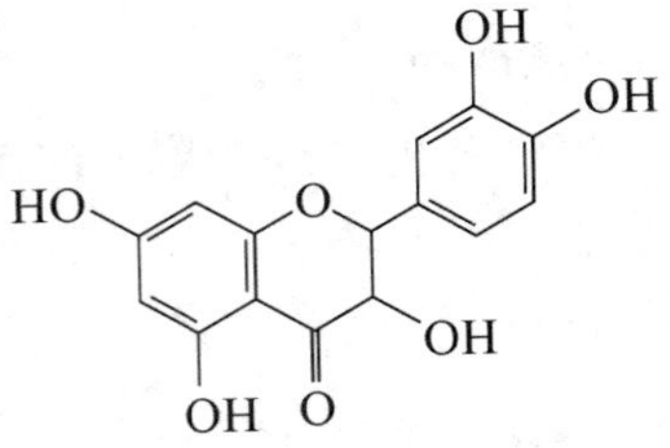

二氢槲皮素

（三）查耳酮和二氢查耳酮类

查耳酮是苯甲醛缩苯乙酮的衍生物，是二氢黄酮的异构体，二者可以在酸或碱催化下互相转化。如红花中的红花苷，苹果、梨中的梨根苷等。

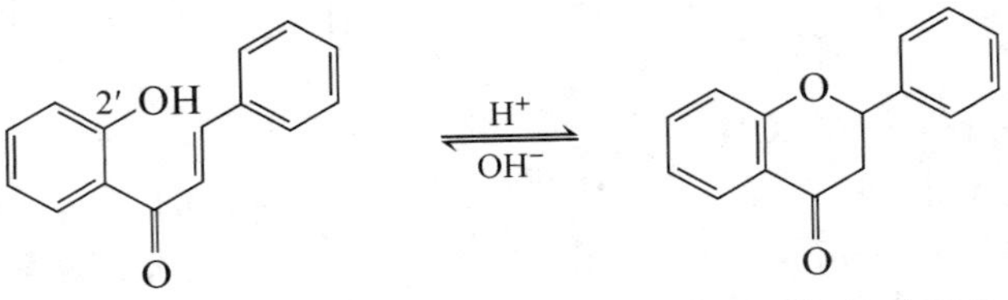

2′-羟基查耳酮（深黄色）

二氢黄酮（无色）

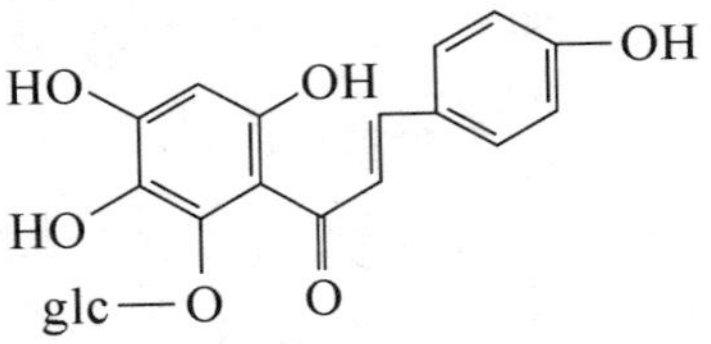

红花苷

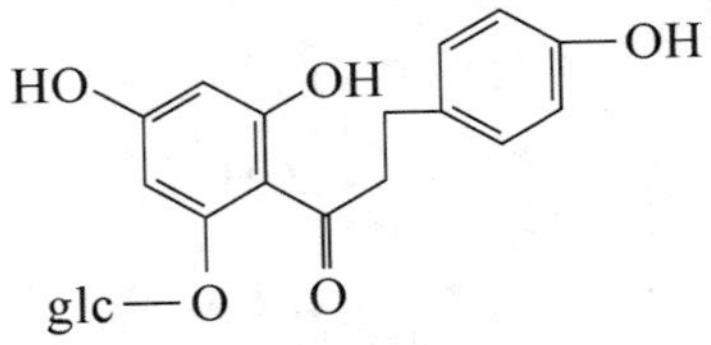

梨根苷

红花在不同的开花期内呈现不同的颜色即与这一转化有关。开花初期花冠呈淡黄色，因为此时花中主要含有无色的新红花苷(二氢黄酮)及微量的红花苷(查尔酮)，开花中期花冠呈深黄色，此时花中主要含有红花苷，在开花后期则由于氧化作用生成了红色的醌式红花苷而使花冠逐渐变成红色或深红色。

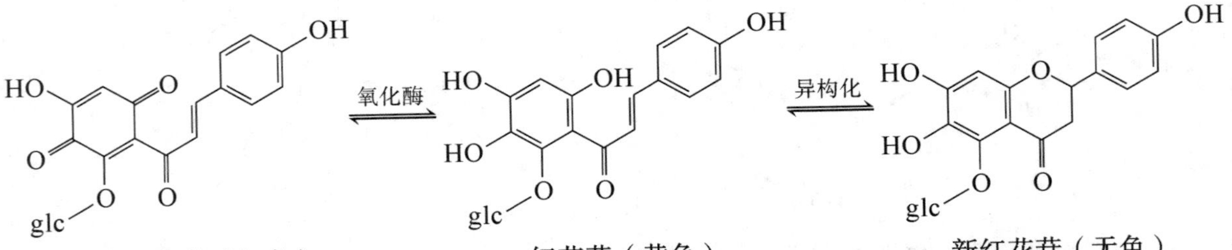

醌式红花苷（红色）

红花苷（黄色）

新红花苷（无色）

（四）黄烷醇类

该类黄酮由二氢黄酮醇类还原而来，可理解为脱去 C_4 位羰基氧原子后的二氢黄酮醇类化合物。

1. 黄烷-3-醇类 在植物中分布较广，一般存在于含鞣质的木本植物中，如儿茶素与表儿茶素等。

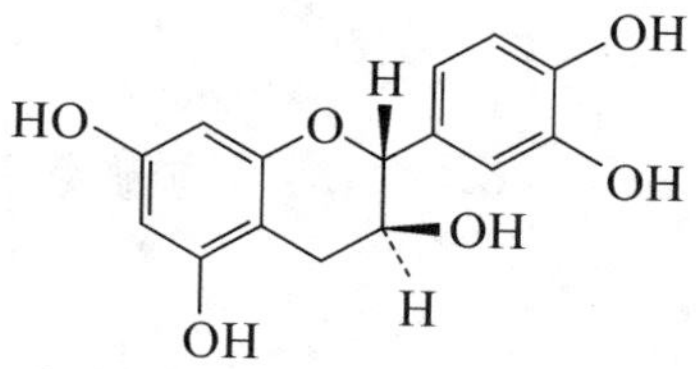

（＋）儿茶素 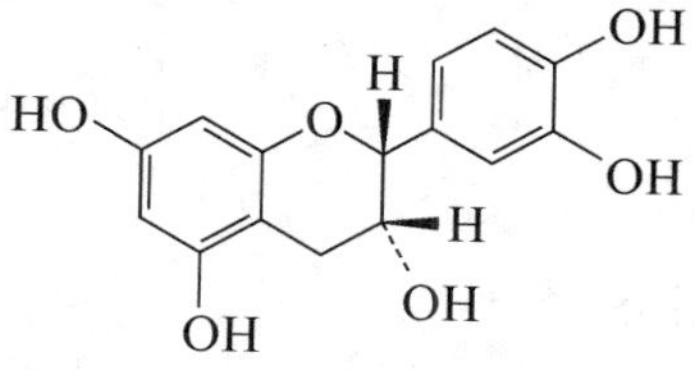   （－）表儿茶素

2. 黄烷-3,4-二醇类 在植物中分布也较广，尤以含鞣质的木本植物和蕨类植物中多见，如无色矢车菊素、无色飞燕草素、无色天竺葵素等。

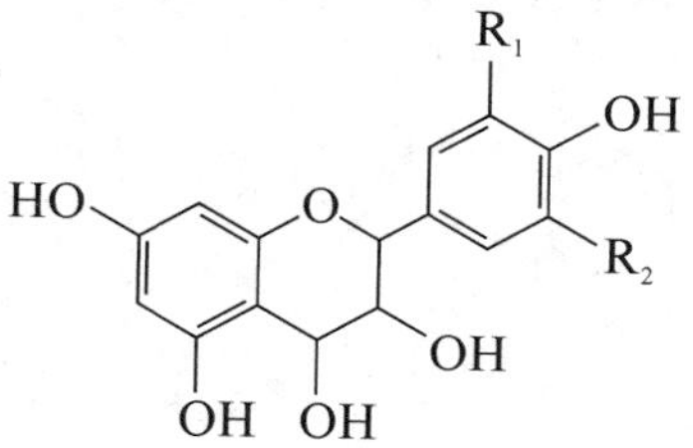

无色矢车菊素 $R_1=OH$ $R_2=H$
无色飞燕草素 $R_1=R_2=OH$
无色天竺葵素 $R_1=R_2=H$

（五）异黄酮和二氢异黄酮类

异黄酮的 B 环与 C_3 位相连，即为 3-苯基色原酮；当 C_2、C_3 位以单键相连时，即为二氢异黄酮。如葛根、广豆根中的大豆素、大豆苷、葛根素、紫檀素等。

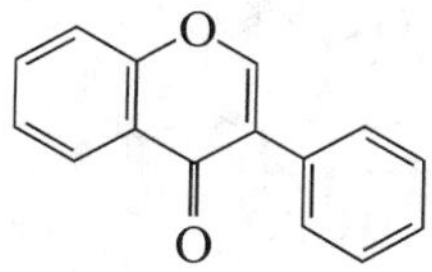

异黄酮

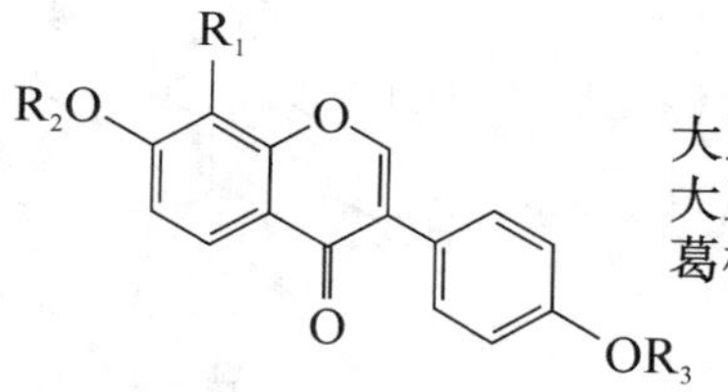

大豆素 $R_1=R_2=R_3=H$
大豆苷 $R_1=R_3=H$ $R_2=glc$
葛根素 $R_2=R_3=H$ $R_1=glc$

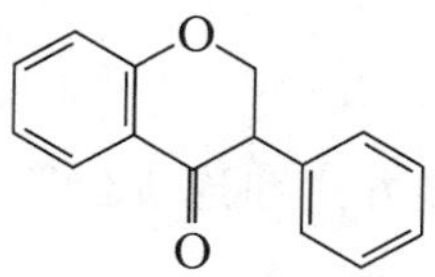

二氢异黄酮

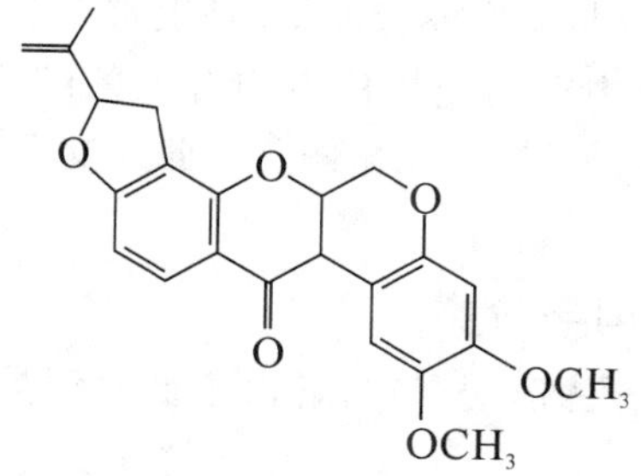

鱼藤酮

（六）花色素类

花色素又称花青素，能使植物的花、果、叶、茎等呈现出蓝色、红色、紫色等颜色，是一类水溶性色素。与典型黄酮类化合物结构相比，花色素的三碳链上没有羰基，且 C_1 位氧原子以锌盐形式存在。已知花色素有 20 多种，食物中较常见的花色素主要有矢车菊素、飞燕草素和天竺葵素及其苷等。

（七）橙酮类

此类化合物的 C 环为呋喃环，在植物体内较少见，如存在于菊科植物花中的硫黄菊素等。

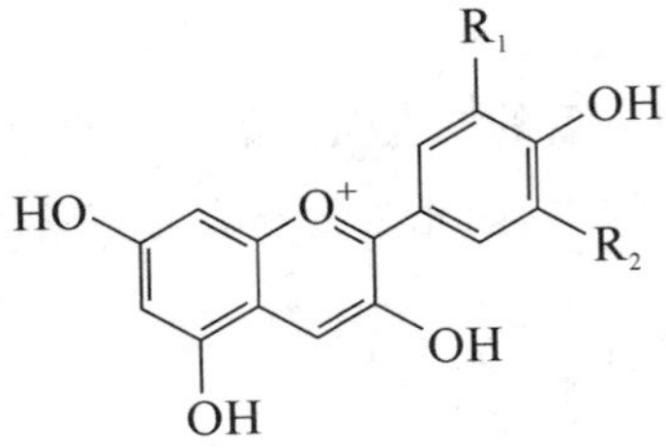

矢车菊素　R_1=OH　R_2=H
飞燕草素　R_1=R_2=OH
天竺葵素　R_1=R_2=H

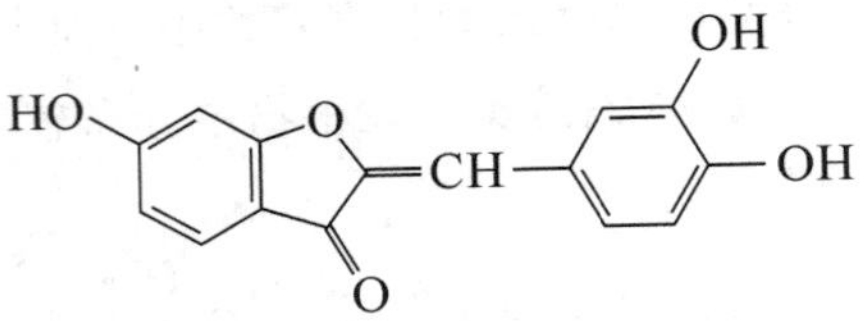

硫磺菊素

（八）双黄酮类

由 2 分子黄酮类衍生物聚合而成的二聚物称为双黄酮,如银杏叶中的银杏素、异银杏素、白果素等。

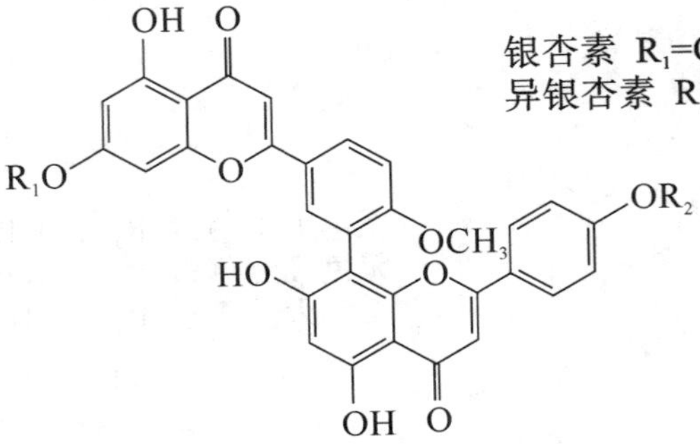

银杏素　R_1=CH_3　R_2=H
异银杏素　R_1=H　R_2=CH_3

此外,还有一些结构较为特殊的黄酮类化合物,如:①苯色原酮类,如决明子中的红镰霉素;②𠮿酮类,其母核为苯骈色原酮,如存在于芒果叶、知母叶中的异芒果素;③呋喃色原酮类,如存在于阿密茴种子和果实中的凯林。

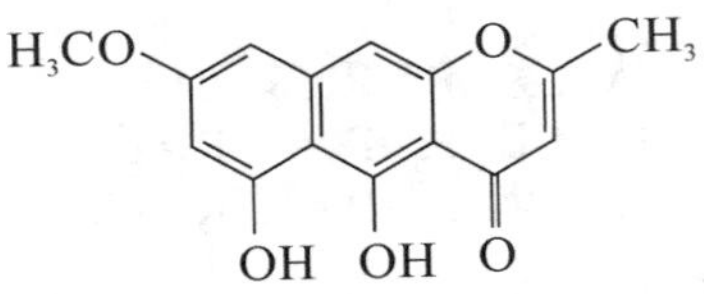

红镰霉素 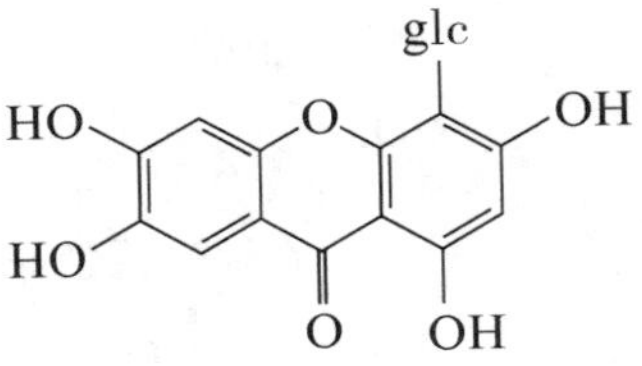　　　　　异芒果素 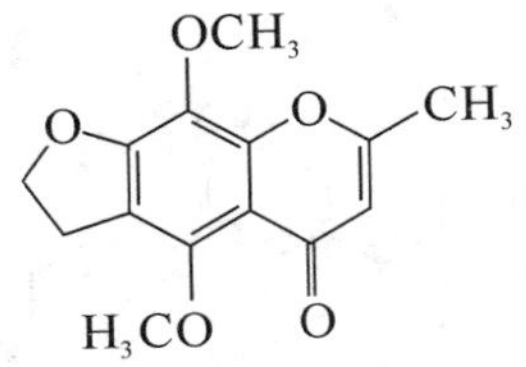　　　　　凯林

天然黄酮类化合物大部分与糖形成苷,A、B 环上常有羟基、甲氧基等取代基。组成黄酮苷的糖一般为单糖、双糖或三糖等。苷中糖的连接位点与苷元的结构类型有关,如黄酮醇的氧苷常为 3-、7-、3′-、4′-单糖链苷,或 3,7-、3,4′-及 7,4′-二糖链苷。此外其碳苷,如葛根素、牡荆素等,它们的糖连接在苷元的 C_8 位上。

二、黄酮苷的糖的结构与分类

天然黄酮类化合物多以苷的形式存在,且由于糖的种类、数量以及连接方式和连接位置的不同,可以组成各种各样的黄酮苷。

组成黄酮苷的糖主要包括以下几种。

（1）单糖:D-葡萄糖、D-半乳糖、D-木糖、L-鼠李糖、L-阿拉伯糖、D-葡萄糖醛酸等。

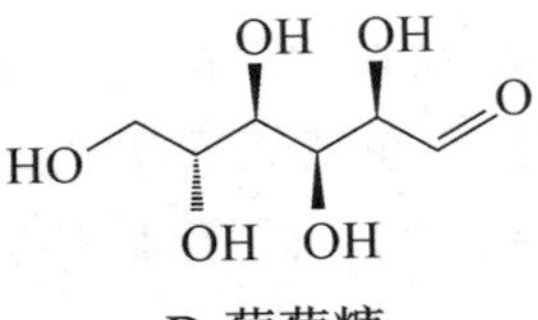

D-葡萄糖 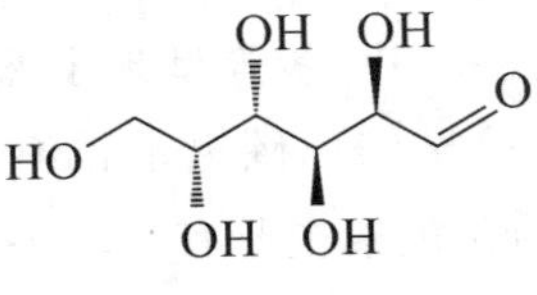　　　　　D-半乳糖 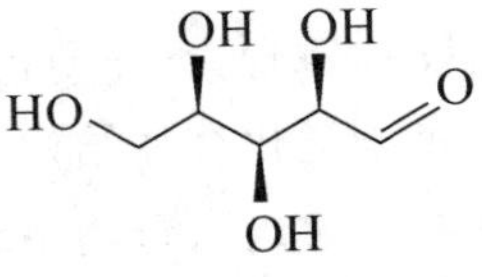　　　　　D-木糖

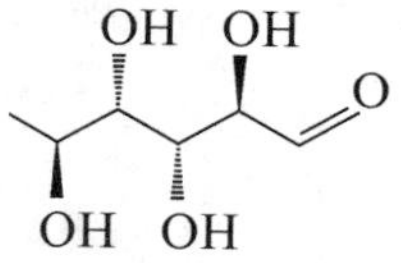

L-鼠李糖 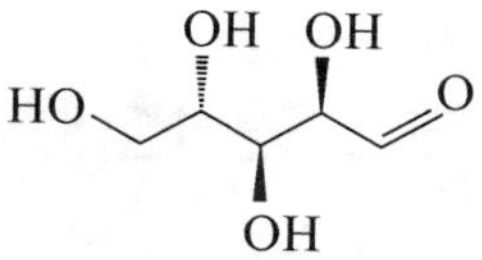　　　　　　　L-阿拉伯糖 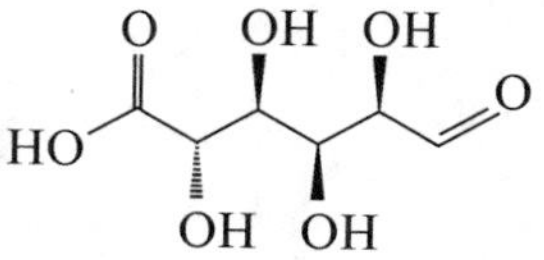　　　　　　　D-葡萄糖醛酸

（2）双糖：槐糖、新橙皮糖、龙胆二糖、芸香糖、刺槐二糖等。

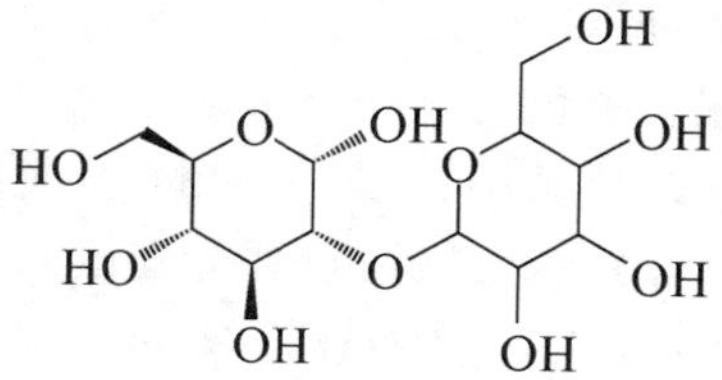

槐糖 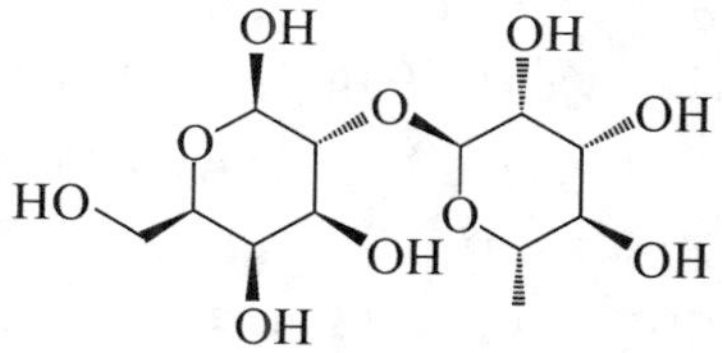　　　　　　　　　　　　　　　新橙皮糖

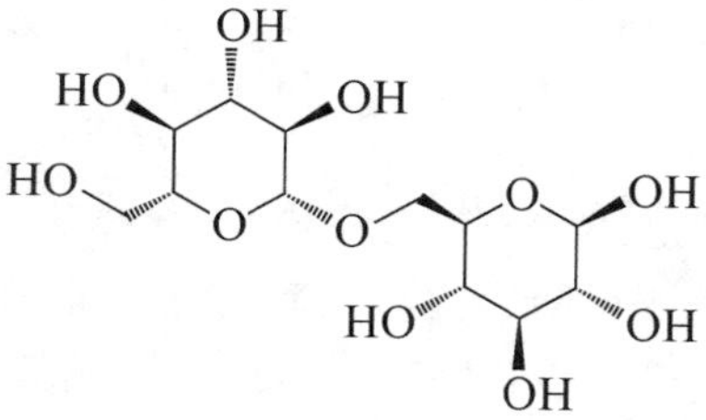

龙胆二糖 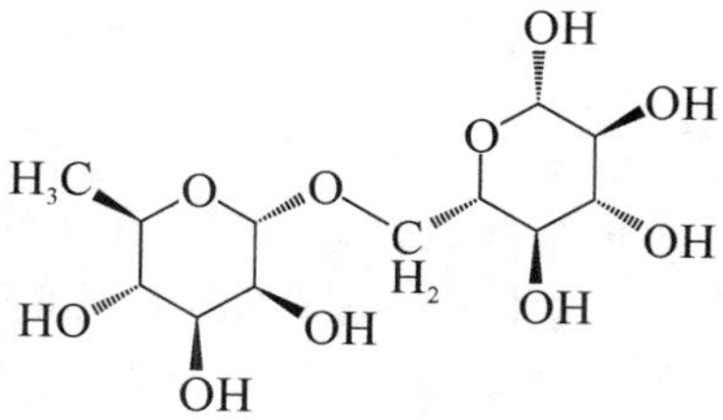　　　　　　　　　　　　芸香糖

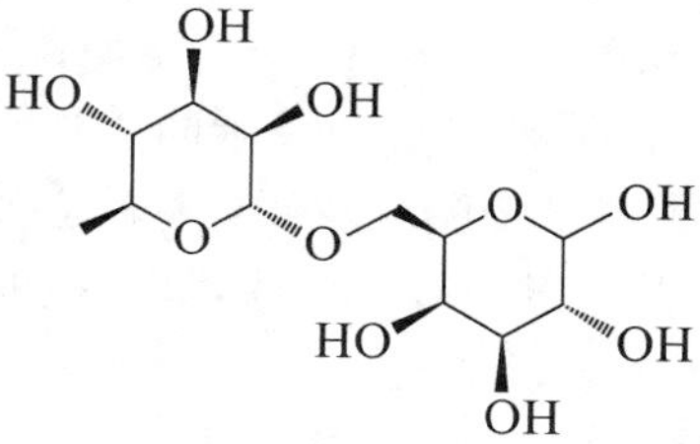

刺槐二糖

（3）三糖：龙胆三糖、槐三糖等。

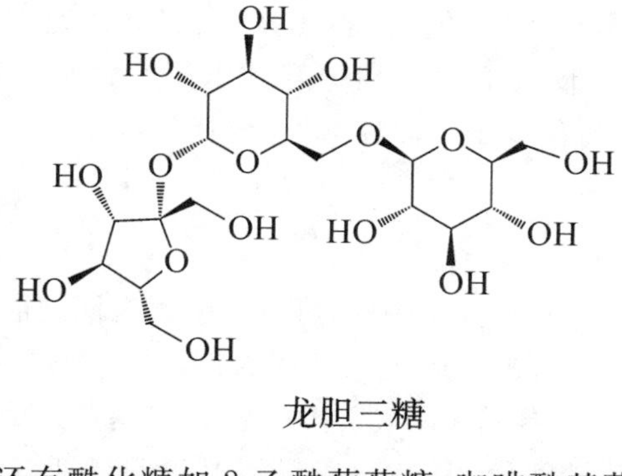

龙胆三糖 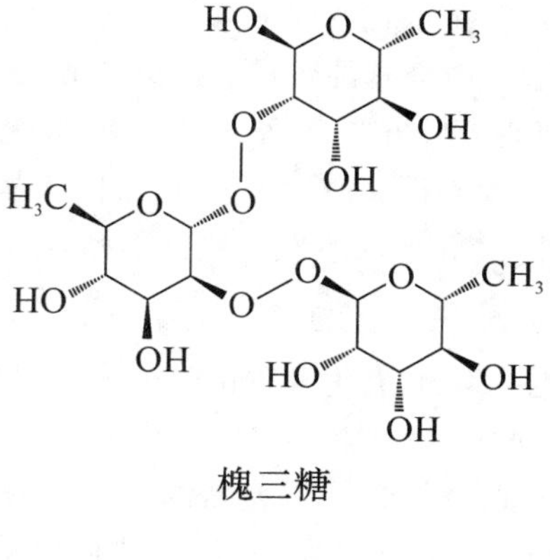　　　　　　　　　　　　槐三糖

此外还有酰化糖如 2-乙酰葡萄糖、咖啡酰基葡萄糖等。

边学边练：

黄酮类化合物的基本骨架是以下哪一个（　　　）。

A. 6C—3C—6C　　　　B. 6C—5C—6C　　　　C. 5C—3C—5C　　　　D. 6C—4C—6C

第二节 理 化 性 质

一、性状

1. 形态 多数黄酮类化合物为结晶性固体,少数(如黄酮苷)为无定形粉末。

2. 颜色 通常黄酮类化合物具有颜色,所呈颜色主要与结构中是否存在交叉共轭体系有关。此外,助色团(—OH、—OCH$_3$等)的种类、数目以及取代位置对颜色也有一定影响。一般情况下,黄酮、黄酮醇及其苷多呈灰黄色至黄色,查耳酮呈黄色至黄橙色;二氢黄酮、二氢黄酮醇、异黄酮因不具有交叉共轭体系或共轭链短,而不显色(如二氢黄酮、二氢黄酮醇)或显微黄色(如异黄酮);花色素及其苷的颜色随 pH 不同而改变,一般显红色(pH<7)、紫色(pH=8.5)、蓝色(pH>8.5)等颜色。

3. 旋光性 黄酮苷因结构中包含糖基,有旋光性,且多为左旋。此外,在游离的黄酮中,二氢黄酮、二氢黄酮醇、二氢异黄酮及黄烷醇等,因其结构中含手性碳原子,故均有旋光性,其他游离黄酮则通常不具旋光性。

二、溶解性

黄酮类化合物的溶解度因其结构及存在状态(如苷元、单糖苷、双糖苷、三糖苷等)不同而有很大差异。游离黄酮具有亲脂性,一般难溶或不溶于水,易溶于甲醇、乙醇、乙酸乙酯、乙醚等有机溶剂;黄酮苷则具有亲水性,一般易溶于热水、甲醇、乙醇,难溶于苯、乙醚、三氯甲烷、石油醚等亲脂性有机溶剂。游离黄酮及其苷都能溶于稀碱液中。此外,黄酮类化合物的溶解性还受以下因素的影响。

1. 空间构型的影响 在游离黄酮中,黄酮、黄酮醇、查耳酮等由于整个母核为一交叉共轭体系的平面型分子,分子间排列紧密,分子间隙小,分子间引力较大,故难溶于水;二氢黄酮及二氢黄酮醇等因分子中的 C 环具有近似于半椅式的结构,系非平面型分子,使分子与分子间排列不紧密,分子间引力降低,有利于水分子进入,故在水中溶解度稍大;异黄酮的 B 环受吡喃环羰基的立体阻碍,也不是平面型分子,故水溶性增大;花色素虽具有平面型结构,但因以离子形式存在,具有盐的通性,故亲水性较强,水溶性较大。

2. 游离黄酮的母核上取代基种类及数目的影响 通常情况下,母核上的羟基数目越多,则水溶性越大;甲氧基越多,脂溶性越大。故 5,6,7,8,3′,4′-六甲氧基黄酮(川陈皮素)甚至可溶于石油醚中,而普通的游离黄酮为多羟基化合物,一般不溶于石油醚。此外,羟基所处位置对溶解性也有一定的影响,如黄酮或黄酮醇的羟基在 C$_7$ 位或 C$_{4'}$ 位时,水溶性比羟基在其他位置时大。

3. 黄酮苷中糖基的数目及所处位置的影响 通常情况下糖基数目越多,则水溶性越大。分子结构中 3-羟基糖苷比相应的 7-羟基糖苷水溶性大。如槲皮素-3-O-葡萄糖苷的水溶性大于槲皮素-7-O-葡萄糖苷,主要是因 C$_3$-O-糖基与 C$_4$ 位羰基的立体障碍使分子平面性降低,而且 7-羟基也比 3-羟基极性大。此外,多糖苷水溶性一般比单糖苷大。

三、酸碱性

1. 酸性 黄酮类化合物由于分子中多具有酚羟基,因此多显酸性,可溶于碱性溶液、吡啶、甲酰胺及二甲基甲酰胺中。酚羟基数目及位置不同,其酸性强弱也不同。以黄酮为例,其一般规律如下:7,4′-二羟基黄酮>7-或 4′-羟基黄酮>一般酚羟基黄酮>5-羟基黄酮,其中 7,4′-二羟基黄酮因 p-π 共轭使此二酚羟基解离度增大,酸性增强而可溶于碳酸氢钠溶液;具有一般酚羟基者只溶于氢氧化钠溶液;仅有 C$_5$ 位酚羟基的黄酮则由于与 C$_4$ 位羰基形成分子内氢键使其解离度减小而导致酸性最弱。如 7,4′-二羟基黄酮可溶于 5% 的碳酸氢钠溶液,7-或 4′-羟基黄酮可溶于 5% 的碳酸钠溶液,一般酚羟基黄酮可溶于 0.2% 的氢氧化钠溶液,5-羟基黄酮可溶于 4% 的氢氧化钠溶液。此性质可用于黄酮的提取、分离及鉴定。

2. 碱性 黄酮母核的吡喃酮环 C$_1$ 位氧原子上有孤对电子,因此表现出微弱的碱性,能与强无机酸如浓硫酸、盐酸等生成𬭩盐,从而显示出特有的颜色,常用于鉴别。但此𬭩盐性质极不稳定,加水后即分解。

四、显色反应

黄酮类化合物的一系列显色反应多与其分子中的酚羟基及 γ-吡喃酮环有关。

(一)还原反应

1. 盐酸-镁粉(或锌粉)反应 此为鉴定黄酮类化合物最常用的颜色反应。方法是将样品溶于甲醇或乙醇中,加入少量的镁粉(或锌粉)振摇,滴加几滴浓盐酸,1～2 min 即可显色(必要时可微热)。多数黄酮、黄酮醇、二氢黄酮及二氢黄酮醇类化合物显红色到紫红色,少数显蓝色或绿色,特别是当 B 环上有—OH 或—OCH$_3$ 取代时,呈现的颜色亦即随之加深。但查耳酮、橙酮、儿茶素无此显色反应;异黄酮除少数外,其余不显色。需注意花色素及部分查耳酮、橙酮等,单纯与其中的浓盐酸作用也会发生颜色改变(假阳性反应),因此必要时须做空白对照实验以排除干扰,即供试液中只加浓盐酸不加镁粉,若仍变为红色,说明供试液中含花色素类或某些橙酮、查耳酮类化合物。此外,用该反应对植物粗提取液进行预试时,为避免提取液本身的颜色干扰,可观察升起的泡沫颜色,若泡沫呈红色,表明为阳性反应。

2. 四氢硼钠反应 该反应是检识二氢黄酮和二氢黄酮醇类专属性较强的显色反应,反应呈现红色至紫红色,其他黄酮类均不发生反应。该反应可在试管中进行:取样品 1～2 mg 溶于甲醇中,加 NaBH$_4$ 10 mg,再滴加 1％盐酸,呈紫色至紫红色,也可进行纸斑反应。

(二)与金属盐类试剂的络合反应

黄酮类化合物分子中若存在 3-羟基、4-羰基、5-羟基、4-羰基或邻二酚羟基,即可与多种金属盐类试剂如铝盐、镁盐、锆盐、铅盐等生成有色络合物或有色沉淀,有的还产生荧光。

1. 铝盐 将样品的乙醇溶液和 1％三氯化铝乙醇液在滤纸、薄层色谱或试管中进行反应,生成的络合物多呈黄色,置于紫外灯下可见鲜黄色荧光,但 4′-羟基黄酮醇或 7,4′-二羟基黄酮醇呈现天蓝色荧光。

5-羟基黄酮铝络合物 　　　　　　　黄酮醇铝络合物

2. 镁盐 以 1％醋酸镁甲醇溶液为显色剂,此反应可在纸上进行。在纸上滴加 1 滴黄酮类供试液,喷以醋酸镁甲醇溶液,加热干燥,置紫外灯下观察。二氢黄酮和二氢黄酮醇类可呈天蓝色荧光,若具有 5-羟基,色泽更明显,而黄酮、黄酮醇及异黄酮类则分别显黄色、橙黄色、褐色。

3. 锆盐 将样品的乙醇溶液和 2％二氯氧锆甲醇溶液反应,黄酮类化合物分子中有游离的 3-羟基或 5-羟基存在时均可生成黄色锆盐络合物;再加入 2％枸橼酸甲醇溶液,如黄色不减退,表示有 3-羟基或 3,5-二羟基;如果黄色显著减退,表示无 3-羟基。此反应可用于鉴别黄酮类化合物分子中 3-羟基或 5-羟基的存在。

此反应也可在滤纸上进行,得到的锆盐络合物斑点多呈黄绿色并有荧光,其结构如下:

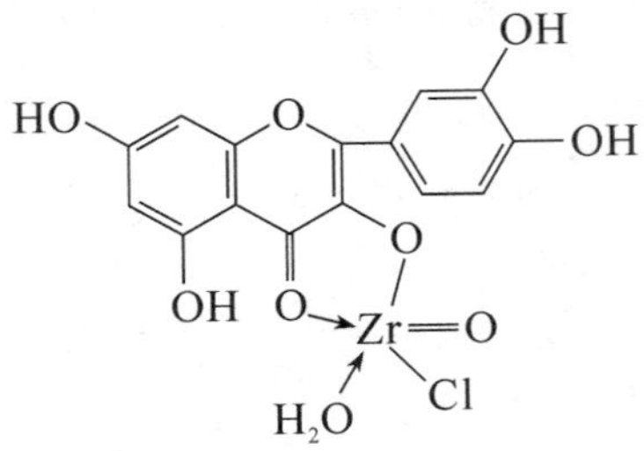

锆盐络合物

4. 铅盐　将样品的乙醇溶液与1%醋酸铅或碱式醋酸铅溶液反应,生成的络合物多为黄色至红色沉淀(黄酮铅络合物)。碱式醋酸铅的沉淀范围更广,只要分子中有酚羟基或羧基,都可与之生成沉淀。此性质不仅可用于鉴定,也可用于提取与分离。

5. 三氯化铁反应　三氯化铁的水溶液或醇溶液是常用的酚类显色剂。多数黄酮类化合物分子中含有酚羟基,故可与三氯化铁水溶液或醇溶液发生显色反应,但一般仅在含有氢键缔合的酚羟基时,才呈明显颜色。黄酮类化合物依分子中所含的酚羟基数目及位置的不同,可呈现紫色、绿色、蓝色等不同颜色。

(三) 硼酸显色反应

黄酮类化合物分子中含有—C—C—C—结构时,在无机酸或有机酸存在的条件下,可与硼酸反应,显亮黄色。一般在草酸存在时显黄色并具有绿色荧光,但在枸橼酸丙酮存在的条件下,则只显黄色而无荧光。5-羟基黄酮及2′-羟基查耳酮类的结构符合上述要求,故呈阳性反应,利用此反应可将5-羟基黄酮、2′-羟基查耳酮类化合物与其他类型的黄酮类化合物进行区别。

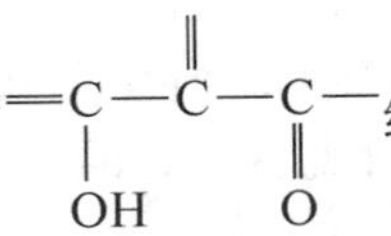

边学边练:

根据结构分析以下哪个化合物的水溶性最强(　　)。

A. 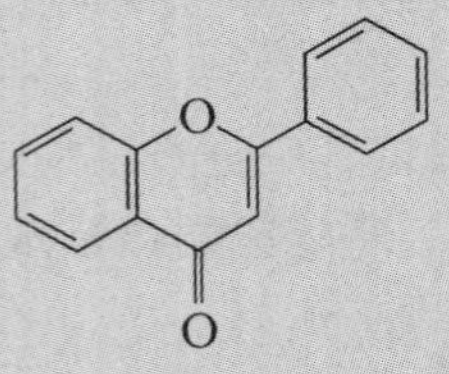　　　　　　　　　B.

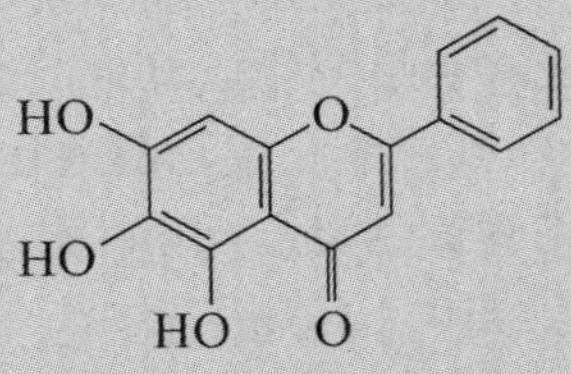

C. 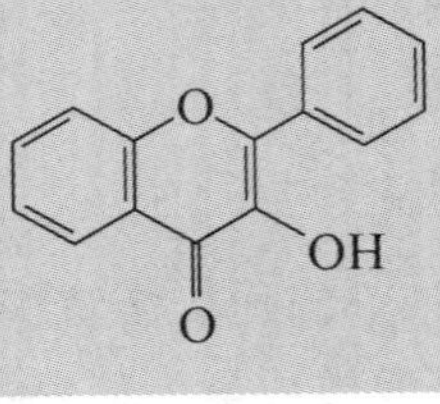　　　　　　　　　D.

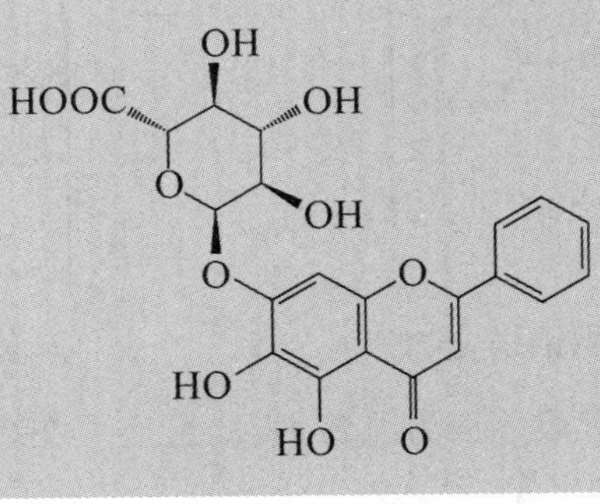

(四) 碱性试剂显色反应

将黄酮类化合物的乙醇溶液滴于滤纸上,干燥后喷以碳酸钠溶液或暴露于氨气中,能显黄色、橙色或红色等颜色,且显色情况与化合物类型有关。因此,观察用碱性试剂处理后的颜色变化情况,对于鉴别黄酮类化合物类型有一定意义。此外,利用碱性试剂显色反应还可帮助鉴别分子中的某些结构特征:①黄酮类在冷和热的氢氧化钠溶液中能显黄色至橙色;②查耳酮类或橙酮类在碱性溶液中能很快显红色或紫红色;③二氢黄酮类在碱性条件下开环后变成查耳酮,故二氢黄酮类在冷碱中显黄色至橙色,放置一段时间或加热则显深红色至紫红色;④黄酮醇类在碱液中先显黄色,当溶液中通入空气后,因 3-羟基易氧化,溶液立即转变为棕色。此外,在纸斑反应中,所用的碱性试剂如果是碳酸钠或氢氧化钠溶液,颜色变化较稳定;若是用氨气熏蒸处理后发生的颜色变化则不稳定,较易褪色。

第三节 提取与分离

一、黄酮类化合物的提取

黄酮及其苷在植物体内存在的部位不同,如在植物的花、叶、果实等组织中,一般多以苷的形式存在,而在木质部等坚硬组织中,多以游离形式存在。黄酮类化合物的提取,主要是根据被提取物的性质来选择合适的提取溶剂。大多数游离的黄酮类化合物宜用极性较小的有机溶剂提取,黄酮苷以及极性较大的游离黄酮一般可用丙酮、乙醇、甲醇、水或某些极性较大的混合溶剂如甲醇(乙醇)-水(1:1)进行提取。在提取花色素类化合物时,可加入少量酸(如 0.1% 盐酸)。但提取一般黄酮苷时,则应当慎用,以免发生水解反应,为了避免在提取过程中黄酮苷发生水解,常按一般提取苷的方法预先破坏酶的活性。

(一)亲水性有机溶剂提取法

黄酮类化合物的苷及极性较大的苷元(如羟基黄酮、双黄酮、橙酮、查耳酮等),可选用不同浓度的甲醇、乙醇、丙酮或极性大的混合溶剂进行提取,一些多糖苷还可用沸水进行提取。沸水提取法经济、安全,适合工业化生产,但产物中的亲水性杂质也较多。对于在冷、热水中溶解度相差较大的黄酮苷,沸水提取法尤其适宜,如从槐米中提取芦丁。

(二)亲脂性有机溶剂提取法

大多数苷元可用极性较小的有机溶剂,如三氯甲烷、乙醚、乙酸乙酯等进行提取。在提取多甲氧基黄酮的游离苷元时甚至可用甲苯来提取。

(三)碱溶酸沉法

黄酮类化合物结构中多含有酚羟基,具有一定的酸性,故可用碱性溶液如碳酸钠、氢氧化钠、氢氧化钙溶液或碱性稀醇(如 50% 的乙醇)浸出提取,浸出液经酸化处理后即可析出黄酮类化合物。稀氢氧化钠溶液虽浸出能力强,但浸出的杂质也较多,实际操作中由于浸出液酸化后先析出的沉淀物多半是杂质,所以可在酸化后的 30 min 内迅速滤除这部分杂质,滤液继续静置,此时可析出较纯的黄酮类化合物。氢氧化钙溶液(石灰水)能与含多个酚羟基的鞣质以及含有羧基的果胶、黏液质等杂质生成钙盐的沉淀,因而不被溶出,有利于浸出液的纯化处理(如从槐米中提取芦丁)。但石灰水的浸出效果通常不如稀氢氧化钠溶液,且某些黄酮类成分也能与石灰水生成不溶性物质而无法溶出。5% 氢氧化钠乙醇溶液的浸出效果虽较好,但浸出液酸化后,析出的黄酮类化合物在稀醇中仍有一定的溶解度,会降低产品收率。

使用碱性溶剂提取时,需注意碱的浓度不宜过高,以免在强碱条件下加热时破坏黄酮类化合物母核。酸化时,酸性也不宜过强,否则会导致已析出的黄酮类化合物因生成𨦡盐而重新溶解,降低产品收率。此外,如果待提取的成分中含有邻二酚羟基,则需加硼酸进行保护。

二、黄酮类化合物的分离

黄酮类化合物的分离主要是黄酮类化合物与非黄酮类化合物的分离,也包括黄酮类化合物中各单体的分离。黄酮类化合物的分离主要依据其极性差异、酸性强弱、分子量大小和有无特殊结构等,采用适宜的分离方法。

(一)溶剂萃取法

中药材的水提取液或醇提取液中由于所含成分复杂,其中的黄酮类化合物往往不会直接析出,可先将提取液浓缩,而后对浓缩液(浓缩后已为浓水液)依次用不同极性的溶剂(由低到高的顺序)分别萃取,可达到初步分离的目的。如可先用石油醚萃取除去叶绿素、胡萝卜素等脂溶性杂质,再用乙醚萃取出游离黄酮,最后用乙酸乙酯萃取出黄酮苷。还可分别对乙醚萃取液和乙酸乙酯萃取液做进一步处理,如分取乙醚层,回收溶剂,进一步用极性小的溶剂分步重结晶,可得极性不同的黄酮类成分,也可使用其他方法继续分离。

(二) pH 梯度萃取法

本法适用于酸性强弱不同的游离黄酮类化合物的分离。根据黄酮类化合物酚羟基数目及位置不同,其酸性强弱也不同的性质,将混合物溶于有机溶剂(如乙醚)后,依次用 5% NaHCO$_3$、5% Na$_2$CO$_3$、0.2% NaOH 及 4% NaOH 溶液萃取,以达到分离的目的。一般规律如下。

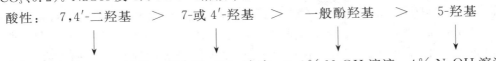

酸性: 7,4'-二羟基 > 7-或 4'-羟基 > 一般酚羟基 > 5-羟基

溶于:5% NaHCO$_3$ 溶液　5% Na$_2$CO$_3$ 溶液　0.2% NaOH 溶液　4% NaOH 溶液

(三) 柱色谱法

用于分离黄酮类化合物的色谱柱常用的填充剂有硅胶、聚酰胺和葡聚糖凝胶,此外亦可使用纤维素粉、氧化铝、氧化镁、硅藻土等。

1. 硅胶柱色谱法　该法应用广泛,主要用于分离极性小的游离黄酮,可用有机溶剂作为洗脱剂,如不同比例的三氯甲烷-甲醇混合溶剂等。少数情况下,对于黄酮苷,因极性较大,可将硅胶加水去活后使用,并用含水溶剂系统进行洗脱,如三氯甲烷-甲醇-水或乙酸乙酯-甲醇-水等。

2. 聚酰胺柱色谱法　聚酰胺对各种黄酮类化合物(包括黄酮苷和游离黄酮)有较好的分离效果,且其容量比较大,适用于制备性分离。聚酰胺的吸附强度主要取决于黄酮类化合物分子中酚羟基的数目与位置等及溶剂与黄酮类化合物或与聚酰胺之间形成氢键缔合能力的大小。溶剂分子与聚酰胺或黄酮类化合物形成氢键缔合的能力越强,聚酰胺对黄酮类化合物的吸附作用将越弱。黄酮类化合物从聚酰胺柱上洗脱时大体有下列规律。

(1) 当苷元相同时,洗脱的先后顺序一般为三糖苷、双糖苷、单糖苷、苷元。

(2) 不同类型的黄酮类化合物,洗脱的先后顺序一般为异黄酮、二氢黄酮醇、黄酮、黄酮醇。

(3) 黄酮类化合物分子中的酚羟基数目越多,被吸附力越强,则洗脱速度越慢,例如桑色素的被吸附力大于山柰酚。

(4) 当酚羟基所处位置易形成分子内氢键时,则被吸附力减小,洗脱速度加快。

(5) 黄酮类化合物结构中芳香化程度越高,则共轭双键越多,被吸附力则越强。故查耳酮比相应的二氢黄酮被吸附力强,难洗脱,例如橙皮查耳酮的被吸附力大于橙皮素。

(6) 分离游离黄酮和黄酮苷的混合物时,洗脱顺序与流动相种类关系如下:若以含水溶剂(如甲醇-水)为洗脱剂,则苷比苷元先洗脱;以有机溶剂(如三氯甲烷-甲醇)为洗脱剂,则苷元比苷先洗脱。这是由于聚酰胺具有双重色谱性能,其分子既有非极性的脂肪链,又有极性的酰胺基,当使用极性流动相(如含水溶剂系统)洗脱时,聚酰胺就作为非极性固定相,此时的色谱行为类似反相分配色谱,因苷的极性大于苷元,故苷比苷元先洗脱。当用有机溶剂(如三氯甲烷-甲醇)洗脱时,聚酰胺则作为极性固定相,此时的色谱行为类似正相分配色谱,因苷元比苷极性小,故苷元比苷先洗脱。

(7) 洗脱剂种类:聚酰胺在下列溶剂中与化合物形成氢键的能力依次减弱:水→甲醇或乙醇(浓度由低到高)→丙酮→稀氢氧化钠溶液或氨水→甲酰胺→二甲基甲酰胺(DMF)→尿素溶液,因此这些溶剂在聚酰胺柱上的洗脱能力依次增强。

当使用聚酰胺柱分离游离黄酮时,洗脱剂可采用三氯甲烷-甲醇-丁酮-丙酮(40∶20∶5∶1)或苯-石油醚-丁酮-甲醇(60∶26∶3.5∶3.5)等混合溶剂;从粗制提取物中分离黄酮苷时,可用甲醇-水或乙醇-水等混合溶剂洗脱。

3. 葡聚糖凝胶柱色谱法　分离黄酮类化合物使用的凝胶主要有两种类型:Sephadex G 和

Sephadex LH-20。分离游离黄酮时,主要靠吸附作用,利用凝胶对黄酮类化合物的吸附力强弱不同而分离,吸附力强弱取决于黄酮类分子中酚羟基的数目,酚羟基越多,吸附力越强,则越难洗脱。分离黄酮苷时则主要靠分子筛作用,按分子量由大到小的顺序先后洗脱。表 7-1 所示为部分黄酮类化合物在 Sephadex LH-20 上的洗脱规律。

表 7-1 部分黄酮类化合物在 Sephadex LH-20(甲醇洗脱)上的 V_e/V_o

黄酮类化合物	取 代 特 点	V_e/V_o
山奈酚-3-半乳糖鼠李糖-7-鼠李糖苷	三糖苷	3.3
槲皮素-3-芸香糖苷	双糖苷	4.0
槲皮素-3-鼠李糖苷	单糖苷	4.9
芹菜素	$5,7,4'$-三羟基	5.3
木犀草素	$5,7,3',4'$-四羟基	6.3
槲皮素	$3,5,7,3',4'$-五羟基	8.3
杨梅素	$3,5,7,3',4',5'$-六羟基	9.2

注:V_e 为洗脱试样时需要的溶剂总量或洗脱体积;V_o 为柱子的空体积。V_e/V_o(相对洗提率)的值越小,表明化合物越容易被洗脱下来。表中数据表明,苷元的羟基数目越多,则 V_e/V_o 越大,越难以洗脱;而黄酮苷上连接的糖数目越多,则 V_e/V_o 越小,越容易洗脱。

葡聚糖凝胶柱色谱常用的洗脱剂:①碱性溶液(如 0.1 mol/L $NH_3 \cdot H_2O$),盐溶液(0.5 mol/L NaCl 溶液)等。②醇及含水醇,如甲醇、甲醇-水(不同比例)、叔丁醇-甲醇(3:1)、乙醇等。③其他溶剂,如含水丙酮、甲醇-三氯甲烷等。

边学边练:
聚酰胺对多种黄酮类化合物均有较好的分离效果,且其容量比较大,适用于制备性分离,请大家总结下黄酮类化合物在聚酰胺柱上的洗脱速度有哪些影响因素,都起的何种作用。

第四节 含黄酮类化合物的常用中药

一、黄芩

黄芩为唇形科植物黄芩 *Scutellaria baicalensis* Georgi 的干燥根。其为常用清热解毒药,具有清热燥湿、泻火解毒、止血、安胎的功效,用于湿温、暑湿、胸闷呕恶、湿热痞满、泻痢、黄疸、肺热咳嗽、高热烦渴、血热吐衄、痈肿疮毒、胎动不安等的治疗。

(一)主要化学成分及理化性质

黄芩为唇形科植物黄芩的根,从中分离出的黄酮类化合物有黄芩苷、黄芩素、汉黄芩苷、汉黄芩素、木蝴蝶素 A 等 20 多种。其中黄芩苷(4.0%~5.2%)是主要有效成分,有抗菌消炎、降低转氨酶水平等作用。黄芩苷元的磷酸酯钠盐可用于治疗过敏、哮喘等疾病。

黄芩素

汉黄芩素

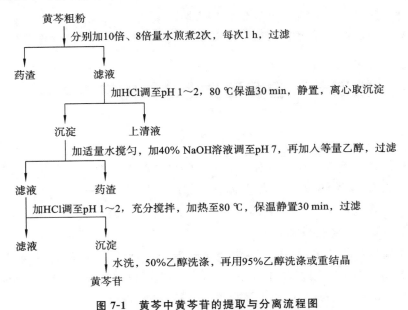

黄芩苷   汉黄芩苷

黄芩苷为淡黄色针状晶体,几乎不溶于水,也难溶于甲醇、乙醇、丙酮等有机溶剂,可溶于碳酸氢钠溶液、碳酸钠溶液、氢氧化钠溶液等碱性溶液,易溶于二甲基甲酰胺、吡啶等碱性溶剂。黄芩苷不宜被酸水解,但容易被植物体内的黄芩酶水解,生成黄芩素。黄芩素易溶于甲醇、乙醇、丙酮、乙酸乙酯,微溶于乙醚、三氯甲烷,溶于稀氢氧化钠溶液。黄芩素分子中具有邻三酚羟基,易被氧化成醌类化合物而显绿色,这是保存或炮制不当时黄芩变绿的主要原因。在提取与分离黄芩苷的过程中要注意防止酶解和氧化。

(二) 黄芩中黄芩苷的提取与分离

黄芩苷的提取与分离原理:①黄芩苷在植物中多以镁盐的形式存在,故水溶性较大,可用水作为提取溶剂。为防止酶解,可用沸水提取。②提取液加酸酸化,使黄芩苷盐变成有游离羧基的黄芩苷,因在酸性溶液中难溶而沉淀析出,初步与杂质分离。③所得的沉淀加碱性溶液溶解,用等量的乙醇进一步沉淀去除杂质。经醇沉除杂的滤液酸化沉淀,可得到较纯的黄芩苷粗品,进一步重结晶后得黄芩苷纯品。黄芩苷的提取与分离流程如图 7-1 所示。

```
                        黄芩粗粉
                          │ 分别加10倍、8倍量水煎煮2次,每次1 h,过滤
               ┌──────────┴──────────┐
              药渣                   滤液
                                      │ 加HCl调至pH 1~2,80 ℃保温30 min,静置,离心取沉淀
                           ┌──────────┴──────────┐
                          沉淀                  上清液
                           │ 加适量水搅匀,加40% NaOH溶液调至pH 7,再加入等量乙醇,过滤
                ┌──────────┴──────────┐
               滤液                  药渣
                │ 加HCl调至pH 1~2,充分搅拌,加热至80 ℃,保温静置30 min,过滤
      ┌─────────┴─────────┐
     滤液                 沉淀
                           │ 水洗,50%乙醇洗涤,再用95%乙醇洗涤或重结晶
                         黄芩苷
```

图 7-1 黄芩中黄芩苷的提取与分离流程图

(三) 提取、分离技术在黄芩质量标准中的应用

黄芩的薄层色谱鉴别:取供试黄芩药材粉末 1 g,加入乙酸乙酯-甲醇(3∶1)的混合溶液 30 mL,加热回流 30 min,放冷,过滤,滤液蒸干,残渣加甲醇 5 mL 使溶解,取上清液作为供试品溶液。再取黄芩对照药材 1 g,同上法制成对照药材溶液。再取黄芩苷对照品、黄芩素对照品、汉黄芩素对照品,加甲醇分别制成每 1 mL 含 1 mg、0.5 mg、0.5 mg 的溶液,作为对照品溶液。照薄层色谱法试验,吸取上述供试品溶液、对照药材溶液各 2 μL 及上述三种对照品溶液各 1 μL,分别点于同一聚酰胺薄膜上,以甲苯-乙酸乙酯-甲醇-甲酸(10∶3∶1∶2)为展开剂,预饱和 30 min,展开,取出,晾干,置紫外灯(365

nm)下检视。供试品色谱中,在与对照药材色谱相应的位置上,若显相同颜色的斑点,说明供试药材为黄芩;在与对照品色谱相应的位置上,若显三个相同颜色的斑点,说明供试药材中含有黄芩苷、黄芩素、汉黄芩素的成分。

拓展阅读

黄芩的炮制方法及原理

取一定量黄芩原药材,去除杂质并将其洗净。将药材按大小分档,而后将其放入蒸制容器中进行隔水加热,蒸至"圆汽"后等半小时,待其质地软化后取出,趁热将其切成薄片,最后对其进行干燥收藏。或将洗净的黄芩放入沸水中煮 10 min 左右取出,将其闷 8～12 h,待药材内外湿度基本一致时,将其切成薄片,最后对其进行干燥收藏。

黄芩中含有一种遇到温水或冷水就会使黄芩变绿的酶,该酶在湿度与温度达到一定条件时,就会对黄芩中的汉黄芩苷与黄芩苷产生酶解作用,从而生成汉黄芩素、黄芩素。黄芩素是邻三酚羟基黄酮中的一种,其稳定性较差,遇氧就会变绿。经过冷水浸泡的黄芩酶活性较强,因此,最好将其蒸 1 h 或煮 10 min 后再闷润切片,通过蒸煮黄芩酶就会失活,这样做既有助于药品的保管,同时还可以确保药品的质量安全。

二、银杏叶

银杏叶为银杏科植物银杏 *Ginkgo biloba* L. 的干燥叶。其具有活血化瘀、通络止痛、敛肺平喘、化浊降脂的功能,用于瘀血阻络、胸痹心痛、中风偏瘫、肺虚咳喘、冠心病、心绞痛、高脂血症等的治疗。

(一)主要化学成分

银杏叶的主要化学成分为黄酮类和萜内酯类化合物。银杏叶中的黄酮类化合物根据其结构可分为三种结构类型,即单黄酮类如山奈酚及其苷、槲皮素及其苷、异鼠李素及其苷等,双黄酮类如银杏双黄酮(银杏素)、去甲银杏双黄酮、金松双黄酮、穗花杉双黄酮等,以及儿茶素类。银杏叶中的黄酮类化合物可以扩张血管,增加冠状动脉及脑血管流量,降低血液黏度,改善脑循环,是治疗心脑血管疾病的有效药物;萜内酯类化合物是 PAF 受体特异性拮抗剂。

(二)银杏叶中总黄酮的提取

银杏叶现多用其总提取物,提取物中以黄酮类化合物为主,含少量萜内酯类化合物。银杏叶总黄酮的提取工艺研究较多,主要的提取方法有丙酮提取法、乙醇提取法、水提取法、超临界 CO_2 萃取法等,目前国内多采用乙醇-大孔树脂法。乙醇-大孔树脂法提取流程如图 7-2 所示。

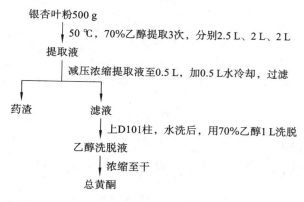

图 7-2 银杏叶中总黄酮的提取流程图(乙醇-大孔树脂法)

流程解析:①银杏叶中的黄酮苷、黄酮苷元等成分在 70%乙醇中均有较好的溶解度,故采用 70%乙醇在 50 ℃条件下进行温浸提取。②提取液经浓缩后加水,可以沉淀去除一些水不溶性杂质。③滤液上大孔树脂柱后,先用水洗除去水溶性杂质,再用 70%乙醇洗下所需的黄酮类成分。

（三）提取、分离技术在银杏叶质量标准中的应用

《中国药典》（2020年版）采用高效液相色谱法测定银杏叶中总黄酮醇苷的含量，作为银杏叶质量控制的标准，具体如下。

1. 色谱条件与系统适用性试验　以十八烷基硅烷键合硅胶为填充剂；以甲醇-0.4％磷酸溶液（50∶50）为流动相；检测波长为360 nm。理论板数按槲皮素峰计算应不低于2500。

2. 对照品溶液的制备　分别取槲皮素对照品、山奈酚对照品、异鼠李素对照品适量，精密称定后，加甲醇分别制成每1 mL各含槲皮素30 μg、山奈酚30 μg、异鼠李素20 μg的溶液，即得。

3. 供试品溶液的制备　取银杏叶中粉约1 g，精密称定后，置于索氏提取器中，加三氯甲烷回流提取2 h，弃去三氯甲烷液，将药渣挥干，加甲醇回流提取4 h，提取液蒸干后，残渣加甲醇-25％盐酸溶液（4∶1）25 mL，加热回流30 min后，放冷，回流液转移至50 mL容量瓶中，并加甲醇至刻度，摇匀，即得。

4. 测定法　分别精密吸取对照品溶液与供试品溶液各10 μL，注入液相色谱仪，测定，分别计算槲皮素、山奈酚和异鼠李素的含量，按下式换算成总黄酮醇苷的含量。

$$总黄酮醇苷含量＝（槲皮素含量＋山奈酚含量＋异鼠李素含量）×2.51$$

银杏叶按干燥品计算，含总黄酮醇苷不得少于0.40％。

三、槐米

（一）主要化学成分及理化性质

槐米为豆科植物槐 *Sophora japonica* L. 的干燥花蕾。其主要有效成分为芸香苷（又称芦丁），有维生素P样作用，能保持和恢复毛细血管的正常弹性，临床上常用作治疗高血压的辅助药和毛细血管脆性所致出血的止血药。近代研究显示槐米中芦丁的含量可高达23.5％，但花开放后含量可降低至13％。

芦丁为淡黄色的粉末或细微针状晶体，常含3分子结晶水，加热至185 ℃以上熔融继而分解。其在冷水中溶解度为1∶10000、沸水中1∶200、冷乙醇中1∶650、沸乙醇中1∶60，可溶于乙醇、丙酮、乙酸乙酯、吡啶和碱性溶液，不溶于石油醚、苯、三氯甲烷及乙醚。

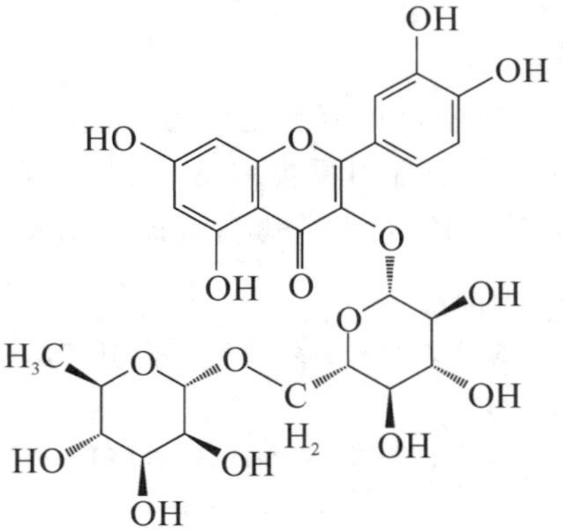

芸香苷（芦丁）

（二）槐米中芦丁的提取

1. 水提取法　利用槐米中的芦丁在冷水和热水中溶解度的差异进行提取与精制。流程如图7-3所示。

2. 碱溶酸沉法　芦丁分子中包含多个酚羟基，具有一定的酸性，易溶于碱性溶液，酸化后又可析出，因此可用碱溶酸沉法提取芦丁。但芦丁分子中具有邻二酚羟基，性质不太稳定，易氧化分解而变为暗褐色，在碱性条件下更易氧化，故用碱性溶液加热提取芦丁时，可加入少量硼砂，以达到保护邻二酚羟基的目的。流程如图7-4所示。

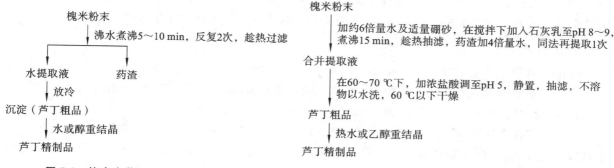

图 7-3 槐米中芦丁的水提取法流程图   图 7-4 槐米中芦丁的碱溶酸沉法流程图

（三）提取、分离技术在槐米质量标准中的应用

《中国药典》（2020 年版）采用紫外-可见分光光度法测定槐米中总黄酮的含量，作为槐米质量控制的标准，具体如下。

1. 对照品溶液的制备 取芦丁对照品 50 mg，精密称定，置于 25 mL 容量瓶中，加甲醇适量，置水浴上微热使溶解，放冷，加甲醇至刻度，摇匀。精密量取 10 mL，置于 100 mL 容量瓶中，加水至刻度，摇匀，即得（每 1 mL 中含芦丁 0.2 mg）。

2. 标准曲线的制备 精密量取对照品溶液 1 mL、2 mL、3 mL、4 mL、5 mL 与 6 mL，分别置于 25 mL 容量瓶中，各加水至 6.0 mL，加 5％亚硝酸钠溶液 1 mL，混匀，放置 6 min，加 10％硝酸铝溶液 1 mL，摇匀，放置 6 min，加氢氧化钠试液 10 mL，再加水至刻度，摇匀，放置 15 min。以相应的试剂为空白，照紫外-可见分光光度法（通则 0401），在 500 nm 波长处测定吸光度，以吸光度为纵坐标、浓度为横坐标，绘制标准曲线。

3. 测定法 取槐米粗粉约 1 g，精密称定，置于索氏提取器中，加乙醚适量，加热回流至提取液无色，放冷，弃去乙醚液。再加甲醇 90 mL，加热回流至提取液无色，转移至 100 mL 容量瓶中，用甲醇少量洗涤容器，洗液并入同一容量瓶中，加甲醇至刻度，摇匀。精密量取 10 mL，置于 100 mL 容量瓶中，加水至刻度，摇匀。精密量取 3 mL，置于 25 mL 容量瓶中，照标准曲线制备项下的方法，自"加水至 6.0 mL"起，依法测定吸光度，从标准曲线上读出供试品溶液中含芦丁的质量（μg），计算，即得。

槐米按干燥品计算，含总黄酮以芦丁计，不得少于 20.0％。

四、其他含有黄酮类化合物的常用中药

（一）葛根

葛根为豆科植物野葛 *Pueraria lobata*（Willd.）Ohwi 的干燥根。其具有解肌退热、生津、透疹、升阳止泻的作用。葛根含异黄酮类化合物，主要成分有大豆素、大豆苷、大豆素-7,4'-二葡萄糖苷、葛根素、葛根素-7-木糖苷。《中国药典》（2020 年版）以葛根素为指标成分进行定性鉴定和含量测定。

葛根总异黄酮有增加冠状动脉血流量及降低心肌耗氧量等作用。大豆素具有雌激素样作用及类似罂粟碱的解痉作用。大豆素、大豆苷及葛根素均能缓解高血压患者的头痛症状，用于治疗外感发热头痛、高血压颈项强痛、冠心病心绞痛、早期突发性耳聋、强直性脊柱炎、泄泻等病症。现代医学研究表明，葛根中的葛根素对高血压、高脂血症、高血糖等心脑血管疾病有一定疗效。

（二）蜂胶

蜂胶为蜜蜂科昆虫意大利蜂 *Apis mellifera* L. 工蜂采集的植物树脂与其上颚腺、蜡腺等分泌物混合形成的具有黏性的团块状或不规则碎块状胶状物，呈青绿色、棕黄色、棕红色、棕褐色或深褐色。其具有补虚弱、化浊脂、止消渴的功效，外用可解毒消肿、收敛生肌。其可用于体虚早衰、高脂血症、消渴；外治皮肤皲裂、烧烫伤。蜂胶中富含黄酮类、酚酸类化合物，具有良好的抗炎活性与免疫调节活性。

蜂胶中的黄酮类成分是蜂胶的主要有效成分，目前已知的黄酮类化合物有白杨素、高良姜素、乔

松素、槲皮素、白藜芦醇、芦丁等。蜂胶中黄酮类成分含量的高低,是衡量蜂胶品质的主要指标。《中国药典》(2020 年版)将白杨素、高良姜素、乔松素等作为指标成分进行定性鉴定和含量测定。

(三) 红花

红花为菊科植物红花 *Carthamus tinctorius* L. 的干燥花。本品为不带子房的管状花,长 1～2 cm。表面红黄色或红色,气微香,味微苦。红花具有活血通经、散瘀止痛的功效,可用于经闭、痛经、恶露不行、癥瘕痞块、胸痹心痛、瘀滞腹痛、胸胁刺痛、跌扑损伤、疮疡肿痛。

红花中富含多种黄酮类成分,如红花苷、前红花苷、红花黄色素、山奈酚等。《中国药典》(2020 年版)将羟基红花黄色素 A 和山奈酚作为指标成分进行含量测定。

本章小结

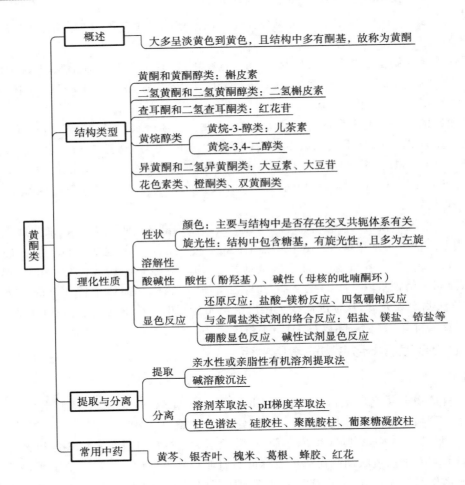

目标检测

目标检测答案

一、选择题

(一) 单项选择题

1. 黄酮类化合物的基本碳架为(　　)。

A. 6C—1C—6C　　　　B. 6C—2C—6C　　　　C. 6C—3C—6C　　　　D. 6C—4C—6C

2. 色原酮环 C_2、C_3 间为双键,B 环连接在 C_2 位的黄酮类化合物是(　　)。

A. 黄酮　　　　　B. 异黄酮　　　　　C. 查耳酮　　　　　D. 二氢黄酮

3. 黄酮类化合物大多具有颜色的最主要原因是(　　)。

A.具酚羟基　　　　　　 B.具交叉共轭体系　　 C.具羰基　　　　　　 D.具苯环

4.通常黄酮苷和黄酮苷元均能溶解的溶剂为（　　　）。

A.乙醚　　　　　　　 B.乙醇　　　　　　　 C.三氯甲烷　　　　　 D.水

5.某中药提取液不加镁粉、只加盐酸即产生红色，则提示其可能含有（　　　）。

A.黄酮　　　　　　　 B.黄酮醇　　　　　　 C.花色素　　　　　　 D.二氢黄酮

6.葛根总黄酮的精制可采用何种方法？（　　　）

A.乙醇重结晶　　　　 B.柱色谱法　　　　　 C.雷氏铵盐沉淀法　　 D.铅盐沉淀法

7.有关黄酮类化合物在聚酰胺柱上的洗脱规律，表述错误的是（　　　）。

A.苷元相同，洗脱先后顺序为三糖苷、双糖苷、单糖苷、苷元

B.具有对位或间位羟基的黄酮洗脱先于具有邻位羟基的黄酮

C.不同类型的黄酮类化合物，洗脱先后顺序为异黄酮、二氢黄酮醇、黄酮、黄酮醇

D.查耳酮比相应的二氢黄酮洗脱慢

（二）多项选择题

1.可用于鉴别二氢黄酮类化合物的是（　　　）。

A.盐酸-镁粉反应　　　　　　 B.四氢硼钠反应　　　　　　 C.锆-枸橼酸反应

D.醋酸铅反应　　　　　　　 E.醋酸镁反应

2.影响黄酮类化合物颜色的结构因素有（　　　）。

A.取代基的位置　　　　　　 B.取代基的种类　　　　　　 C.取代基的数目

D.与取代基无关　　　　　　 E.交叉共轭体系的存在与否

3.盐酸-镁粉反应显橙红色至紫红色的是（　　　）。

A.花色素　　　 B.黄酮醇　　　 C.二氢黄酮　　　 D.黄酮　　　　 E.查耳酮

4.从中药材中提取黄酮类化合物可采用的方法有（　　　）。

A.溶剂提取法　　　　　　　 B.铅盐沉淀法　　　　　　　 C.碱溶酸沉法

D.水蒸气蒸馏法　　　　　　 E.聚酰胺色谱法

5.从中药材中提取黄酮苷时，可选用的提取溶剂有（　　　）。

A.甲醇-水（1∶1）　　　　　　 B.甲醇　　　　　　　　　　 C.沸水

D.0.11％盐酸　　　　　　　 E.碱性溶液

二、名词解释

1.盐酸-镁粉（或锌粉）反应

2.三氯化铁反应

3.异黄酮类化合物

三、简答题

1.黄酮类化合物在聚酰胺柱上被洗脱顺序不同的影响因素有哪些？

2.试述黄酮（醇）多显黄色，而二氢黄酮（醇）不显色的原因。

3.比较下列黄酮类化合物的酸性大小，并说明理由。

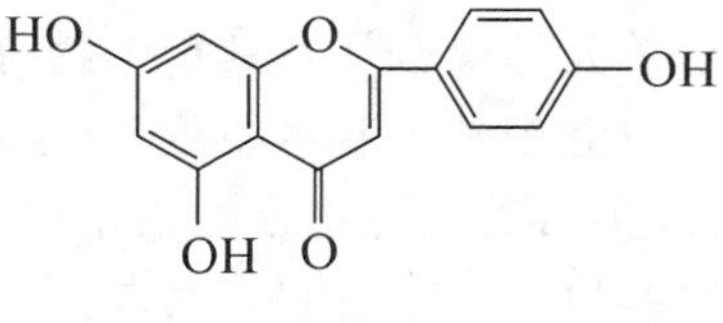

A 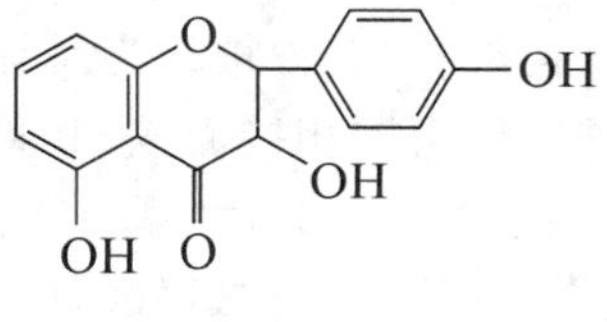　　　　　　　　　　　　　　　　B 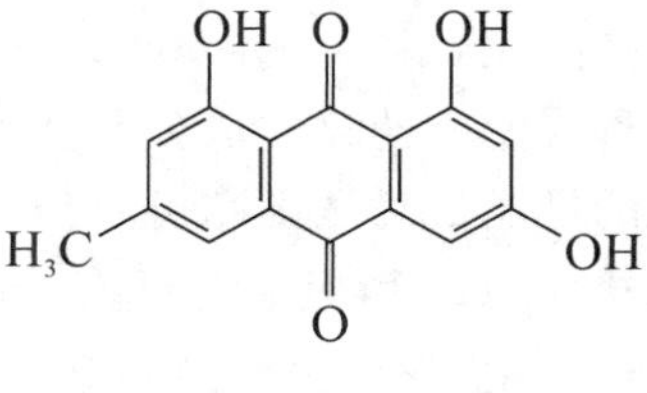　　　　　　　　　　　　　　　　C

（张　密　马建光）

第八章

萜类和挥发油

扫码看 PPT

知识目标

1. 掌握单萜和倍半萜主要的代表化合物;掌握挥发油的概念、主要理化性质及提取方法。
2. 熟悉萜类化合物的典型代表物、主要理化性质及提取、分离方法;熟悉挥发油的化学组成、分离及鉴定方法。
3. 了解萜类化合物的概念、生源关系、分类及生物活性。

能力目标

能熟练运用水蒸气蒸馏法进行挥发油的提取,并可运用不同方法对挥发油进行定性鉴别。

课程思政目标

通过青蒿素案例的导入提升学生对祖国传统医学的认同感和自豪感,培养学生坚持理想、脚踏实地的求学态度。

案例导入

菊科植物黄花蒿中的青蒿素是治疗疟疾效果最好的药物,以青蒿素类药物为主的联合疗法,也是当下治疗疟疾的最有效、最重要手段。近年来随着研究的深入,青蒿素的其他作用也越来越多地被发现和应用,如抗肿瘤、治疗肺动脉高压、治疗糖尿病、抗真菌、免疫调节、抗病毒、抗炎、抗肺纤维化、心血管作用等。那么青蒿素的化学结构有何特点而使其具备以上功效呢?

第一节 萜 类

一、概述

萜类化合物(terpenoids)是一类骨架庞杂、种类繁多、数量巨大、结构千变万化,具有广泛生物活性的重要的中药化学成分。从化学结构来看,它曾被认为是异戊二烯单元的聚合体及其衍生物(此即经验的异戊二烯法则),可看作由异戊二烯头尾相接而成,其骨架一般以五个碳为基本单位,分子式符合通式$(C_5H_8)_n$,但随着对萜类化合物的深入研究,大量的实验研究证实萜类化合物是经由甲戊二羟酸途径衍生的一类化合物,其真正基本单元是甲戊二羟酸(此即生源的异戊二烯法则)。目前,萜类化合物仍多按照异戊二烯的数目进行分类,分子中含两个异戊二烯单元的称为单萜,含有三个异戊二烯单元的称为倍半萜,含有四个异戊二烯单元的称为二萜,含有五个异戊二烯单元的称为二倍半萜,含有六个异戊二烯单元的称为三萜,以此类推。萜类化合物除了以萜烃的形式存在以外,许多以其含氧衍生物,如醇、酮、醛、羧酸、酯及苷等形式存在。

萜类化合物主要存在于裸子植物、被子植物及海洋生物中,藻类、菌类、地衣类、苔藓类和蕨类等植物中也有萜类成分存在。单萜以游离的形式广泛存在于高等植物(如唇形科、伞形科、樟科及松科等植物)的腺体、油室和树脂道等分泌组织中,是植物挥发油的主要成分;在昆虫和微生物的代谢产物及海洋生物中也有单萜存在;它们的含氧衍生物多具有较强的生物活性,是化妆品、食品及医药工业的重要原料。倍半萜集中分布于木兰科、芸香科、山茱萸科及菊科等植物中,大多以游离的形式存在,也有少数与糖结合成苷。二萜主要分布于五加科、马兜铃科、菊科、橄榄科、杜鹃花科、大戟科、豆科、唇形科和茜草科等植物中,是形成树脂的主要物质。二倍半萜数量较少,主要分布于羊齿植物、菌类、地衣类、海洋生物及昆虫的分泌物中。三萜在自然界分布很广泛,其结构母核相对固定,多与糖结合形成皂苷,主要分布于豆科、五加科、桔梗科、远志科、商陆科、茜草科、石竹科等植物中。

萜类化合物在自然界分布广泛,其结构复杂、性质各异,生物活性也多种多样,例如从青蒿中提取的倍半萜内酯青蒿素是抗疟疾萜类化合物的典型代表,对间日疟、恶性疟特别是脑性疟均有良好的效果,是我国发现的第一个被国际公认的天然药物。青蒿素类药物因毒性低、抗疟性强,被 WHO 批准为世界范围内治疗脑性疟和恶性疟的首选药物。紫杉醇具有抗癌生物活性,临床上紫杉醇主要用于治疗卵巢癌、乳腺癌、肺癌等,其中以卵巢癌效果最好,有效率可达30%,值得一提的是,其对于铂类制剂耐药的患者仍然有效。此外,紫杉醇也可以用于其他癌症的治疗,如食管癌、尿路转移上皮癌、头颈部鳞癌、NHL 黑色素瘤等。穿心莲内酯是穿心莲清热解毒、消炎止痛的有效成分,研究表明其具有良好的抗菌消炎作用,目前穿心莲内酯及其衍生物穿琥宁均已应用于临床,治疗急性菌痢、胃肠炎、咽喉炎、上呼吸道感染等,疗效确切。

在中药化学成分的研究中,萜类成分的研究一直是较为活跃的领域,亦是寻找和发现中药生物活性成分的重要来源。萜类化合物的特点是分子结构复杂、手性碳原子多等,同时又是化学全合成及结构改造难度较大的一类化合物,加之它们多具有广泛而独特的生物活性,因而日益成为众多研究者关注的焦点。

本节主要介绍单萜、倍半萜和二萜类化合物,三萜类化合物多与糖结合形成皂苷,故另设专章叙述,四萜及多聚萜类化合物极少有在药物领域的应用,故不做详细叙述。

二、结构与分类

萜类化合物是异戊二烯单元的聚合体及其衍生物,其骨架一般以五个碳为基本单位,故萜类化合物常常根据分子结构中所包含的异戊二烯单元,即5C单元的数目进行分类,如单萜、倍半萜、二萜、二倍半萜、三萜等,见表8-1。

表 8-1 萜类化合物的分类及分布

分 类	碳 原 子 数	异戊二烯单元数	存在形式与分布
半萜	5	1	挥发油
单萜	10	2	挥发油
倍半萜	15	3	挥发油
二萜	20	4	树脂、苦味素、植物醇
二倍半萜	25	5	海绵、植物病原菌、昆虫代谢物
三萜	30	6	皂苷、树脂、植物乳汁
四萜	40	8	胡萝卜素

根据各萜类分子结构中碳环的有无及数目,萜类化合物可进一步分为链萜(无环萜)、单环萜、双环萜、三环萜、四环萜和五环萜等,如链状单萜、单环二萜、双环二萜、四环三萜、五环三萜等。萜类化合物多数是异戊二烯聚合物的含氧衍生物,所以萜类化合物又可分为醇、醛、酮、羧酸及酯类等。

(一)单萜

单萜类化合物是由2个异戊二烯单元聚合而成、含10个碳原子的化合物类群,广泛分布于高等植物的腺体、油室和树脂道等分泌组织中。多数是挥发油中沸点较低部分的主要组分,但其含氧衍生物沸点较高,大多具有较强的香气和生物活性,是医药、食品和化妆品工业的重要原料,有些成苷后则不具挥发性,无法随水蒸气蒸馏出来。

单萜类化合物根据碳链状态大致可分为链状单萜、单环或双环等环状形单萜两大类,其中以单环或双环结构所包含的单萜化合物最多。

1. 链状单萜 代表物有月桂烯、橙花醇、α-柠檬醛、β-柠檬醛等。

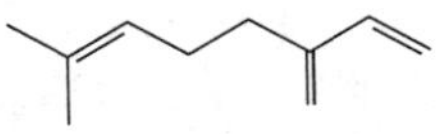

| 月桂烯 | 橙花醇 | α-柠檬醛 | β-柠檬醛 |

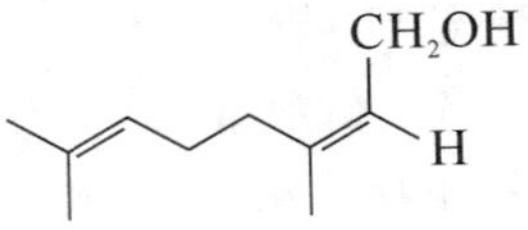

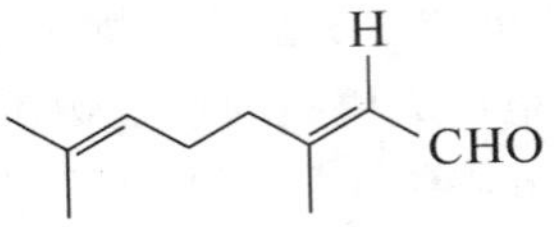

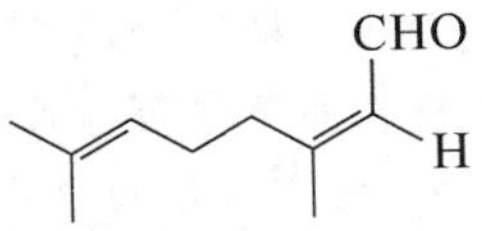

月桂烯又称香叶烯,自然界中 β-月桂烯较多,具有清淡的香脂香气。月桂烯在肉桂油、枫茅油、柏木油、云杉油、松节油、柠檬草油、柠檬油等中均有存在。

橙花醇存在于橙花油、柠檬草油和其他多种植物的挥发油中,具有玫瑰和橙花香气。

柠檬醛存在形式中反式为 α-柠檬醛(香叶醛)、顺式为 β-柠檬醛(橙花醛),通常是混合物。柠檬醛具有柠檬香气,以 α-柠檬醛为主。柠檬醛在柠檬油和山苍子油中的含量较高。

2. 单环单萜 由链状单萜环合衍变而来,由于环合方式不同,可产生多种不同的结构类型,代表物有薄荷醇、薄荷酮、紫苏醛等。

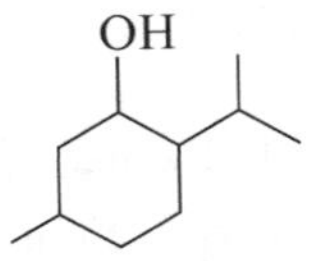

| 薄荷醇 | 薄荷酮 | 紫苏醛 |

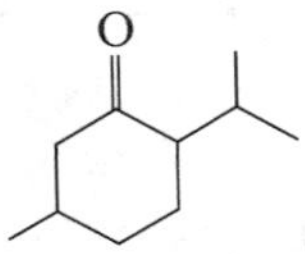

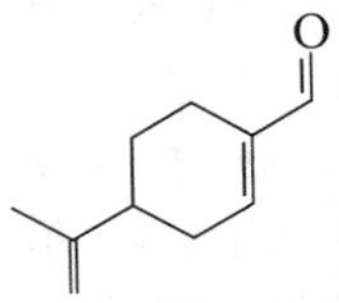

薄荷醇为薄荷和欧薄荷精油中的主要成分,也称薄荷脑,为无色针状或棱柱状晶体或白色结晶性粉末,有薄荷的特殊香气。其对皮肤和黏膜有清凉和弱麻醉作用,常用于镇痛和止痒,亦有防腐和杀菌作用。

紫苏醛是紫苏全草挥发油的主要成分,主要有发散风寒、理气宽中的功效。

䓬酚酮类化合物属于变形的单萜,碳架不符合异戊二烯法则,此类化合物结构中都有一个七元芳环、一个酮基和一个酚羟基,如崖柏素等。由于酚羟基邻位强吸电子基团(羰基)的存在,此类化合物显示较强的酸性,其酸性介于酚类和羧酸之间;分子中的酚羟基易于甲基化,但不易酰化;能与多种金属离子形成络合物晶体,呈现不同的颜色,可用于鉴别,如其铁络合物为红色晶体,铜络合物为绿色晶体。䓬酚酮类化合物大多具有抗菌活性,但同时多有毒性。

崖柏素中的 α-崖柏素和 γ-崖柏素,存在于欧洲产崖柏、北美崖柏以及罗汉柏的心材中;β-崖柏素,也称扁柏素,存在于台湾扁柏及罗汉柏的心材中。

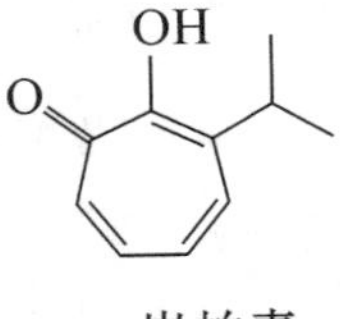

| α-崖柏素 | β-崖柏素 | γ-崖柏素 |

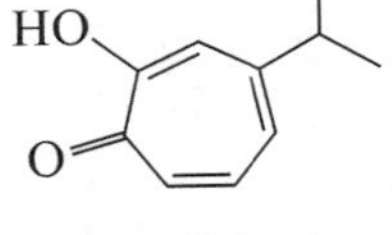

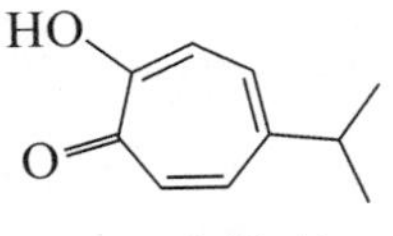

3. 双环单萜 由 2 个异戊二烯单元聚合而成的双环结构,代表物有樟脑、龙脑、芍药苷等。

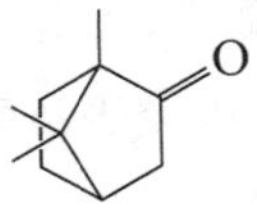

| 樟脑 | 龙脑 | 芍药苷 |

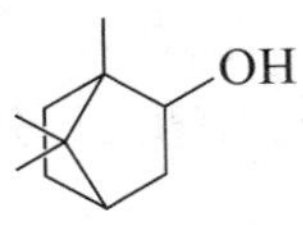

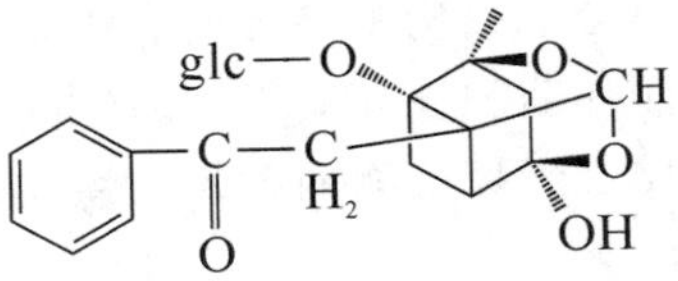

樟脑为樟科樟属植物樟树的根、干、枝、叶经蒸馏精制而成的白色结晶性粉末或无色半透明硬块。其具有局部刺激、防腐、强心作用,可用作神经痛、炎症和跌打损伤的搽剂,也可用作强心剂。天然樟脑左旋体与右旋体共存,其中左旋体存在于菊蒿挥发油中,右旋体在樟树挥发油中约占 50%,合成品为消旋体。

龙脑又称冰片、片脑,为无色透明或白色半透明的片状松脆晶体。天然冰片是其右旋体,由菊科艾纳香的茎叶或樟科植物龙脑樟的枝叶经水蒸气蒸馏并重结晶而得。合成冰片为消旋体。其具有开窍醒神、清热止痛的功效,用于热病神昏、惊厥、中风痰厥、气郁暴厥、中恶昏迷、胸痹心痛、目赤、口疮、咽喉肿痛、耳道流脓。

芍药苷是从中药赤芍、白芍中分离的一种蒎烷单萜苦味苷,具有多种生物活性,对心血管、中枢神经系统、免疫系统,以及平滑肌等均有肯定的药理作用。

4. 环烯醚萜类 环烯醚萜类是臭蚁二醛的缩醛衍生物,可分为环烯醚萜和裂环烯醚萜两种基本构型,是一类特殊的单萜,通常与葡萄糖形成环烯醚萜苷。环烯醚萜苷和裂环烯醚萜苷为白色晶体或无定形粉末,多具旋光性、吸湿性,味苦。其分布较广,在玄参科、茜草科、唇形科及龙胆科植物中较为常见,有多种生物活性如利胆、健胃、降糖、抗菌消炎等。

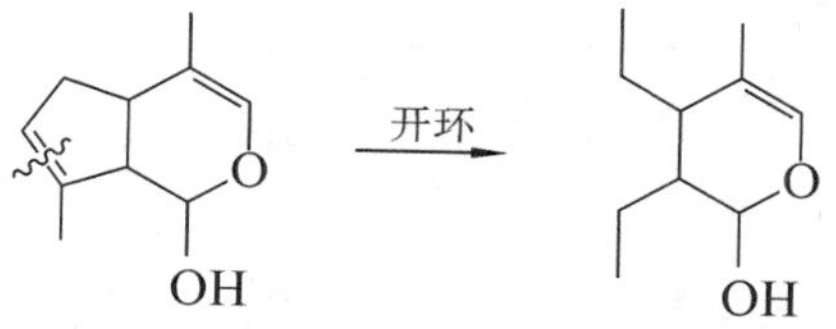

栀子苷又称京尼平苷,存在于茜草科植物栀子的干燥成熟果实中,具有泻下、利胆作用,可用于缓泻、镇痛、抗炎、促进胆汁分泌、治疗软组织损伤以及抑制胃液分泌和降低胰淀粉酶活性等。

梓醇主要存在于地黄等植物中,是地黄中降血糖的有效成分,并有较好的利尿、迟缓性泻下等作用。生地黄中梓醇含量最高,加工炮制过程中,梓醇含量大幅下降甚至消失。

龙胆苦苷是龙胆的主要有效成分,在龙胆、当药及獐牙菜等植物中均有存在。其具有清热燥湿、泻肝胆火的功效,用于湿热黄疸、阴肿阴痒、带下、湿疹瘙痒、肝火目赤、耳鸣耳聋、胁痛口苦、强中、惊风抽搐等。

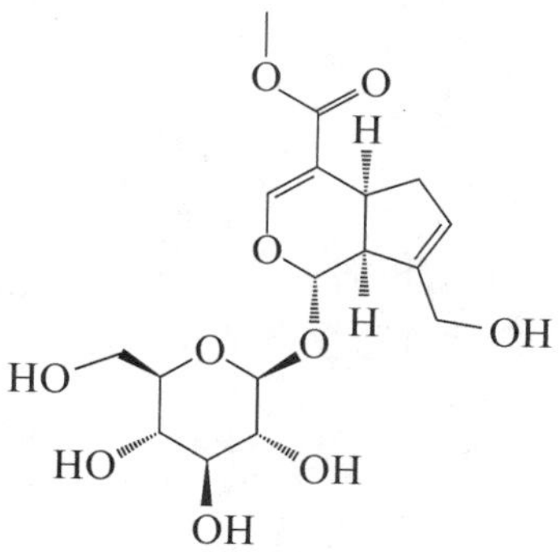

栀子苷 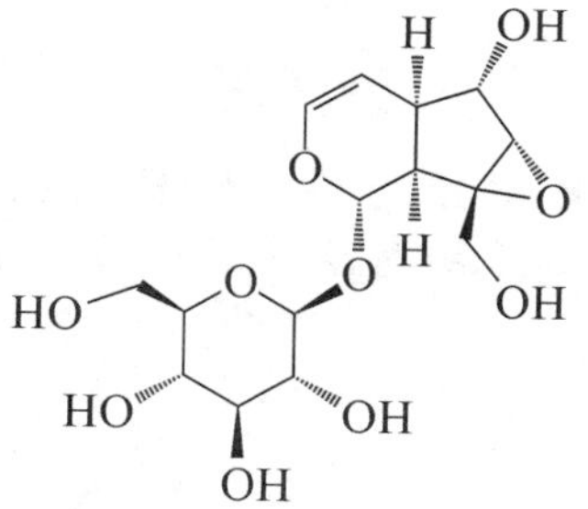　　　　梓醇 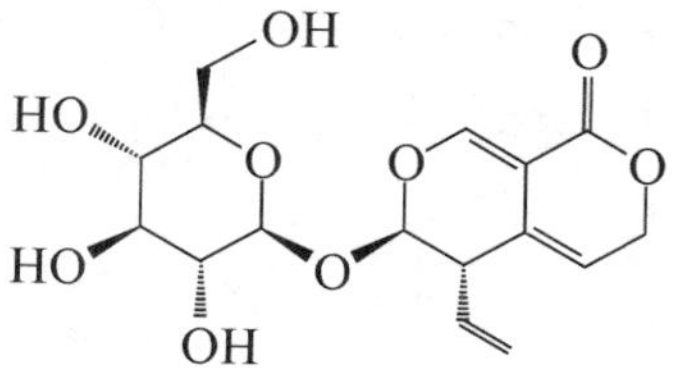　　　　龙胆苦苷

(二) 倍半萜

倍半萜含有 3 个异戊二烯单元,基本碳架由 15 个碳原子构成,具有链状、环状等多种骨架结构,大多与单萜共存于植物挥发油内,是高沸程挥发油的主要组分,也有低沸点的固体。倍半萜的醇、醛、内酯等含氧衍生物多有较强的香气和生物活性,倍半萜活性一般强于单萜,是医药、食品、化妆品工业的重要原料。

1. 链状倍半萜 金合欢醇存在于含羞草科植物金合欢花的挥发油中,橙花油及香茅油中其含量也较高,是重要的高级香料原料。

2. 环状倍半萜 常见的化合物有青蒿素、苍术酮等。青蒿素是过氧化物环状倍半萜,是从中药材青蒿中分离到的抗恶性疟的有效成分,是治疗耐药性疟疾效果最好的药物,以青蒿素类药物为主的联合疗法是当下治疗疟疾最有效、最重要的手段。苍术酮存在于苍术挥发油中。

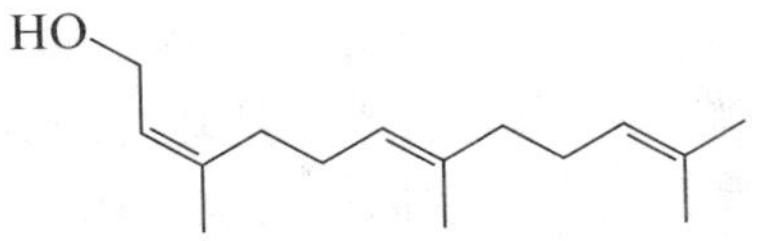

金合欢醇 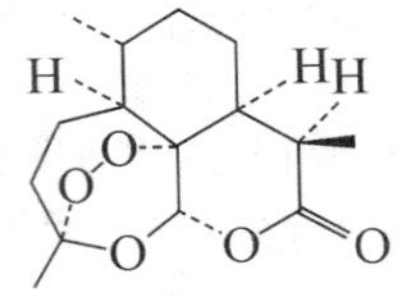　　　　　　青蒿素 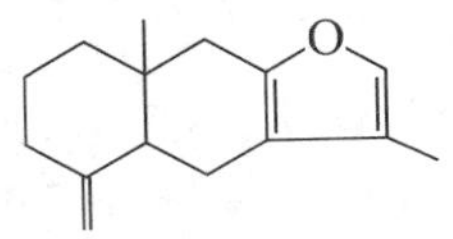　　　　　　苍术酮

莀类化合物是一类特殊的环状倍半萜,具有 5 元环与 7 元环骈合而成的芳香骨架,属于非苯核芳烃化合物。莀类化合物沸点一般在 $250\sim300$ ℃,在挥发油分馏时,高沸点馏分见到美丽的蓝色、紫色或绿色的现象时,表示可能有莀类化合物存在。莀类化合物大多具有抑菌、抗肿瘤、杀虫等活性。常见莀类化合物有存在于愈创木油中的愈创醇、存在于莪术根茎的挥发油中的莪术醇。

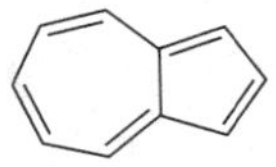

莀　　　　　　愈创醇 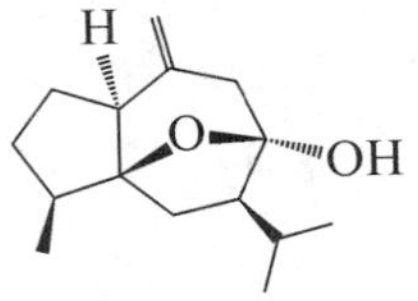　　　　　　莪术醇

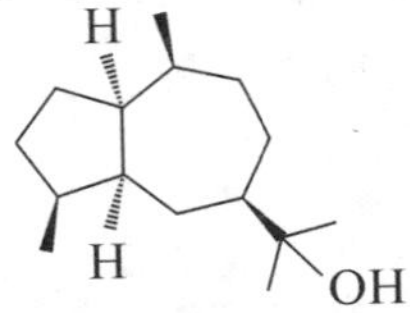

(三) 二萜

二萜含有 4 个异戊二烯单元,基本碳架由 20 个碳原子构成。植物分泌的乳汁、树脂等均以二萜类衍生物为主,其中以松柏科植物最为普遍。许多二萜的含氧衍生物具有多方面的生物活性,如咖啡醇、紫杉醇、穿心莲内酯、雷公藤甲素、甜菊苷、银杏内酯等都具有较强的生物活性。此外,二萜也是很多生物体重要的化合物的结构基础,如视黄醇、视黄醛、叶绿醇等。

1. 链状二萜　叶绿醇又称植物醇,是含氧的无环二萜类衍生物、叶绿素的主要构件,可作为合成维生素 E、维生素 K_1 的原料。

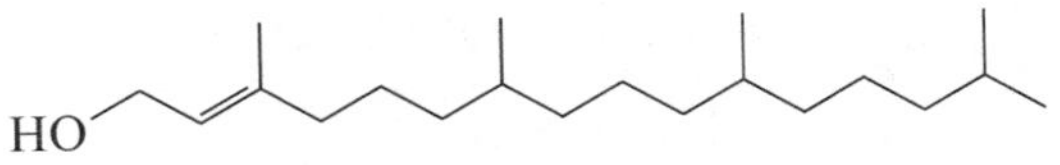

叶绿醇

2. 环状二萜　维生素 A 是一种重要的脂溶性维生素,包括维生素 A_1 和维生素 A_2,其中维生素 A_1 为视黄醇、维生素 A_2 为 3-脱氢视黄醇,主要存在于动物肝脏中,特别是鱼肝中含量较丰富。

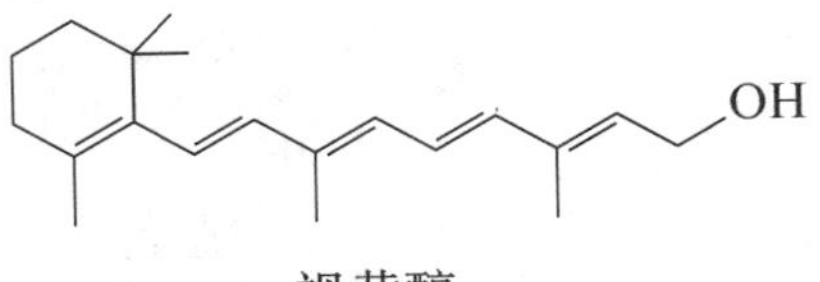

视黄醇 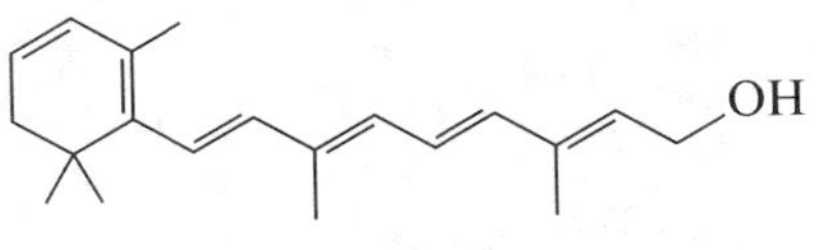　　　　　　　　　　3-脱氢视黄醇

咖啡醇是咖啡中的二萜类化合物,在未经过滤的咖啡中含量较高,但在过滤后的咖啡中含量可忽略不计。其不但能提升胆固醇水平,也能提升酶的水平,因此对人群的健康具有潜在的危害。

穿心莲内酯是中药穿心莲的主要有效成分,为二萜类内酯化合物。其具有祛热解毒、消炎止痛之功效,对细菌性与病毒性上呼吸道感染及痢疾有特殊疗效,被誉为天然抗生素药物。其难溶于水,穿心莲内酯滴丸是其常用剂型。

雷公藤甲素是从中药雷公藤的根、叶、花及果实中提取的一种环氧二萜类内酯化合物。雷公藤甲素对乳腺癌、白血病、胃癌等均有抗肿瘤活性。

甜菊苷是甜叶菊中所含的主要强甜味成分,属于四环二萜类化合物。甜叶菊在我国有大面积栽培,并在医药、食品工业均有广泛的应用。

银杏内酯是银杏叶中一类重要的活性成分,广泛用于治疗心脑血管疾病。依据含有的羟基数目和羟基连接的位置不同,有银杏内酯 A、银杏内酯 B、银杏内酯 C、银杏内酯 M、银杏内酯 J 等多种成分,是具有三个内酯结构的双环二萜。

紫杉醇是一种从红豆杉的树皮中分离提纯的天然次生代谢产物,具有显著的抗癌活性,临床上治疗卵巢癌、乳腺癌和肺癌的效果较好。

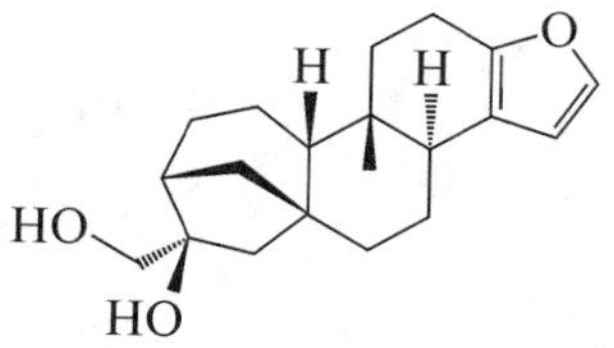

咖啡醇

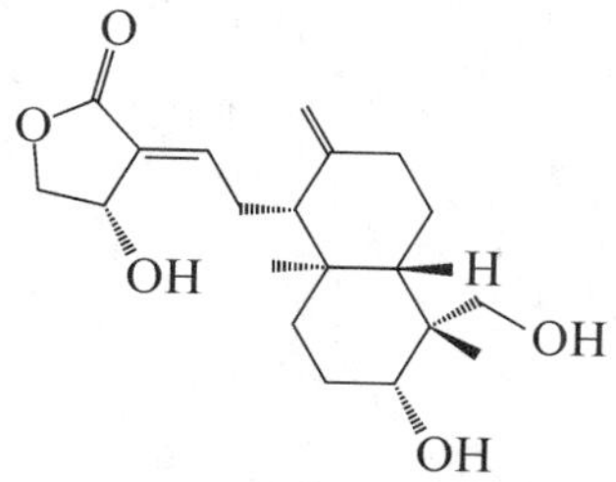

穿心莲内酯

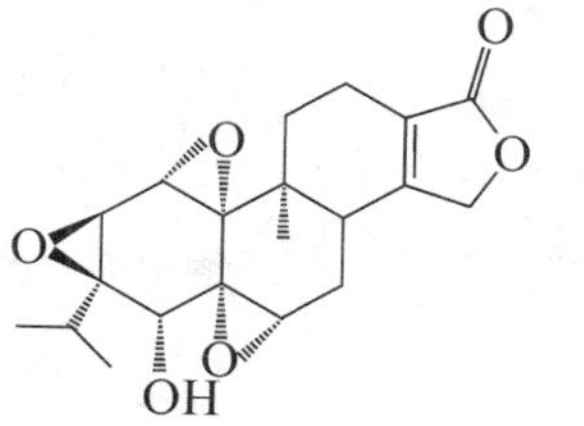

雷公藤甲素

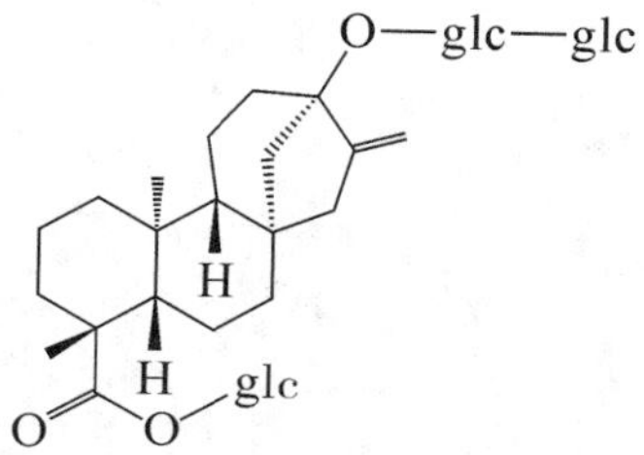

甜菊苷

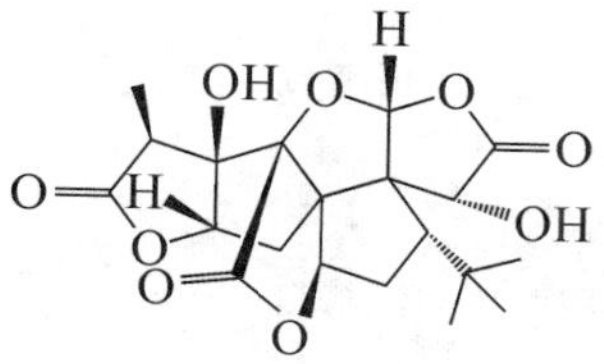

银杏内酯A

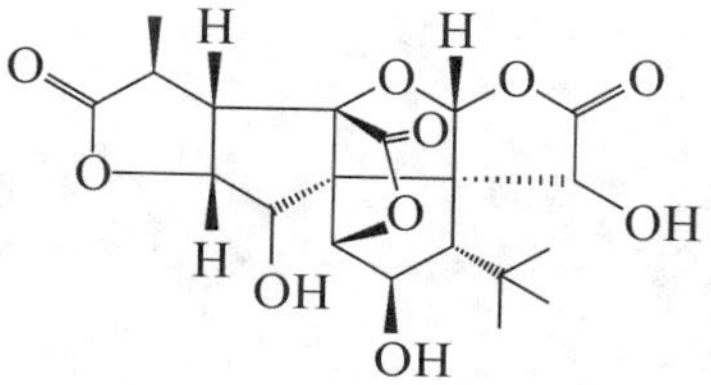

银杏内酯M

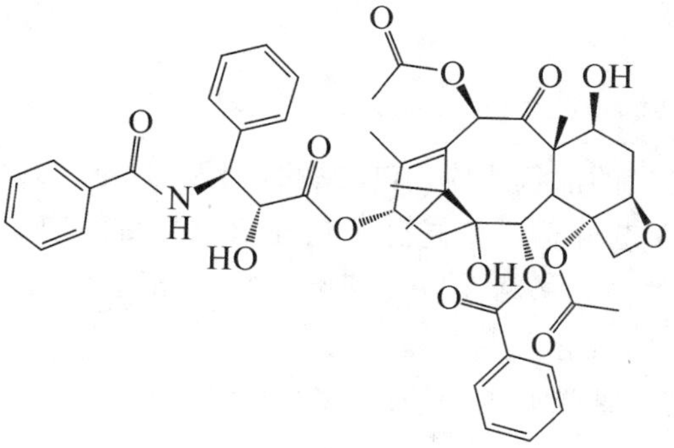

紫杉醇

(四) 其他萜类

二倍半萜含有 5 个异戊二烯单元,基本碳架由 25 个碳原子构成。其主要分布于羊齿植物、植物病原菌、地衣中。

三萜含有 6 个异戊二烯单元。其在中药中分布很广,也是萜类化合物中最多的一类,如人参中的人参皂苷被视为人参中的活性物质,也是药典中的定量指标;甘草中的甘草酸是其有效成分之一,也是药典中的定量指标之一;此外三七、桔梗、远志、柴胡、茯苓、川楝皮、甘遂、茜草和泽泻中均含有三萜类成分。

四萜在自然界的分布也很广,最早在胡萝卜中提取得到的胡萝卜素即是一种四萜,是一种重要的营养素。四萜类化合物的代表物一般有胡萝卜烯、叶黄素、辣椒素等。

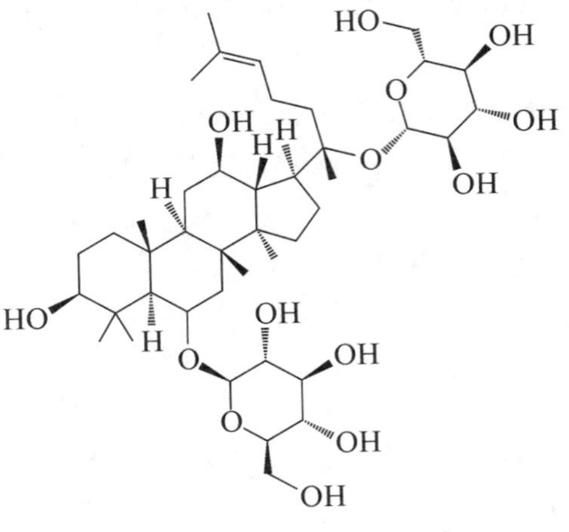

人参皂苷Rg1

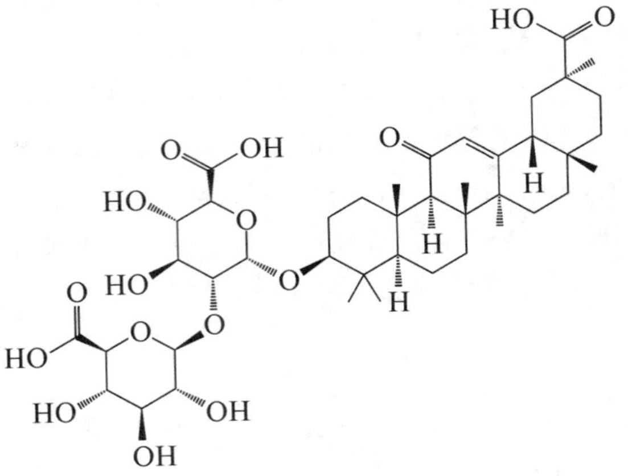

甘草酸

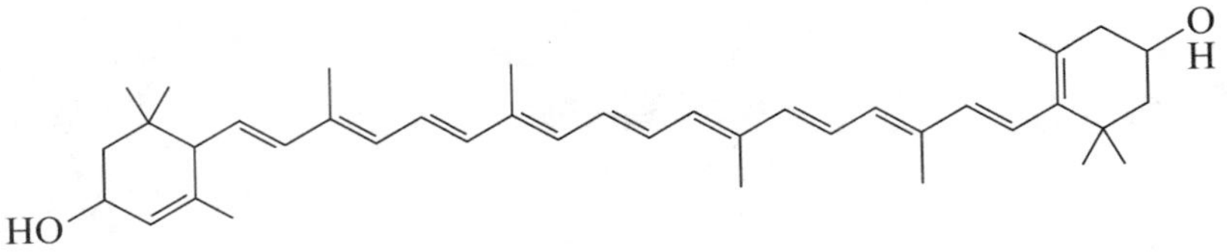

叶黄素

边学边练：

萜类化合物的基本骨架是以下哪一个？（　　）

A. 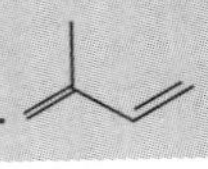　B. 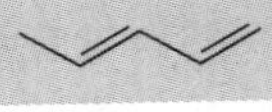　C. 　D. 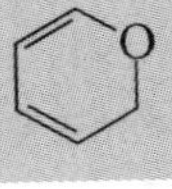

三、理化性质

（一）性状

单萜和倍半萜多为具有特殊香气的油状液体，有挥发性，或为低熔点的固体。二萜多为结晶性固体。单萜的沸点比倍半萜低，并且单萜和倍半萜随分子量和双键数目的增加、功能基团的增多，化合物的挥发性降低，熔点和沸点相应增高。二萜及以上萜类多数不能随水蒸气馏出。萜类化合物多具有苦味，有的味极苦，是中药显苦味的成分之一。

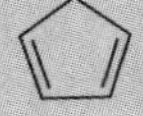

大多数萜类化合物结构中具有手性碳原子，有时有多个手性碳原子，故萜类化合物多具有光学活性，且大部分有异构体共存。

（二）溶解性

萜类化合物普遍亲脂性较强，易溶于石油醚、三氯甲烷等亲脂性有机溶剂，难溶于水，但单萜和倍半萜能随水蒸气一并馏出；少数萜类化合物由于含有极性官能团，水溶性增强，可溶于甲醇、乙醇、丙酮等有机溶剂；具有内酯结构的萜类化合物能溶于碱水，酸化后又可从水中析出，此性质可用于具有内酯结构的萜类化合物的分离与纯化；萜类化合物形成的苷具有一定的亲水性，能溶于热水，易溶于甲醇、乙醇，不溶于亲脂性有机溶剂。

（三）化学性质

1. 加成反应　分子中含有双键或羰基的萜类化合物，可与某些试剂发生相应的加成反应，其产物往往是结晶性的，这不但可供识别萜类化合物分子中不饱和键的存在与否和数目的多少，还可借助加成产物完好的晶形，进行萜类化合物的分离与纯化。如双键与卤化氢、溴等发生的加成反应，羰基（如香叶醛）与亚硫酸氢钠、硝基苯肼（羰基试剂）、吉拉德（Girard）试剂等发生的加成反应。

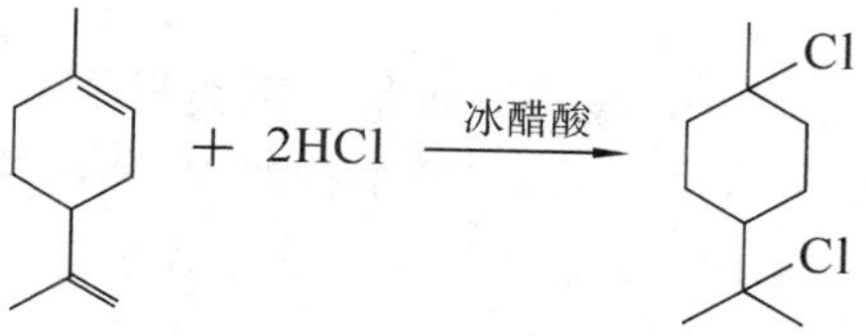

（于冰水中析出结晶性加成产物）

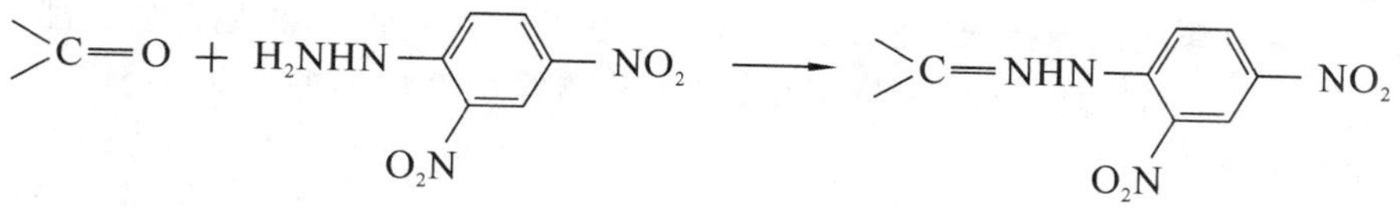

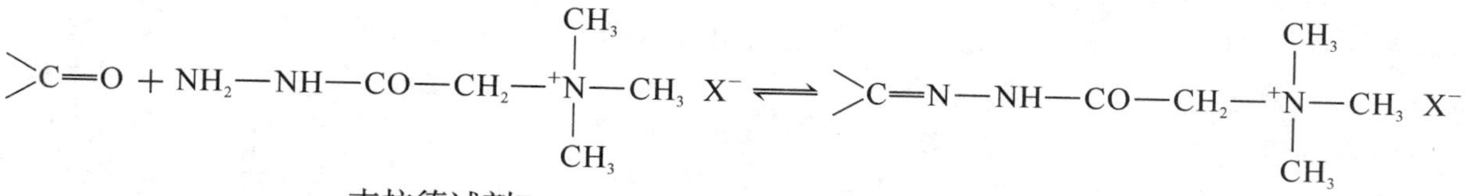

吉拉德试剂T

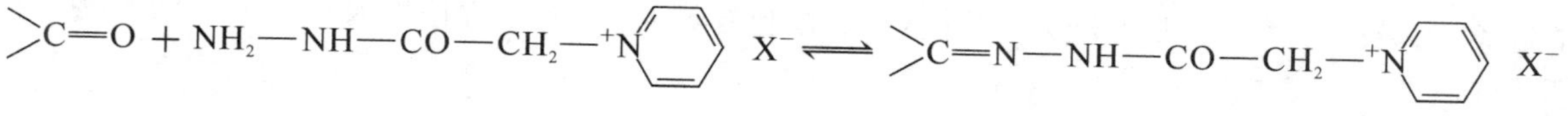

吉拉德试剂P

2. 氧化反应 萜类化合物中的双键、羟基、羰基等官能团可被不同的氧化剂在适当的条件下氧化生成相应的氧化产物。常用的氧化剂有臭氧、三氧化铬（铬酸酐）、四醋酸铅、高锰酸钾等，其中以臭氧的应用最为广泛。

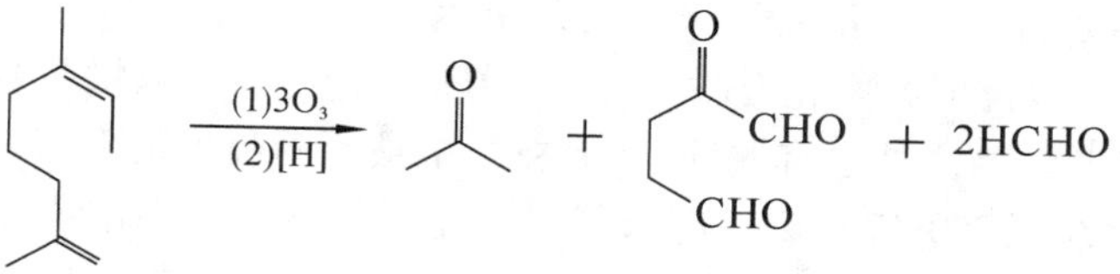

3. 脱氢反应 在惰性气体的保护下，用铂黑或钯作催化剂，将萜类化合物与硫或硒共热可实现脱氢，使萜类化合物中的环结构演变成芳香环。

4. 分子重排反应 萜类化合物中含有丰富的双键，可以发生协同重排反应，特别是双环萜在发生加成、消除或亲核取代反应时，常常存在碳架的改变，产生 Wagner-Meerwein 重排。目前工业上由 α-蒎烯合成樟脑的过程，就是应用 Wagner-Meerwein 重排，再氧化制得。

拓展阅读

酯水解反应

倍半萜内酯在碱性条件下能够发生酯键的水解，如果内酯环附近另有羟基或酯基，常易与另一羟基再环合。另外，长时间的碱处理也可能导致环重排，因此应避免此类化合物在强碱中处理过长时间。

四、提取与分离

（一）提取

1. 水蒸气蒸馏法 该法适用于具有挥发性、能随水蒸气馏出的萜类，如单萜和倍半萜。这部分萜类化合物通常是挥发油的组成部分。

2. 溶剂提取法

（1）苷类化合物的提取：在萜类化合物中，环烯醚萜以苷的形式存在较多见，而其他萜类则少见。苷类化合物用甲醇或乙醇提取，经减压浓缩后转溶于水中，滤除水不溶性杂质，继而用石油醚、环己烷或乙醚等萃取，除去残留的树脂等脂溶性杂质，水溶液再用正丁醇萃取，即得粗总苷。单糖苷也可用乙酸乙酯萃取。

（2）非苷类化合物的提取：用甲醇或乙醇提取，经减压浓缩后转溶或分散于水中，再用乙酸乙酯萃取，即得总萜类提取物；或依次用石油醚或环己烷、三氯甲烷、乙酸乙酯等极性递增的有机溶剂萃取，得不同极性的萜类萃取物，再行分离。

3. 碱溶酸沉法 利用内酯化合物在碱性条件下开环成盐而溶于水，酸化后又闭环，析出原内酯化合物的性质来提取倍半萜内酯类化合物。但是当用酸、碱处理时，可能引起构型甚至其他结构的改变，应加以注意。

4. 大孔树脂法 用甲醇或乙醇提取，经减压浓缩后转溶于水中，通过大孔树脂，依次用水、不同浓度的醇进行洗脱，可得苷类化合物。需要注意的是，萜类化合物，尤其是倍半萜内酯类化合物容易发生结构重排，二萜类易聚合而树脂化，引起结构的变化，所以宜选用新鲜药材或迅速晾干的药材，并尽可能避免酸、碱的处理。苷类成分要避免接触酸，以免苷键断裂，而且应按提取苷类成分的常法事先破坏酶的活性。

（二）分离

1. 分馏法 适用于低沸点、小分子的萜类。这些萜通常存在于挥发油中。

2. 结晶法 有些萜类的萃取液浓缩时，往往有晶体析出，滤除晶体，再用适当的溶剂进行重结晶，即可得纯的萜类化合物。

3. 柱色谱法 分离萜类化合物多用吸附柱色谱法，常用的吸附剂有硅胶、中性氧化铝等，常用的洗脱系统有石油醚-乙酸乙酯、苯-乙酸乙酯、苯-三氯甲烷、三氯甲烷-甲醇等溶剂系统。此外，亦可采用硝酸银色谱法进行含有双键的萜类化合物的分离，萜类化合物中的双键数目和位置不同，与硝酸银形成 π-络合物的难易程度和稳定性也有差别，从而在柱中被不同程度地保留，可借此达到分离目的。

4. 利用结构中特殊功能团进行分离 内酯可在碱性条件下开环而溶于水溶液，加酸后又环合而析出，借此可与非内酯类化合物分离。对含双键、羰基的萜类可以用相应的试剂与其形成加成产物的晶体，进而分离。需要注意的是，在植物体内皂苷与其水解酶共存，皂苷的水解酶可使皂苷酶解生成次生苷或苷元，尤其是羧基与糖结合的酯苷键更易酶解断裂，提取时应根据需要利用或抑制酶的活性。

> **边学边练：**
> 萜类化合物的提取方法通常有哪些？各有什么特点？

五、含萜类化合物的常用中药

青蒿为菊科植物黄花蒿 *Artemisia annua* L. 的干燥地上部分。其具有清热解暑、除蒸、截疟之功效，用于暑邪发热、阴虚发热、夜热早凉、骨蒸劳热、疟疾寒热、湿热黄疸等。青蒿是截疟古方青蒿鳖甲汤中的主药，20 世纪 70 年代，以屠呦呦为首的中国药物化学家从青蒿中提取分离得到一种具有良好抗疟作用的化合物，将其命名为青蒿素，是我国在世界上首次研制成功的一种抗疟新药。青蒿素在水中及油中均难溶解，使其临床应用受到很大的限制，影响其治疗作用的发挥，通过对青蒿素进行结构修饰和改造，又开发了双氢青蒿素、蒿甲醚、蒿乙醚、青蒿琥珀酸单酯等一系列青蒿素类抗疟新药。青蒿素类药物以其能快速有效地杀灭各种红细胞内期疟原虫和低毒性而成为抗疟首选药，是中医药学对世界的重大贡献。因发现了青蒿素，该药品可以有效降低疟疾患者的死亡率，屠呦呦于 2015 年 10 月获得诺贝尔生理学或医学奖，成为首获科学类诺贝尔奖的中国科学家。

1. 青蒿素的结构与性质 青蒿素是一种含有过氧基和内酯环的新型倍半萜内酯，其中过氧基是青蒿素分子中抗疟的主要有效基团。青蒿素为无色针状晶体，熔点为 156～157 ℃，易溶于三氯甲烷、丙酮、乙酸乙酯等有机溶剂,可溶于乙醇、乙醚,微溶于冷石油醚及苯等有机溶剂,几乎不溶于水。青蒿素对热不稳定。

2. 青蒿素的提取与分离 青蒿素溶于乙醇,所以可使用乙醇作为提取溶剂,但由于青蒿素中含蜡质比较多,如乙醇浓度过高会使蜡状物一并提取出来,使精制困难,同时也影响产品的纯度和收率,故用70%乙醇进行提取。也可采用丙酮提取,其收率高于乙醇提取,但成本也较高。青蒿素含有过氧基,对热不稳定,长时间加热会造成分解,故提取时温度不宜过高,一般不宜超过 60 ℃,可采用浸渍法或渗漉法提取。提取与分离流程如图 8-1 所示。

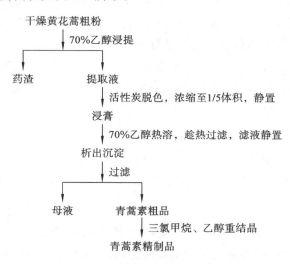

图 8-1　青蒿素的提取与分离流程图

3. 提取、分离、鉴定技术在青蒿质量标准中的应用 青蒿的薄层色谱鉴别:取本品粉末 3 g,加石油醚(60～90 ℃)50 mL,加热回流 1 h,过滤,滤液蒸干,残渣加正己烷 30 mL 使溶解,用 20%乙腈溶液振摇提取 3 次,每次 10 mL,合并乙腈液,蒸干,残渣加乙醇 0.5 mL 使溶解,作为供试品溶液。另取青蒿素对照品,加乙醇制成每 1 mL 含 1 mg 的溶液,作为对照品溶液。照薄层色谱法试验,吸取上述两种溶液各 5 μL,分别点于同一硅胶 G 薄层板上,以石油醚(60～90 ℃)-乙醚(4∶5)为展开剂,展开,取出,晾干,喷以 2%香草醛的 10%硫酸乙醇溶液,在 105 ℃加热至斑点显色清晰,置紫外灯(365 nm)下检视。供试品色谱中,在与对照品色谱相应的位置上,显相同颜色的荧光斑点。

> **边学边练:**
> 具有抗疟活性的化合物是以下哪一个?(　　　)
> A. 梓醇　　　　　　　B. 紫杉醇　　　　　　　C. 青蒿素　　　　　　　D. 栀子苷元

第二节　挥　发　油

一、概述

挥发油(volatile oil)又称精油,是一类具有芳香气味、在常温常压下能挥发的油状液体的总称。挥发油大多难溶于水,可随水蒸气蒸馏。

挥发油在植物界分布很广,主要存在于种子植物,尤其是芳香植物中。我国野生与栽培的芳香植物有 56 科、136 属,约 300 种,供药用的有菊科(如菊花、青蒿、木香)、芸香科(如芸香、花椒)、唇形科(如薄荷、藿香)、伞形科(如小茴香、川芎)、木兰科(如五味子、厚朴、八角茴香)、樟科(如肉桂、乌药)、姜科(如姜、砂仁、豆蔻)、桃金娘科(如丁香)、禾本科(如芸香草)等。挥发油存在于植物的腺毛、油室、油管、分泌细胞或树脂道中,大多数以油滴存在,也有些与树脂、黏液质共存。挥发油在植物体内的存在部位随植物品种不同而差异较大,有的植物全株中都含有,有的则在花、果、叶、根或根茎部分含量较高。

挥发油具有广泛的生物活性,多具有祛痰、止咳、平喘、祛风、健胃、解热、镇痛、抗菌消炎等作用。其主要化学成分有些在临床上早已应用,例如樟脑有局部刺激作用,用于神经痛、炎症和跌打损伤等;冰片具有发汗、兴奋、解痉和防止虫蛀等作用,同时还具有显著的抗缺氧功能,与苏合香配合制成苏冰滴丸用于冠心病、心绞痛的治疗;薄荷脑对皮肤和黏膜有清凉和弱的麻醉作用,用于镇痛和止痒,亦有防腐和杀菌作用,还被用作牙膏和食品的香料;此外,还有丁香酚用于局部镇痛和防腐,百里香草酚用于消毒抗菌等。也有许多中药以挥发油为整体进行药用,例如柠檬油对淋球菌、葡萄球菌、大肠杆菌和白喉菌有抑制作用;柴胡挥发油有良好的退热效果;八角茴香油可用作芳香调味剂和健胃药;肉桂油可用作祛风药和健胃药;芸香草油可平喘、松弛支气管平滑肌,用于慢性支气管炎;松节油用于肌肉、关节疼痛;桉油用于解热、镇痛、抗菌;土荆芥油有驱虫作用;薄荷挥发油有清凉、祛风、消炎、局部麻醉作用;茉莉花油具有兴奋作用等。

二、组成

挥发油是一种混合物,化学成分比较复杂,一种挥发油常含有几十种到数百种成分。即使是同一植物的挥发油,由于采用部位、生长环境、采收季节、加工方法等不同,所含成分也会不同。

(一)萜类化合物

萜类挥发油是挥发油的主要组成部分,包括单萜、倍半萜及它们的含氧衍生物,其中含氧衍生物多是生物活性较强或挥发油具有芳香气味的主要成分,如桃金娘烯醇、桉油精、反式茴香脑等。

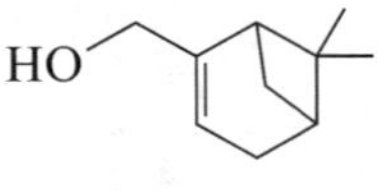

桃金娘烯醇 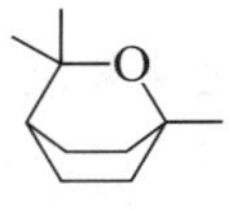　　　　桉油精 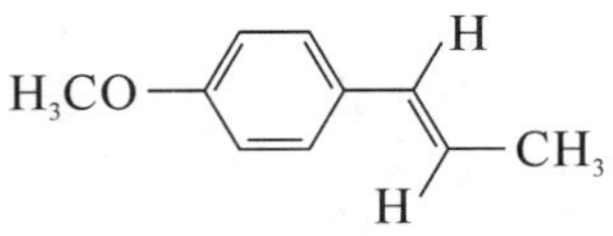　　　　反式茴香脑

(二)芳香族化合物

芳香族挥发油在挥发油中存在也相当广泛,仅次于萜类,包括萜源衍生物、苯丙烷衍生物等。其结构中多具有 6C—3C 骨架,如桂皮挥发油中的桂皮醛、丁香挥发油中的丁香酚、茴香醚(苯甲醚)等。

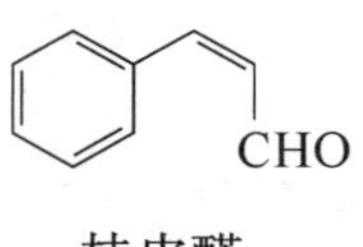

桂皮醛 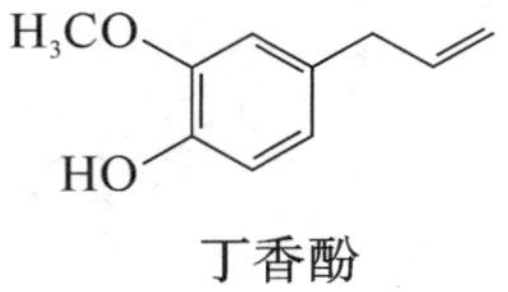　　　　丁香酚 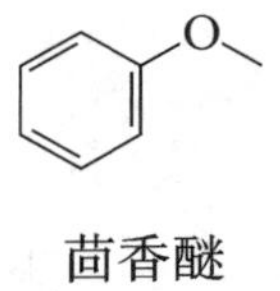　　　　茴香醚

(三)脂肪族化合物

此类挥发油主要是一些小分子脂肪族化合物,有些挥发油还含有小分子醇、醛及酸类化合物,如鱼腥草、芸香及黄柏果实挥发油中的甲基正壬酮、陈皮挥发油中的正壬醇、桂花挥发油中的正癸烷等。

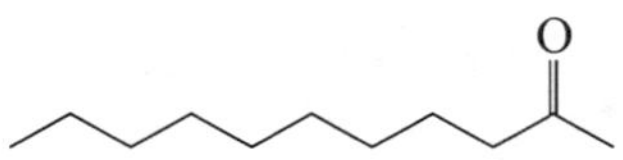

甲基正壬酮 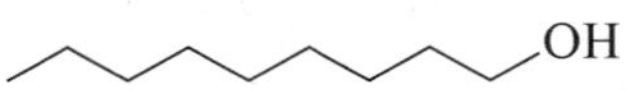　　　　正壬醇 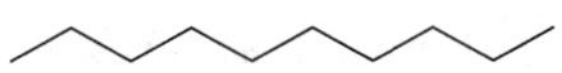　　　　正癸烷

(四)其他类化合物

除上述三类化合物外,挥发油中有时还包含一些含硫、含氮化合物,如大蒜素、大蒜新素、川芎嗪等。

大蒜素　　　　　　　大蒜新素　　　　　　　川芎嗪

三、理化性质

（一）性状

挥发油在常温常压下多为无色或淡黄色的油状液体，少数呈棕色、黄棕色，个别呈蓝色、蓝绿色或红色。有的挥发油在冷却时其主要成分可以析出晶体，这种析出物习称"脑"，如薄荷脑、樟脑等，滤除脑的挥发油称为"脱脑油"。

（二）挥发性和气味

挥发油在常温下可自行挥发而不留任何痕迹，这是挥发油与脂肪油的本质区别。大多数挥发油具有强烈的香气或辛辣味，少数有其他特殊的气味，如鱼腥草油有腥味。挥发油的气味往往也是其品质优劣的重要标志，有时也可作为鉴别的依据。

（三）溶解性

挥发油易溶于各种弱至中等极性有机溶剂，如石油醚、苯、乙醚、三氯甲烷和二硫化碳等。挥发油在乙醇中的溶解度随乙醇浓度增高而增大，在高浓度的乙醇中能全部溶解，而在低浓度乙醇中只能溶解一定量。挥发油难溶于水，但是其中的含氧化合物能部分溶于水中。医药上常用这一性质制备芳香水剂，如薄荷水等。

（四）物理常数

挥发油通常是由多种成分组成的混合物，但由于各种挥发油的化学组成基本稳定，所以其物理常数也稳定在一定范围内。挥发油多数比水轻，少数比水重，如丁香油、桂皮油等，其相对密度在 $0.85\sim 1.065$ 之间。习惯上将相对密度小于 1 的挥发油称为"轻油"，相对密度大于 1 的称为"重油"。挥发油几乎都有光学活性，比旋光度在 $+97\sim +177°$ 范围内，且具有强的折光性，折光率在 $1.43\sim 1.61$ 之间，这是检查挥发油的重要物理常数。挥发油的沸点为 $70\sim 300$ ℃，具有随水蒸气蒸馏的特性。

（五）稳定性

挥发油与空气及光线长期接触，常会逐渐氧化变质，使其相对密度增大、黏度增加、颜色变深、失去原有香味，最终形成树脂样物质，也不再能随水蒸气蒸馏。因此，挥发油应储存于棕色瓶内，并装满、密闭于阴凉处低温保存。

拓展阅读

挥发油的酸值、酯值、皂化值是其重要的化学常数，也是表示质量的重要指标。

1. 酸值　代表挥发油中游离羧酸和酚类成分的含量，以中和 1 g 挥发油中含有的游离羧酸和酚类所需要的氢氧化钾毫克数表示。

2. 酯值　代表挥发油中酯类成分含量，以水解 1 g 挥发油所需要的氢氧化钾毫克数表示。

3. 皂化值　以皂化 1 g 挥发油所需要的氢氧化钾毫克数表示。实际上，皂化值等于酸值与酯值之和。

挥发油在常温下大多为液体，少数为固体，如八角茴香油。有些挥发油在低温条件下主要成分可析出晶体，称为"脑"，滤除脑的挥发油称为"脱脑油"，如薄荷素油即为薄荷挥发油部分脱脑得到的挥发油。挥发油中的有效成分含量常与其凝固点成比例相关，如八角茴香油中茴香醚的含量与其凝固点成正比，《中国药典》（2020 年版）规定八角茴香油的凝固点应不低于 15 ℃。

四、提取与分离

(一)挥发油的提取

1. 水蒸气蒸馏法 此法是提取中药材中挥发油最常用的方法,具体的操作方法分为共水蒸馏法和通入水蒸气蒸馏法两种。

(1)共水蒸馏法:将药材放入蒸馏器中加水浸泡后,直接加热蒸馏,使挥发油与水蒸气一起蒸出。此法操作简单,但因受热温度过高,有可能使挥发油中的某些成分发生分解或使药材焦化,影响挥发油的质量。

(2)通入水蒸气蒸馏法:将药材先用水浸泡,然后通入水蒸气,使挥发油和水一起蒸出。也可将容器底部盛水,将药材原料置于水上方的有孔网板隔层上,当底部的水受热产生的水蒸气通过药材时,挥发油受热随水蒸气同时被蒸馏出来。此法可避免直火高温对挥发油质量的影响。

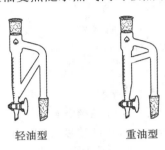

轻油型　　　　重油型

图 8-2　挥发油测定器

在实验室进行挥发油提取时,可直接用挥发油测定器收集和分离挥发油。挥发油测定器分轻油型和重油型两种,提取相对密度小于 1 的挥发油选择轻油型挥发油测定器,提取相对密度大于 1 的挥发油则选择重油型挥发油测定器,见图 8-2。

采用水蒸气蒸馏法得到的馏出液中,大多数挥发油难溶于水而与水分层,如果挥发油在水中溶解度较大、不易分层,可采用盐析法,使挥发油自水中析出,或盐析后用低沸点亲脂性有机溶剂萃取,然后低温蒸去萃取溶剂即得挥发油。

2. 油脂吸收法 某些油脂可吸收挥发油,常用于提取贵重的挥发油,如玫瑰花油、茉莉花油。常用无臭猪油 3 份与牛油 2 份的混合物,均匀地涂在玻璃板两面,并与平铺的鲜花瓣层相间叠放,花瓣中的挥发油被油脂吸收后,刮下油脂,即为"香脂",可直接用于香料工业,也可加入无水乙醇溶解并过滤,滤液经减压蒸馏去除乙醇,即得挥发油。

3. 有机溶剂提取法 用石油醚(30～60 ℃)、二硫化碳、四氯化碳等有机溶剂浸取,浸取的方法可采用回流提取法或冷浸法,减压蒸去有机溶剂后即得浸膏。浸膏中往往含有原料中的其他脂溶性成分如树脂、油脂、蜡类等杂质,可利用乙醇中植物蜡类等杂质的溶解度随温度的下降而降低的特性,先用热乙醇溶解浸膏,再放置冷却,滤除杂质,回收乙醇即得挥发油;也可以将浸膏再次进行水蒸气蒸馏,得到较纯的挥发油。

4. 超临界流体萃取法 采用超临界 CO_2 萃取法提取芳香挥发油,具有防止氧化、热解及提高品质的优点,所得芳香挥发油的气味与原料相同,提取效率明显优于其他方法。但较一般提取方法而言,其工艺技术要求高、设备费用投资大,限制了其应用范围。

5. 冷压法 对于某些挥发油含量较高的新鲜药材,如鲜橘皮、柠檬皮等,可经撕裂、破碎后直接进行压榨,将挥发油从植物组织中压出,但压出液中常含有水分、黏液质及细胞组织等杂质,需静置分层或离心后分出油层,即得挥发油。此法在常温下即可完成,产品保持原有挥发油的新鲜香味,但所得挥发油可能含有原料中不挥发性物质,例如柠檬油常溶出原料中的叶绿素,而使柠檬油呈绿色。

(二)挥发油成分的分离

1. 冷冻法 将挥发油置于 0 ℃以下,其中含量较高的成分即析出晶体,与挥发油中的其他成分分离,如无晶体可将温度继续降至 −20 ℃放置,取出的晶体再经重结晶可得纯品。此法优点是操作简单,但有时分离不完全,如薄荷挥发油析出薄荷脑后的薄荷素油中还含有 50% 的薄荷脑,实际工作中可对薄荷素油进一步降低温度脱脑,可得较纯的薄荷脑产品。

2. 分馏法 此法利用挥发油中各成分的沸点不同进行分离。由于挥发油的组成成分对热及空气中的氧较敏感,因此分馏宜减压进行。由于挥发油中的有些成分沸点差异较小,故经分离得到的每一馏分,可能仍然是混合物,各馏分可采用色谱法等进一步分离。

3. 化学法 根据挥发油中各成分的结构或官能团不同,可用相应的化学试剂处理,使各类成分分离。一般可将挥发油分离为碱性成分、酸性成分、中性成分和含羰基的成分等不同类型的几个部分。具体分离流程如图 8-3 所示。

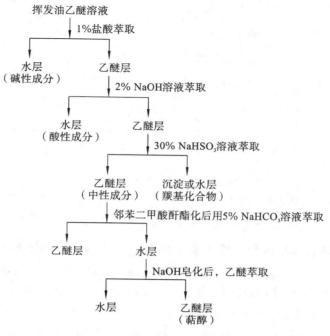

图 8-3　挥发油的化学分离流程图

4. 色谱法　对于以上方法均不能较好分离的挥发油,可采用色谱法进行分离。该法以硅胶和氧化铝吸附柱色谱的应用较为广泛,通常以石油醚、己烷、乙酸乙酯等组成的混合溶剂作为流动相进行洗脱。此外,还可采用硝酸银柱色谱进行分离,这是以化合物中双键的数目和位置不同,与硝酸银形成 π-络合物的难易程度和稳定性的差别,作为分离的依据,一般硝酸银浓度为 2%～2.5% 较为适宜。此外,由于挥发油的组成成分多而复杂,分离采用分馏法与色谱法相结合,往往能得到较好效果。

> **边学边练:**
> 挥发油氧化变质后,一般的表现有哪些?

五、含挥发油类化合物的常用中药

(一)薄荷

薄荷为唇形科植物薄荷 *Mentha haplocalyx* Briq. 的干燥地上部分。其具有疏散风热、清利头目、利咽、透疹、疏肝行气等功效,用于风热感冒、风温初起、头痛、目赤、喉痹、口疮、风疹、麻疹、胸胁胀闷等病症的治疗。

1. 薄荷挥发油的性状及主要化学组成　薄荷挥发油为无色或淡黄色澄清油状液体,有强烈的薄荷香气,味初辛、后凉,长时间存放后,色泽加深,可溶于乙醇、乙醚、三氯甲烷等有机溶剂。薄荷鲜叶含渍 1%～1.46%。薄荷挥发油的化学组成比较复杂,主要是单萜及其含氧衍生物,其中薄荷醇(薄荷脑)占 77%～88%,薄荷酮约占 10%,乙酰薄荷酯占 1%～6%,此外尚有柠檬烯、异薄荷酮、新薄荷酮、番薄荷酮、桉油精、樟烯,及某些黄酮类化合物和氨基酸等。

2. 薄荷挥发油的提取与分离原理　①薄荷挥发油具有挥发性,能随水蒸气蒸馏,可采用水蒸气蒸馏法进行提取。②薄荷挥发油中的主要成分为薄荷脑,也是其有效成分之一,低温下可以析出晶体,即薄荷脑(粗品)。③经－10 ℃冷冻析晶后的脱脑油中仍含有较多的薄荷脑,故经－20 ℃冷冻后仍可以析出晶体。将两次冷冻所得晶体(粗脑)合并后,进一步重结晶处理即可得精制薄荷脑。提取与分离流程如图 8-4 所示。

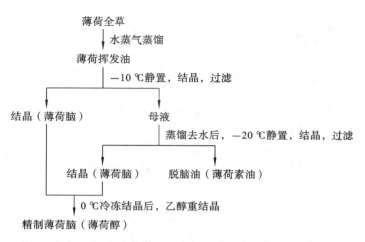

图 8-4　薄荷挥发油的提取与分离流程图

3. 提取、分离、鉴定技术在薄荷质量标准中的应用　取薄荷药材粉末 0.5 g,加石油醚(60～90 ℃)5 mL,密塞,振摇数分钟,放置 30 min,过滤,滤液作为供试品溶液。另取薄荷脑对照品,加石油醚制成每 1 mL 含 2 mg 的溶液,作为对照品溶液。照薄层色谱法试验,吸取上述供试品溶液 10～20 μL、对照品溶液 10 μL,分别点于同一硅胶 G 薄层板上,以苯-乙酸乙酯(19∶1)为展开剂,展开,取出,晾干,喷以香草醛硫酸溶液-乙醇(1∶4)的混合溶液,在 100 ℃加热至斑点显色清晰。供试品色谱中,在与对照品色谱相应的位置上,显相同颜色的斑点。

(二) 丁香

丁香为桃金娘科植物丁香 *Eugenia caryophyllata* Thunb. 的干燥花蕾,当花蕾由绿色转红时采摘,晒干。其具有温中降逆、补肾助阳之功效,用于脾胃虚寒、呃逆呕吐、食少吐泻、心腹冷痛、肾虚阳痿等病症。

1. 丁香油的性状及主要化学组成　本品为微黄色至黄色的澄清液体,带有丁香的香气,极易溶于乙醇、乙醚、冰醋酸或甲苯,在水中几乎不溶。丁香油是混合物,其中含 β-丁香烯 5.0%～14.0%、丁香酚 75.0%～88.0%、乙酸丁香酚酯 4.0%～15.0%。丁香油在临床上用于镇痛、抗菌消炎,也是常用药用辅料、芳香剂和矫味剂等。

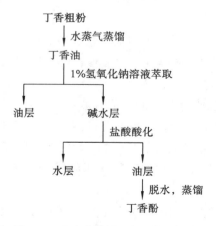

图 8-5　丁香油的提取与分离流程图

2. 丁香油的提取与分离原理　①丁香油具有挥发性,可随水蒸气蒸馏,因此采用水蒸气蒸馏法提取,因其相对密度大于 1,故应选用重油型提取装置。②丁香酚因具有酚羟基而显酸性,可与碱反应成盐并溶于碱水中,故采用 1% 氢氧化钠溶液进行萃取分离。③丁香酚的盐加酸酸化后,游离出的丁香酚难溶于水而转移至油层。丁香油的提取与分离流程如图 8-5 所示。

3. 提取、分离、鉴定技术在丁香质量标准中的应用　取丁香药材粉末 0.5 g,加乙醚 5 mL,振摇数分钟,过滤,滤液作为供试品溶液。另取丁香酚对照品,加乙醚制成每 1 mL 含 16 μL 的溶液,作为对照品溶液。照薄层色谱法试验,吸取上述两种溶液各 5 μL,分别点于同一硅胶 G 薄层板上,以石油醚(60～90 ℃)-乙酸乙酯(9∶1)为展开剂,展开,取出,晾干,喷以 5% 香草醛硫酸溶液,于 105 ℃加热至斑点显色清晰。供试品色谱中,在与对照品色谱相应的位置上,显相同颜色的斑点。

本章小结

- 萜类和挥发油
  - 萜类
    - 概述 甲戊二羟酸途径衍生的一类化合物
    - 结构与分类
      - 单萜：月桂烯、薄荷醇、冰片
      - 倍半萜：金合欢醇、青蒿素
      - 二萜：叶绿醇、视黄醇、紫杉醇
      - 其他萜类：人参皂苷Rg1、甘草酸
    - 理化性质
      - 性状、溶解性
      - 化学性质：加成、氧化、脱氢、分子重排
    - 提取与分离
      - 提取：水蒸气蒸馏法、溶剂提取法等
      - 分离：分馏法、结晶法、柱色谱法等
    - 常用中药 青蒿素
  - 挥发油
    - 概述 具有芳香气味、在常温常压下能挥发的油状液体的总称
    - 组成
      - 萜类化合物：桃金娘烯醇、桉油精
      - 芳香族化合物：丁香酚、茴香醚
      - 脂肪族化合物：甲基正壬酮
      - 其他类化合物：大蒜素、大蒜新素
    - 理化性质
    - 提取与分离
      - 提取：水蒸气蒸馏法、油脂吸收法、有机溶剂提取法、超临界流体萃取法、冷压法
      - 分离：冷冻法、分馏法、化学法、色谱法
    - 常用中药 薄荷、丁香

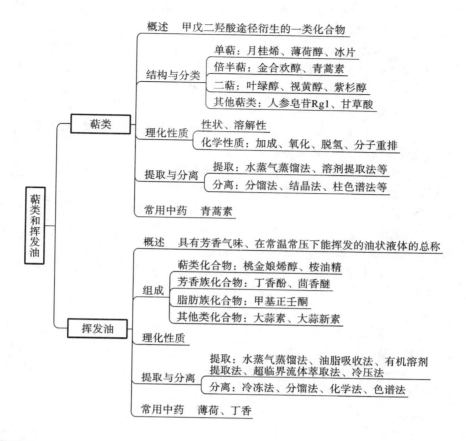

目标检测

目标检测答案

一、选择题

（一）单项选择题

1. 冰片的结构属于（　　）。

A. 单萜　　B. 倍半萜　　C. 二萜　　D. 二倍半萜

2. 挥发油不具有的通性是（　　）。

A. 有受热不消失的油斑　　B. 有令人愉快的香味

C. 有折光性　　D. 有旋光性

3. 下列化合物不属于二萜的是（　　）。

A. 银杏内酯　　B. 穿心莲内酯　　C. 雷公藤内酯　　D. 七叶内酯

4. 以溶剂提取法提取挥发油时，首选的溶剂是（　　）。

A. 石油醚（30～60 ℃）　　B. 95%乙醇

C. 三氯甲烷　　D. 乙酸乙酯

5. 分馏法分离挥发油时，主要的分离依据是（　　）。

A. 密度的差异　　B. 溶解性的差异

C. 沸点的差异　　D. 官能团化学性质的差异

6. 吉拉德试剂法主要用于挥发油中哪类成分的分离？（　　）

A. 碱性成分　　B. 酸性成分　　C. 醛、酮类成分　　D. 醇类成分

7. 紫杉醇是（　　）。

A. 单萜   B. 二萜   C. 三萜   D. 环烯醚萜

8. 挥发油中的酸性成分采用（   ）分离。

A. 蒸馏法   B. 分馏法   C. 精密分馏法   D. 化学分离法

9. 用溶剂提取法提得的挥发油，含有的杂质主要是（   ）。

A. 油脂   B. 黏液质   C. 水   D. 树胶

10. 挥发油中可用亚硫酸氢钠提出的成分是（   ）。

A. 醇类   B. 醛类   C. 酚类   D. 醚类

11. 构成萜类化合物的基本单位是（   ）。

A. 异戊二烯   B. 桂皮酸   C. 苯环   D. 苯丙素

12. 评价挥发油的质量，首选理化指标是（   ）。

A. 折光率   B. 颜色   C. 相对密度   D. 气味

13. 挥发油用薄层色谱展开后，一般情况下首先选择的显色剂是（   ）。

A. 三氯化铁试剂   B. 高锰酸钾溶液

C. 香草醛-浓硫酸试剂   D. 异羟肟酸铁试剂

14. 提取贵重挥发油时，常选用的方法是（   ）。

A. 油脂吸收法   B. 压榨法   C. 水蒸气蒸馏法   D. 浸取法

（二）多项选择题

1. 挥发油的组成中主要有（   ）。

A. 单萜   B. 二倍半萜   C. 倍半萜   D. 三萜   E. 四萜

2. 分离挥发油中的醛、酮类成分可用（   ）。

A. 碳酸氢钠   B. 亚硫酸氢钠   C. 吉拉德试剂 T

D. 吉拉德试剂 P   E. 磷酸

3. 挥发油的化学常数包括（   ）。

A. 酯值   B. 酸值   C. 皂化值   D. 碘值   E. 折光率

4. 提取挥发油的方法有（   ）。

A. 水蒸气蒸馏法   B. 乙醚连续回流提取法   C. 石油醚冷浸法

D. 压榨法   E. 超临界 CO_2 萃取法

5. 萜的含义是（   ）。

A. 异戊二烯的聚合物及衍生物

B. 戊二烯的聚合物及衍生物

C. 可按异戊二烯单元数目进行分类

D. 开链萜烯符合通式$(C_5H_8)_n$

E. 无其他杂原子

二、填空题

1. 萜类化合物常常根据分子结构中所包含的异戊二烯单元进行分类，根据各萜分子结构中碳原子数目的多少，进一步分为_____萜、_____萜、_____萜、_____萜等。开链萜烯一般符合通式_____。

2. 挥发油是一种_____物，化学组成比较复杂。按化学结构将挥发油中所含的化学成分分为_____、_____、_____；此外，在少数挥发油中还存在一些含_____和含_____的衍生物。

三、简答题

挥发油通常应如何保存？为什么？

（张 密）

第九章

皂苷

知识目标

1. 掌握皂苷的主要结构分类、理化性质及通用提取与分离手段。
2. 熟悉典型三萜皂苷、甾体皂苷成分（实例）的提取、分离方法及应用。
3. 了解常见中药中皂苷类成分的分布、存在及生物活性。

能力目标

使学生具备典型药物中皂苷类成分的提取、分离及检识的能力。

课程思政目标

培养学生严谨制药的学术态度、实事求是的做事精神，从而更好地指导、合理用药，共同维护人类健康，促进中药事业发展。

案例导入

　　人参是一种传统的中药，具有大补元气、复脉固脱、补脾益肺、生津养血、安神益智的功效，用于体虚欲脱、肢冷脉微、脾虚食少、肺虚喘咳、津伤口渴、内热消渴、气血亏虚、久病虚羸、惊悸失眠、阳痿宫冷。现代药理研究表明，人参具有调节血压、恢复心脏功能、治疗神经衰弱、抗肿瘤以及提高人体免疫力等作用。那么，人参里包含的哪些化学成分使其具备以上药理作用呢？

第一节　概　　述

　　皂苷是存在于植物界中的一类结构较为复杂的苷类化合物，多为螺甾烷类或三萜类化合物的低聚糖苷。其因水溶液振摇后能产生大量持久性、似肥皂水样的泡沫，故名皂苷。多数皂苷具有很好的表面活性，可以乳化油脂，用作去垢剂。多数皂苷还具有溶血特性。

　　皂苷在中药中分布广泛，常见于百合科、薯蓣科、龙舌兰科、石竹科、远志科、玄参科、豆科、五加科和葫芦科等植物中。许多中药如人参、三七、桔梗、远志、柴胡、甘草、穿龙薯蓣、知母、地榆、绞股蓝和白头翁等的主要成分是皂苷。一些海洋生物如海星、海参中也发现有皂苷存在。

第二节　结　构　类　型

　　皂苷类化合物由多环烃的皂苷元和糖通过苷键连接而成。组成皂苷的糖常见有 D-葡萄糖、D-半乳糖、L-鼠李糖、D-木糖、L-阿拉伯糖、D-葡萄糖醛酸、D-半乳糖醛酸等,多以低聚糖形式与苷元缩合。

皂苷按照分子结构中糖链数目的不同,可分为单糖链皂苷、双糖链皂苷和三糖链皂苷。植物体内与皂苷共存的酶,可使皂苷的糖链水解,产生次生苷(次皂苷)。目前,最常用的分类方法主要是按照皂苷元的化学结构将皂苷分为两大类:甾体皂苷和三萜皂苷。

一、甾体皂苷

甾体皂苷是以螺甾烷类(27 个碳原子的甾体化合物)为苷元的糖类化合物,主要存在于薯蓣科、菝葜科、百合科和玄参科等植物中。甾体皂苷元的结构特点是含 A、B、C、D、E 和 F 6 个环,其中 A、B、C、D 环为甾体母核;E 环为呋喃环,F 环为吡喃环,两环通过 C_{22} 位螺原子,以螺缩酮的形式相连接。当 C_{27} 位为 β 型时,称为螺甾烷;C_{27} 位为 α 型时,称为异螺甾烷。

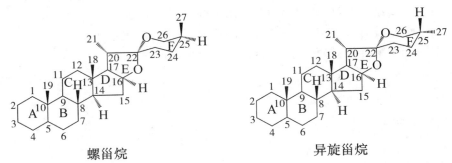

螺甾烷　　　　　　　　　异旋甾烷

1. 螺甾烷　其结构特点是 C_{27} 位为 β 型(—CH_3 在竖键),C_{25} 位为 S 构型,常见结构如菝葜皂苷元等。

2. 异螺甾烷　其结构特点是 C_{27} 位为 α 型(—CH_3 在横键),C_{25} 位为 R 构型,常见结构为薯蓣皂苷元。

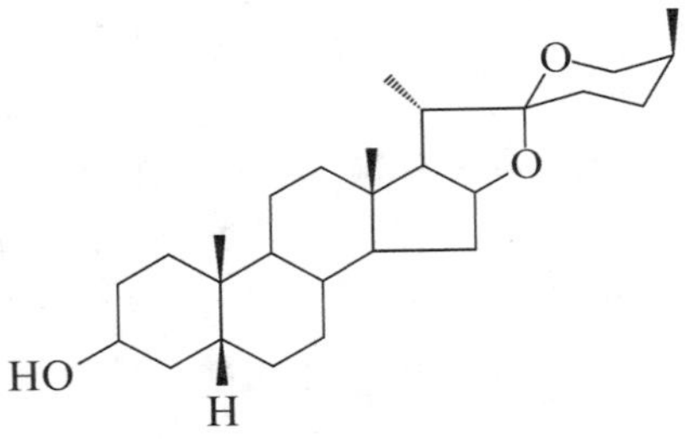

菝葜皂苷元 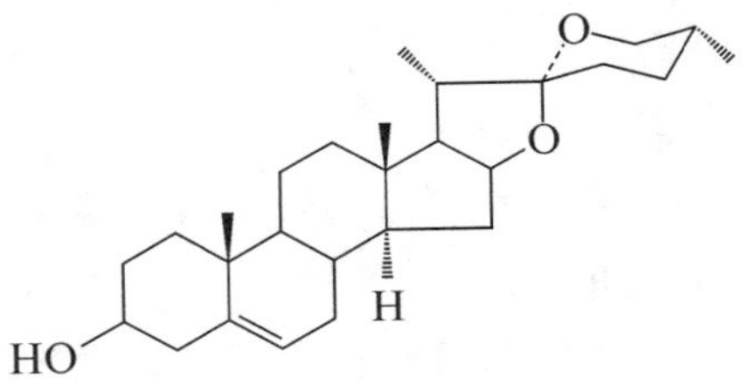　　　　　　　　　薯蓣皂苷元

甾环稠合方式一般 B/C 环和 C/D 环均为反式稠合(即 8β-H、9α-H、13β-CH_3、14α-H);A/B 环有顺式稠合(5β-H)和反式稠合(5α-H)。

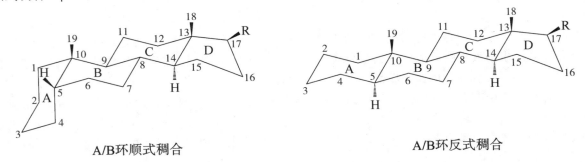

A/B环顺式稠合　　　　　　　　　A/B环反式稠合

由于甾体皂苷分子一般不含有羧基,呈中性,故甾体皂苷又称为中性皂苷。

二、三萜皂苷

三萜皂苷是由三萜皂苷元与糖组成的皂苷。在植物界,三萜皂苷分布比甾体皂苷广泛。三萜皂苷元由 6 个异戊二烯(C_5H_8)单元,共 30 个碳原子组成,由于分子中常连有羧基,故多为酸性皂苷。其根据苷元的结构可分为四环三萜皂苷和五环三萜皂苷两大类。

（一）四环三萜皂苷

四环三萜皂苷基本骨架为甾烷结构,结构中含有四个环。A/B、B/C、C/D 环均为反式稠合;C_{17} 位连接含 8 个碳原子的支链,C_{28}、C_{29} 甲基连接在 C_4 位(偕二甲基),C_{30} 甲基连接在 C_{14} 位。

皂苷元除含 30 个碳原子的化合物外,也有 31 个碳原子和 32 个碳原子的衍生物。

1. 羊毛脂烷型 C_{18} 甲基连在 C_{13} 位,如猪苓酸 A。

羊毛脂烷型 · 猪苓酸A

2. 达玛烷型 C_{18} 甲基连在 C_8 位(C 环内),如 20(S)-原人参二醇。

达玛烷型 · 20(S)-原人参二醇

（二）五环三萜皂苷

五环三萜皂苷元基本母核为 5 个六元环(多氢蒎),根据 E 环变化可分为 β-香树脂烷型、α-香树脂烷型及羽扇豆烷型三种类型。

1. β-香树脂烷型 又称齐墩果烷型。结构特点是 A/B、B/C、C/D 环均为反式稠合,D/E 环为顺式稠合;基本母核为 22 个碳原子。C_{23}、C_{24} 甲基和 C_{29}、C_{30} 甲基均为偕二甲基,分别连接在 C_4 和 C_{20} 位,C_{25}、C_{26}、C_{27}、C_{28} 甲基分别连接在 C_{10}、C_8、C_{14}、C_{17} 位,C_3 位的羟基多为 β 型,并与糖结合成苷;羧基常在 C_{28}、C_{30}、C_{24} 位,并可与糖形成酯苷键。此类皂苷中常有二糖链苷存在。这类皂苷元在中药中较为常见,以齐墩果酸最为多见,在植物界广泛存在。

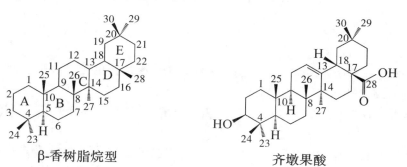

β-香树脂烷型 · 齐墩果酸

2. α-香树脂烷型 又称乌苏烷型或熊果烷型。α-香树脂烷型 E 环上的 C_{29}、C_{30} 甲基分别连接在 C_{19}、C_{20} 位,构型分别是 β 型和 α 型。这类皂苷元在植物中的分布比 β-香树脂烷型要少,如熊果酸。

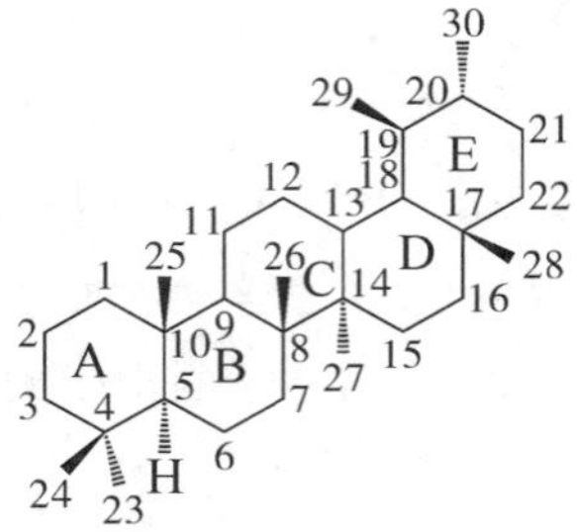

α-香树脂烷型 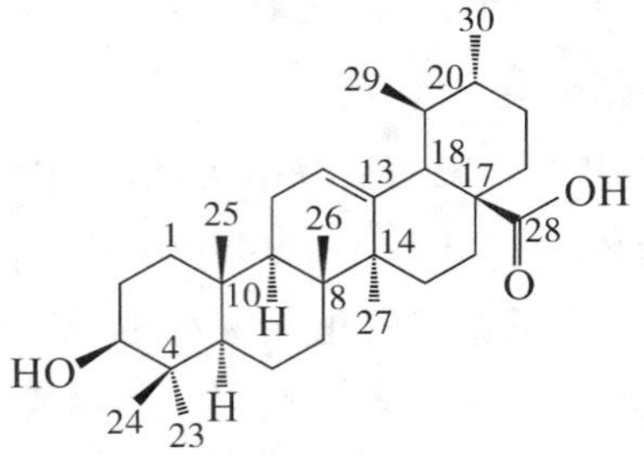　　　　　　　　　　熊果酸

3. 羽扇豆烷型　此类型在中药中分布较少,且大多以苷元形式存在,少数以皂苷形式存在。此类型与齐墩果烷型不同的是 E 环为五元环,在 C_{19} 位有 α 型的异丙烯基或异丙烷取代,D/E 环是反式稠合,如白桦脂酸。

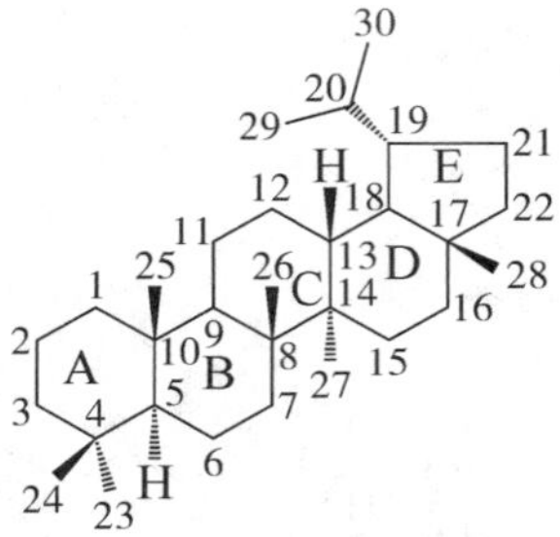

羽扇豆烷型 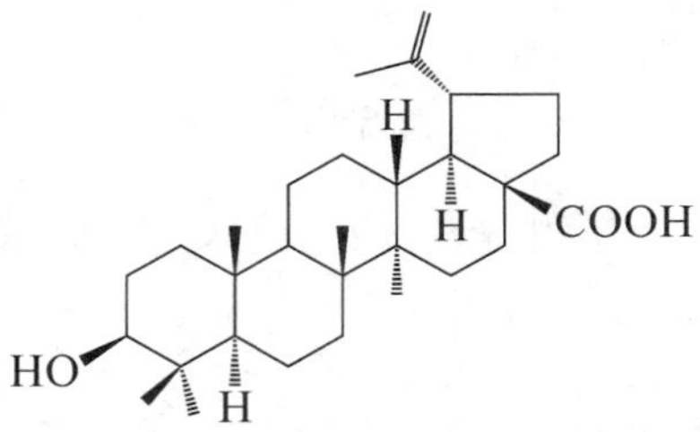　　　　　　　　　　白桦脂酸

边学边练：

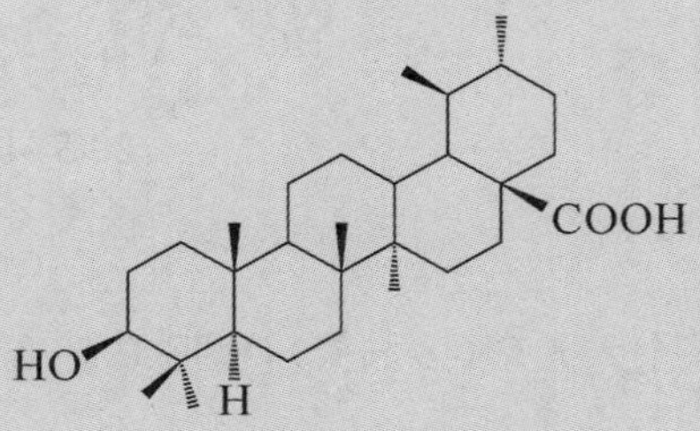

上述结构属于哪种皂苷类型?(　　)

A. α-香树脂烷型　　　　　　　　B. β-香树脂烷型

C. 达玛烷型　　　　　　　　　　D. 羽扇豆烷型

第三节　理化性质

一、性状

1. 形态　皂苷由于分子量较大,不易结晶,多数为无色或乳白色无定形粉末,仅少数为晶体。皂苷因极性较大,多具吸湿性。

2. 熔点　多数皂苷无明显的熔点,在熔融前就已分解,故常测得其分解点。皂苷元大多有完好的晶体,故有恒定的熔点。

3. 味　皂苷味苦而辛辣,对黏膜有刺激性,尤以鼻内黏膜最为灵敏,吸入鼻内可引起打喷嚏,还可反射性地促进呼吸道黏膜液腺分泌,使浓痰稀释,便于排除。如桔梗、枇杷叶、远志、紫菀等止咳化痰药均含有皂苷。少数皂苷如甘草皂苷有显著的甜味,对黏膜刺激性也弱。

二、溶解性

多数皂苷极性较大,一般可溶于水,易溶于热水、稀醇、热甲醇和热乙醇,难溶于丙酮,几乎不溶或难溶于石油醚、乙醚、苯等亲脂性有机溶剂。皂苷在含水正丁醇中有较大的溶解度,可利用此性质对含皂苷水溶液用正丁醇或戊醇进行萃取,从而与糖类、蛋白质等亲水性强的杂质分离。

皂苷的水溶性随分子中连接的糖的数目不同而有差别,皂苷糖链部分水解生成次生皂苷后,水溶性随之降低,易溶于中等极性的醇、丙酮、乙酸乙酯。皂苷元不溶于水,可溶于苯、乙醚、三氯甲烷等低极性有机溶剂。皂苷有表面活性作用,有一定的助溶性,可促进其他成分在水中的溶解。

三、发泡性

皂苷有降低水溶液表面张力的作用。多数皂苷水溶液经剧烈振摇后能产生大量持久性的泡沫,且不因加热而消失。蛋白质水溶液也可产生泡沫,但加热后蛋白质因凝固而泡沫消失,故可依此鉴别两者。鉴别方法:取 1 g 中药粉末,加水 10 mL,煮沸 10 min 后滤出水液,振摇后产生持久性泡沫(15 min 以上)为阳性。

由于中性皂苷相比酸性皂苷在碱性溶液中能形成较稳定的泡沫,故利用发泡试验还可区别中性的甾体皂苷和酸性的三萜皂苷,见图 9-1。

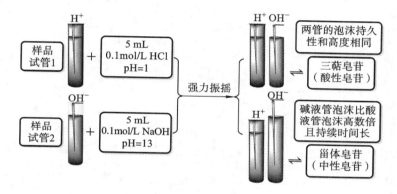

图 9-1 皂苷的泡沫试验

四、溶血性

大多数皂苷能破坏红细胞而具有溶血作用。因此,将含有皂苷的药物制成静脉注射液时需做溶血试验。皂苷溶血作用的强弱可用溶血指数来衡量。溶血指数是指在一定条件(等渗、缓冲及恒温)下,使同一动物来源的血液中红细胞完全溶解的皂苷溶液的最低浓度,浓度越低,毒性越强。如薯蓣皂苷的溶血指数为 1∶400000,甘草皂苷为 1∶4000,说明薯蓣皂苷的毒性比甘草皂苷强。

皂苷具有溶血作用是因为皂苷能与红细胞膜上的胆甾醇结合生成难溶于水的复合物,破坏了红细胞的正常渗透性,使细胞内渗透压增加而导致红细胞破裂,从而引发溶血,临床上应用皂苷时应注意皂苷的溶血性。一般皂苷溶液静脉注射毒性较大,低浓度也能产生溶血作用,肌内注射易引起组织坏死,但口服无溶血作用。

值得注意的是,中药提取液中的一些其他成分如某些树脂、脂肪酸、挥发油等也可能导致溶血。因此,要判断是否是由皂苷引起的溶血,需将皂苷提纯后再检查或结合胆甾醇沉淀法进一步确认,如沉淀后的滤液无溶血现象,而沉淀水解后有溶血活性,则表示溶血现象是皂苷引起的。

五、水解性

皂苷水解可以用于皂苷结构研究及活性改造等,主要包括酶水解、酸水解以及碱水解等。

1. 酶水解 植物体内有某种皂苷存在时,往往有水解该皂苷的酶存在,因此应避免皂苷受酶水解,提取皂苷时,要抑制酶的活性。有时为了获得皂苷元或次生皂苷元可以选择适当的酶水解皂苷。酶水解条件温和,往往可以获得完整的皂苷元,因此常被用于皂苷的结构研究。

2. 酸水解 由于皂苷所含的糖都是 α-羟基糖,因此水解所需条件较为剧烈,一般可用 2～4 mol/L

的无机酸。若酸浓度过高或酸性过强(如高氯酸),在水解过程中皂苷元可发生脱水、环合、双键位移、取代基位移、构型转化等变化,导致水解产物不是原始的皂苷元,从而造成研究工作复杂化,甚至会产生错误结论。如人参皂苷的原始皂苷元应该是 20(S)-原人参二醇和 20(S)-原人参三醇,最初得到的人参二醇和人参三醇均是原始皂苷元在酸水解过程中异构化的产物。

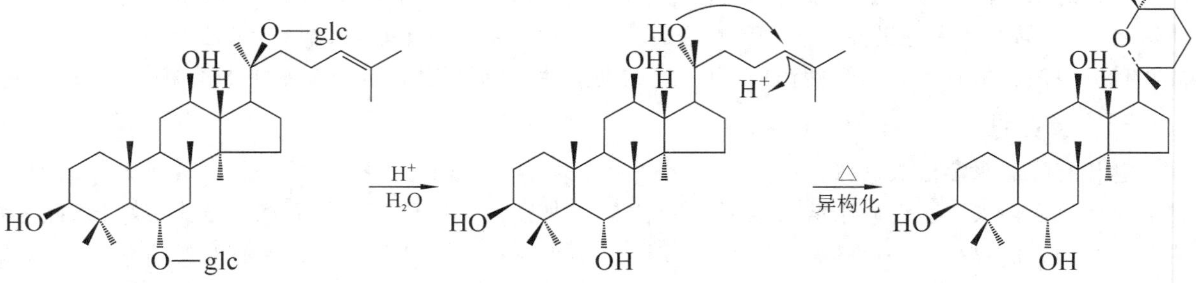

B型人参皂苷(20S)　　　　　原人参三醇(20R)　　　　　人参三醇

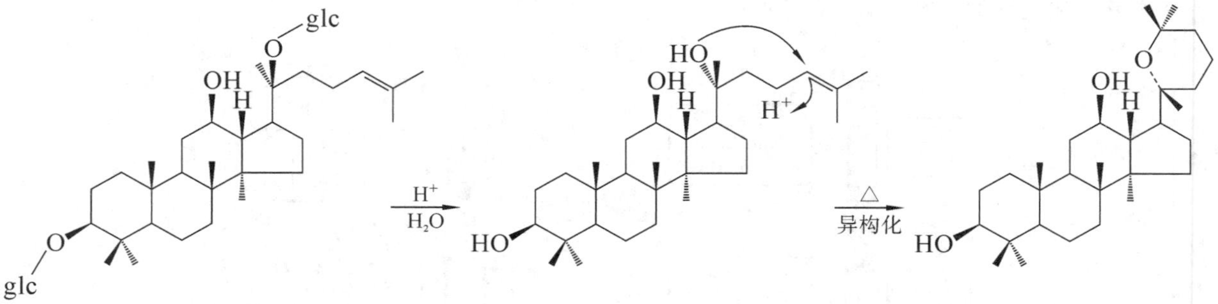

A型人参皂苷(20S)　　　　　原人参二醇(20R)　　　　　人参二醇

　　因此,为了获得原始皂苷元,需要采用温和水解法,除了酶水解外,还可以用 Smith 降解法、光分解法、土壤微生物分解法等。

　　3. 碱水解　　含有酯苷的皂苷易被碱水解。在氢氧化钠溶液中加热回流一定时间,酯苷键一般可水解。但在此条件下,水解生成的糖常会分解。故一般对较容易水解的酯苷键用 5 mol/L 的氨水水解。

六、显色反应

　　皂苷在无水条件下,与浓酸或某些 Lewis 酸作用,会出现颜色变化或呈现荧光。此类反应虽然比较灵敏,但专属性较差。常见的显色反应如下。

　　1. 醋酐-浓硫酸反应(Liebermann-Burchard 反应)　　该反应在试管中进行。将样品溶于醋酐中,加入醋酐-浓硫酸(20∶1)数滴后,可出现以下颜色变化。

　　三萜皂苷:黄→红→紫→褪色。

　　甾体皂苷:黄→红→紫→蓝→绿→污绿→褪色。

　　甾体皂苷颜色变化较快,最后呈蓝绿色。三萜皂苷只能呈红色或紫色,不出现绿色。用此法可初步区别甾体皂苷和三萜皂苷。

　　2. 三氯甲烷-浓硫酸反应(Salkowski 反应)　　将样品溶于三氯甲烷,加入浓硫酸后,振摇,三氯甲烷层呈现红色或蓝色荧光,浓硫酸层呈现绿色荧光。

　　3. 三氯醋酸反应(Rosen-Heimer 反应)　　该反应在滤纸上进行,此法显色温度与皂苷结构类型有关,可用于鉴别甾体皂苷和三萜皂苷(图 9-2)。

　　4. 五氯化锑反应(Kahlenberg 反应)　　皂苷与五氯化锑的三氯甲烷溶液反应呈红色、棕色或紫色。五氯化锑属于 Lewis 酸类试剂,与五烯阳碳离子成盐而显色。本反应用三氯化锑结果相同。

　　5. 冰醋酸-乙酰氯反应(Tschugaeff 反应)　　将试样溶于冰醋酸中,加乙酰氯数滴及氯化锌晶体数

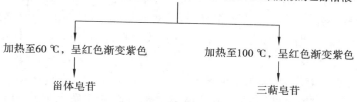

加热至60 ℃，呈红色渐变紫色　　　　　加热至100 ℃，呈红色渐变紫色

甾体皂苷　　　　　　　　　　　　　　　三萜皂苷

图 9-2　甾体皂苷和三萜皂苷的三氯醋酸反应

粒，稍加热，呈现淡红色或紫色。

> **边学边练：**
>
> 可以用于皂苷元显色反应的试剂是（　　）。
>
> A.醋酐-浓硫酸　　　　　　　　　　　B.冰醋酸-乙酰氯
>
> C.三氯醋酸　　　　　　　　　　　　　D.五氯化锑

第四节　提取与分离

一、皂苷类化合物的提取

（一）皂苷的提取技术

皂苷的提取目前多采用醇类溶剂提取法。通常采用不同浓度的甲醇或乙醇进行提取，提取后回收溶剂，残渣溶于水，滤除不溶物，水溶液再用石油醚、苯等亲脂性有机溶剂萃取，除去油脂、色素等脂溶性杂质，再用正丁醇进行萃取，皂苷转溶于正丁醇中，而糖类等水溶性杂质则留在水中。分取正丁醇溶液，回收正丁醇，即得粗总皂苷（图 9-3）。

也可以先采用石油醚或乙醚将药材进行脱脂处理，除去油脂、色素等脂溶性成分。脱脂后的药材再用甲醇或乙醇加热提取，提取液冷却后，由于多数皂苷难溶于冷乙醇或冷甲醇，即可析出沉淀；也可将醇提取液适当浓缩后，再加入适量的丙酮或乙醚，皂苷即可以沉淀析出；酸性皂苷可先加碱水溶解，再加酸酸化，使皂苷又重新析出而与杂质分离（图 9-4）。

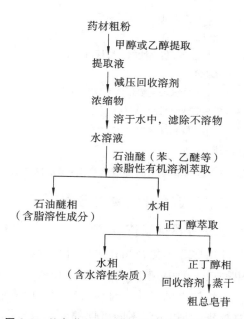

图 9-3　总皂苷的提取流程图（正丁醇提取法）

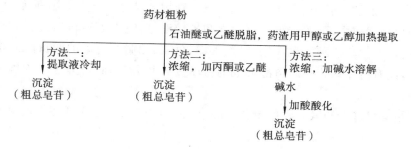

图 9-4　总皂苷的提取流程图（脱脂法）

对结构不稳定的皂苷提取时要控制提取条件，如柴胡皂苷 a 具有氧环结构，在提取过程中易转变为柴胡皂苷 b，若在提取时加 5%吡啶中和植物中的酸，可抑制柴胡皂苷 b 的生成。

（二）皂苷元的提取技术

皂苷元具有亲脂性，易溶于苯、三氯甲烷、石油醚等亲脂性有机溶剂，不溶或难溶于水。一般可将粗皂苷加酸水解后，再用亲脂性有机溶剂提取，也可直接先将药材加酸水解，使皂苷水解生成皂苷元，再用有机溶剂提取。

加酸水解皂苷时，要注意在剧烈的水解条件下，皂苷元可能发生结构变化。这时应缓和反应条件或改用温和的水解方法以保护皂苷元结构不被破坏。也可在酸水解前先用酶解法水解皂苷，这样不但能缩短酸水解时间，还能提高皂苷元的收率。如薯蓣皂苷元的酸水解提取流程收率为 2%，在此条件下水解时间长，但是还是有一部分皂苷未水解，影响收率。如果将原料在酸水解之前经过预发酵处理，不但能缩短水解时间，薯蓣皂苷元的收率还可提高至 54%。

1. 酸水解法提取流程　如图 9-5 所示。

2. 预发酵法提取流程　如图 9-6 所示。

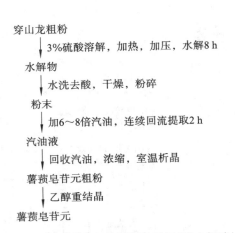

穿山龙粗粉
↓ 3%硫酸溶解，加热，加压，水解8 h
水解物
↓ 水洗去酸，干燥，粉碎
粉末
↓ 加6~8倍汽油，连续回流提取2 h
汽油液
↓ 回收汽油，浓缩，室温析晶
薯蓣皂苷元粗粉
↓ 乙醇重结晶
薯蓣皂苷元

图 9-5　薯蓣皂苷元的提取流程图（酸水解法）

穿山龙粗粉
↓ 加水浸透12 h，再加2倍水，40 ℃恒温发酵2天
发酵物
↓ 加3%硫酸，加热，加压，水解3 h
水解物
↓ 水洗去酸，干燥，粉碎
粉末
↓ 加6~8倍汽油，连续回流提取2 h
汽油液
↓ 回收汽油，浓缩，室温析晶
薯蓣皂苷元粗粉
↓ 乙醇重结晶
薯蓣皂苷元

图 9-6　薯蓣皂苷元的提取流程图（预发酵法）

二、皂苷类化合物的分离

（一）分段沉淀技术

利用皂苷类化合物在醇中溶解度大，在丙酮、乙醚中溶解度小的特点，可先将粗总皂苷溶于少量的甲醇或乙醇中，然后逐滴加入丙酮、丙酮-乙醚（1∶1）的混合溶液或乙醚至混浊，静置产生沉淀，过滤得极性较大的皂苷。母液继续滴加丙酮或乙醚，至析出沉淀得极性较小的皂苷（图 9-7）。通过这样反复处理，可初步将不同极性的皂苷分段沉淀分离。

（二）胆甾醇沉淀技术

甾体皂苷可与胆甾醇生成难溶性的分子复合物，利用此性质可将其与其他水溶性成分分离。先将粗总皂苷溶于少量乙醇中，再加入胆甾醇的饱和乙醇溶液，直至不再析出沉淀为止（混合后需稍加热），滤取沉淀，用水、乙醇、乙醚依次洗涤，以除去糖、色素、油脂及游离的胆甾醇。将沉淀干燥，用乙醚连续回流提取，此时甾体皂苷与胆甾醇形成的分子复合物分解，胆甾醇溶于乙醚中，残留物即为较纯的皂苷（图 9-8）。

植物中有的皂苷可能会与其共存的植物甾醇形成分子复合物，在用稀醇提取时不易被提取出来，应加以注意。

（三）色谱分离技术

用以上经典方法精制后，除少数皂苷可获得单体成分外，一般只能除去大部分杂质，获得相对较纯的总皂苷，若需进一步分离出单体，常采用色谱分离技术。

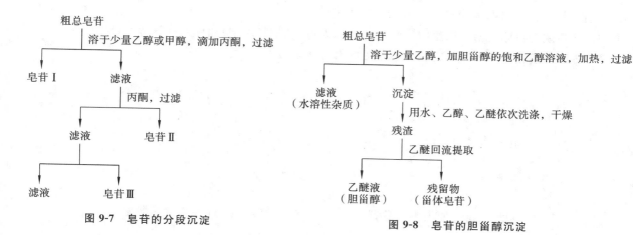

图 9-7 皂苷的分段沉淀

图 9-8 皂苷的胆甾醇沉淀

1. 分配色谱技术 皂苷极性较大,用分配柱色谱分离效果较好。固定相可用水饱和的硅胶,用三氯甲烷-甲醇-水等极性较大的溶剂系统进行梯度洗脱。如用硅胶柱色谱,以 3% 草酸溶液为固定相、三氯甲烷-甲醇-水(26:14:37)为流动相,可从远志总皂苷中分离得到远志皂苷 A、B、C、D 四种单体。

2. 吸附色谱技术 常用硅胶和氧化铝作吸附剂,适用于分离亲脂性皂苷元,用苯、三氯甲烷、甲醇等混合溶剂梯度洗脱,可依次得到极性从小到大的皂苷元。

3. 高效液相色谱技术 大多采用反相色谱柱,以甲醇-水或乙腈-水等溶剂为流动相,分离和纯化皂苷的效果较好。也有将极性较大的皂苷制成极性较小的衍生物后进行正相色谱分离,如将人参皂苷制成苯甲酰衍生物,用硅胶柱色谱以石油醚-三氯甲烷-乙腈(5:3:2)洗脱,分离测定单体人参皂苷的含量。

4. 大孔树脂吸附技术 对极性较大的皂苷可先用甲醇提取,回收甲醇,残渣用水溶解,上大孔树脂柱,用水洗去糖类杂质,再用乙醇梯度洗脱,得到不同组分的皂苷混合物。初步分离后还需进一步用硅胶柱色谱或高效液相色谱分离得皂苷单体。

> **边学边练:**
>
> 人参药材中存在大量的人参皂苷,同时存在水解皂苷的酶,那么,我们在提取人参总皂苷时,应该如何避免酶对其水解,以及选用何种方法以最大限度地提取人参总皂苷,从而起到其治疗疾病的作用?

第五节 含三萜皂苷类化合物的常用中药

一、人参

人参为五加科植物人参 *Panax ginseng* C. A. Mey. 的干燥根和根茎。其具有大补元气、复脉固脱、补脾益肺、生津养血、安神益智的功效。临床上常用于治疗体虚欲脱、肢冷脉微、脾虚食少、肺虚喘咳、津伤口渴、内热消渴、气血亏虚、久病虚羸、惊悸失眠、阳痿宫冷。

(一)主要化学成分及理化性质

化学成分研究表明人参中含有三萜皂苷、多糖、蛋白质、氨基酸、有机酸、维生素、微量元素等。现代医学研究证明,三萜皂苷为人参的主要活性成分。

人参主根中总皂苷占干重的 2.0%~7.0%,根须中总皂苷的含量比主根高,为 8.5%~11.5%。目前已发现 40 余种人参皂苷,包括人参皂苷 Ro、人参皂苷 Ra_1、人参皂苷 Ra_2、人参皂苷 Ra、人参皂苷 Rb_1、人参皂苷 Rb_2、人参皂苷 Rb_3、人参皂苷 Rc、人参皂苷 Rd、人参皂苷 Re、人参皂苷 Rf、人参皂苷 Rg_1、人参皂苷 Rg_2、人参皂苷 Rg_3、人参皂苷 Rh_1、人参皂苷 Rh_2、人参皂苷 Rh_3 等。

根据皂苷元的结构,人参皂苷可分为以下类型。

1. 达玛烷型四环三萜类衍生物 常见的有原人参二醇型(A型)和原人参三醇型(B型)。

2. 齐墩果烷型五环三萜类衍生物 常见的有齐墩果酸型(C型)。

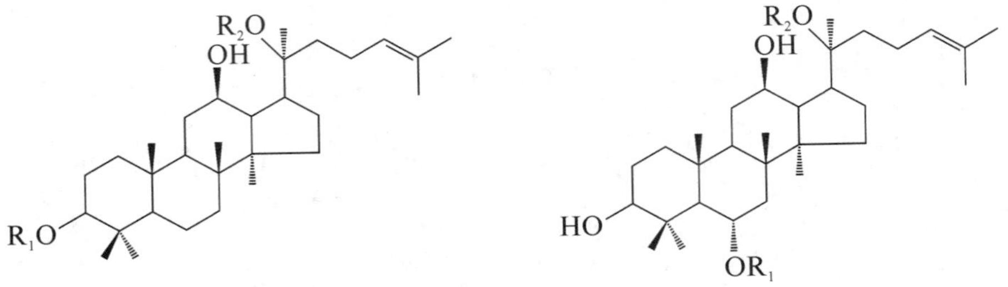

A型:20(S)-原人参二醇型

B型:20(S)-原人参三醇型

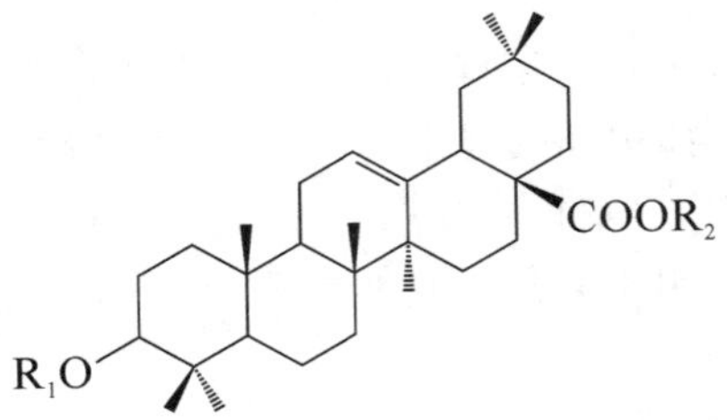

C型:齐墩果酸型

人参总皂苷不溶血,A型人参皂苷抗溶血而B型、C型人参皂苷溶血。

(二) 人参中人参皂苷的提取与分离

1. 人参皂苷的提取与分离 人参皂苷的提取与分离步骤:人参药材粉碎后用醇或含水醇提取,提取液浓缩后分散在水中,以正丁醇萃取,回收溶剂后,浸膏采用硅胶柱色谱进行分离。

人参皂苷还可采用超声波或微波辅助提取,通过硅胶柱色谱分离后,进一步采用中、低压色谱或制备型高效液相色谱进行分离。

人参皂苷的提取与分离流程如图9-9所示。

2. 人参皂苷 Rb$_1$ 的生物转化 采用人参皂苷-β-葡萄糖苷酶可将人参中含量较高的人参皂苷 Rb$_1$ 转化成药材中含量只有十万分之几且具有高抗癌活性的人参皂苷 Rh$_2$,使人参中人参皂苷 Rh$_2$ 的收率提高至0.5%,相比红参提高500倍。

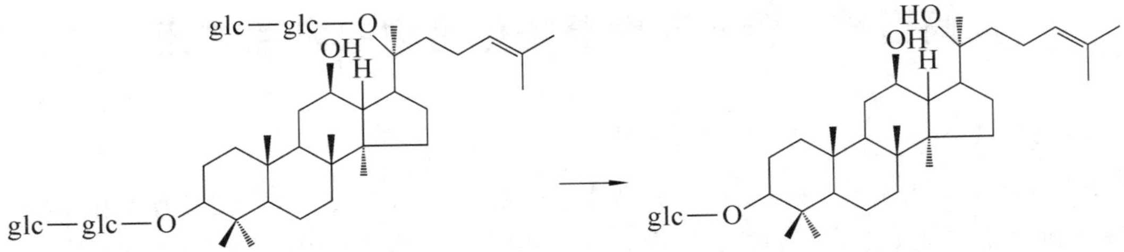

人参皂苷Rb$_1$ 人参皂苷Rh$_2$

(三) 提取、分离技术在人参质量标准中的应用

1. 人参的薄层色谱鉴别 取人参粉末1g,加三氯甲烷40 mL,加热回流1 h,弃去三氯甲烷液,药渣挥干溶剂,加水0.5 mL搅拌湿润,加水饱和正丁醇10 mL,超声处理30 min,吸取上清液加3倍量氨试液,摇匀,放置分层,取上层液蒸干,残渣加甲醇1 mL使溶解,作为供试品溶液。另取人参对照药材1g,同法制成对照药材溶液。再取人参皂苷 Rb$_1$ 对照品、人参皂苷 Re 对照品、人参皂苷 Rf 对照品及人参皂苷 Rg$_1$ 对照品,加甲醇制成每1 mL各含2 mg的混合溶液,作为对照品溶液。照薄层色谱法

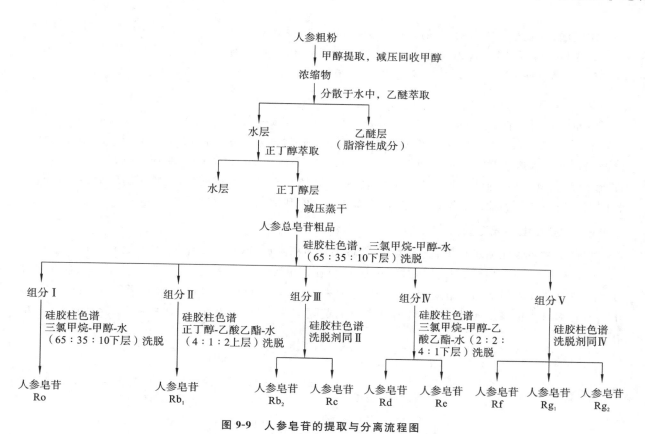

图 9-9　人参皂苷的提取与分离流程图

试验,吸取上述三种溶液各 $1\sim2\ \mu L$,分别点于同一硅胶 G 薄层板上,以三氯甲烷-乙酸乙酯-甲醇-水 $(15:40:22:10)10\ ℃$ 以下放置的下层溶液为展开剂,展开,取出,晾干,喷以 10% 硫酸乙醇溶液,在 $105\ ℃$ 加热至斑点显色清晰,分别置日光和紫外灯 $(365\ nm)$ 下检视。供试品色谱中,在与对照药材色谱和对照品色谱相应位置上,分别显相同颜色的斑点或荧光斑点。

2. 人参中人参皂苷 Rg_1 的含量测定　《中国药典》(2020 年版)采用高效液相色谱法测定人参中的皂苷类成分人参皂苷 Rg_1 含量,作为人参质量控制的标准。

色谱条件与系统适用性试验:以十八烷基硅烷键合硅胶为填充剂;以乙腈为流动相 A,以水为流动相 B,按表 9-1 中的规定进行梯度洗脱;检测波长为 203 nm。理论板数按人参皂苷 Rg_1 峰计算应不低于 6000。

表 9-1　人参皂苷梯度洗脱配比及时间

时间/min	流动相 A/(%)	流动相 B/(%)
0～35	19	81
35～55	19→29	81→71
55～70	29	71
70～100	29→40	71→60

对照品溶液的制备:精密称取人参皂苷 Rg_1 对照品、人参皂苷 Re 对照品及人参皂苷 Rb_1 对照品,加甲醇制成每 1 mL 各含 0.2 mg 的混合溶液,摇匀,即得。

供试品溶液的制备:取人参粉末(过四号筛)约 1 g,精密称定,置于索氏提取器中,加三氯甲烷加热回流 3 h,弃去三氯甲烷液,药渣挥干溶剂,连同滤纸筒移入 100 mL 锥形瓶中,精密加水饱和正丁醇 50 mL,密塞,放置过夜,超声处理(功率 250 W,频率 50 kHz)30 min,过滤,弃去初滤液,精密量取续滤液 25 mL,置于蒸发皿中蒸干,残渣加甲醇溶解并转移至 5 mL 容量瓶中,加甲醇稀释至刻度,摇匀,过滤,取续滤液,即得。

测定法：分别精密吸取对照品溶液 $10~\mu L$ 与供试品溶液 $10\sim20~\mu L$，注入液相色谱仪，测定，即得。

人参按干燥品计算，含人参皂苷 Rg_1（$C_{42}H_{72}O_{14}$）和人参皂苷 Re（$C_{48}H_{82}O_{18}$）的总量不得少于 0.30%，人参皂苷 Rb_1（$C_{54}H_{92}O_{23}$）不得少于 0.20%。

二、甘草

甘草为豆科植物甘草 *Glycyrrhiza uralensis* Fisch.、胀果甘草 *Glycyrrhiza inflata* Bat. 或光果甘草 *Glycyrrhiza glabra* L. 的干燥根和根茎。其具有补脾益气、清热解毒、祛痰止咳、缓急止痛、调和诸药的功效。临床上常用于治疗脾胃虚弱，倦怠乏力，心悸气短，咳嗽痰多，脘腹、四肢挛急疼痛，痈肿疮毒，缓解药物毒性、烈性。近些年的研究表明，甘草还具有较强的抗溃疡、抗炎、抗变态反应等作用，临床上也用于预防和治疗肝炎。此外，甘草尚有抗肿瘤和抑制艾滋病病毒的作用。

（一）主要化学成分及理化性质

甘草中主要含三萜皂苷类、黄酮类、生物碱类及多糖类成分，其中三萜皂苷类成分有甘草皂苷、甘草次酸、乌拉尔甘草皂苷 A、乌拉尔甘草皂苷 B 和甘草皂苷 A_3、甘草皂苷 B_2、甘草皂苷 C_2、甘草皂苷 D_3 等，其中甘草皂苷又称甘草酸，为甘草中的甜味成分，是甘草中含量最高的三萜皂苷。此外，甘草中含有较多种类的黄酮类化合物，目前分离出的黄酮类化合物有 70 余种，如甘草苷、异甘草苷、芒柄花苷等。

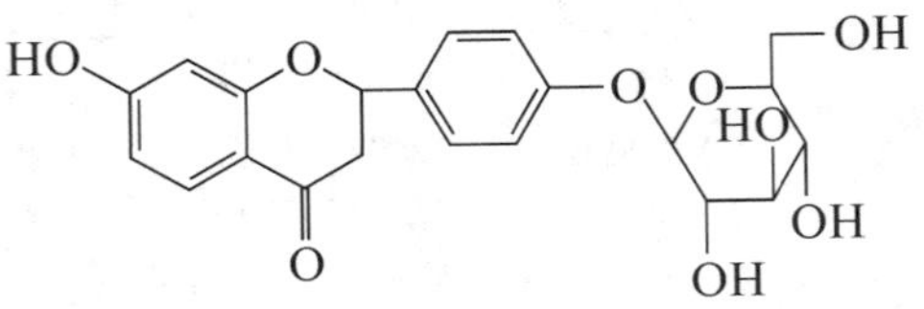

甘草苷

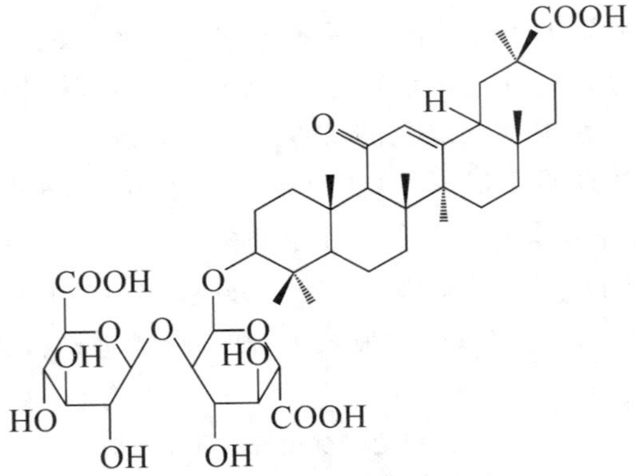

甘草皂苷

甘草皂苷（甘草酸）易溶于稀热乙醇，几乎不溶于无水乙醇或乙醚，但极易溶于稀氨水。通常利用该性质提取甘草皂苷。甘草皂苷溶液有微弱的起泡性和溶血性；甘草皂苷可以形成钾盐或钙盐，并存在于甘草中；甘草皂苷用 5% 的稀硫酸在加压下水解，可生成一分子的甘草皂苷元（甘草次酸）和两分子的葡萄糖醛酸。

（二）甘草皂苷的提取与分离

将甘草粗粉 100 g 加水煮沸提取 3 次，过滤，水提液浓缩至原体积的 1/3，再用浓硫酸调节至 pH＝3，放置，过滤，得棕色沉淀，水洗至中性，60 ℃ 干燥，得到甘草皂苷粗品。计算收率。

甘草皂苷不容易精制，一般通过制成钾盐后，才能得到精制品。甘草皂苷的精制流程如图 9-10 所示。

（三）提取、分离技术在甘草质量标准中的应用

1. 甘草的薄层色谱鉴别　取甘草粉末 1 g，加乙醚 40 mL，加热回流 1 h，过滤，弃去醚液，药渣加

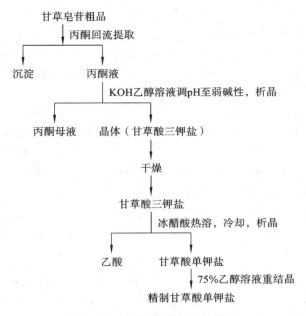

图 9-10 甘草皂苷的精制流程图

甲醇 30 mL，加热回流 1 h，过滤，滤液蒸干，残渣加水 40 mL 使溶解，用正丁醇提取 3 次，每次 20 mL，合并正丁醇液，用水洗涤 3 次，弃去水液，正丁醇液蒸干，残渣加甲醇 5 mL 使溶解，作为供试品溶液。另取甘草对照药 1 g，同法制成对照药材溶液。再取甘草酸单铵盐对照品，加甲醇制成每 1 mL 含 2 mg 的溶液，作为对照品溶液。照薄层色谱法试验，吸取上述三种溶液各 1～2 μL，分别点于同一用 1%氢氧化钠溶液制备的硅胶 G 薄层板上，以乙酸乙酯-甲酸-冰醋酸-水（15∶1∶1∶2）为展开剂，展开，取出，晾干，喷以 10%硫酸乙醇溶液，在 105 ℃加热至斑点显色清晰，置紫外灯（365 nm）下检视。供试品色谱中，在与对照药材色谱相应的位置上，显相同颜色的荧光斑点；在与对照品色谱相应的位置上，显相同的橙黄色荧光斑点。

拓展阅读

甘草的配伍禁忌

《神农本草经》把甘草列为"上品"，《本草纲目》云："诸药中甘草为君，治七十二种乳石毒，解一千二百种草木毒，调和众药有功，固有'国老'尊称。"在中医界有"十方九草""无草不成方"之说。现代药理研究证明，甘草不宜与下列药物配伍。

（1）碱性药物：甘草酸与有机碱类药物作用会降低溶解度，影响吸收而导致药效降低。故甘草不宜与小檗碱（生物碱类）、四环素类和氨基糖苷类抗生素等同时使用。

（2）甘草与阿司匹林配伍可使消化性溃疡的发生率增高。甘草次酸有 ACTH 作用，而阿司匹林对胃黏膜有刺激作用，两药合用甚至可引起消化道出血。

（3）甘草与强心苷类药物配伍可引起中毒。因甘草次酸有去氧皮质酮样作用，能"保钠排钾"，使体内钾离子减少，导致心脏对强心苷的敏感性增加。

（4）甘草可以升高血糖，影响甲苯磺丁脲、苯乙双胍、格列本脲的降糖效果。

（5）甘草与排钾性利尿药如氢氯噻嗪、呋塞米、乙酰唑胺等合用，能使血清钾离子浓度降低，易加重发生低血钾的危险，增加不良反应，如水肿、血压升高、全身无力，甚至可发生严重低钾性瘫痪。

因此，要充分应用中药化学和药理学等学科知识，合理使用甘草，减少不合理的配伍。

2. 甘草含量测定 《中国药典》(2020 年版)采用高效液相色谱法测定甘草中甘草苷、甘草酸的含量,作为甘草质量控制的标准,具体如下。

色谱条件与系统适用性试验:以十八烷基硅烷键合硅胶为填充剂;以乙腈为流动相 A,以 0.05％磷酸溶液为流动相 B,按规定进行梯度洗脱;检测波长为 237 nm。理论板数按甘草苷峰计算应不低于 5000。

对照品溶液的制备:取甘草苷对照品、甘草酸铵对照品适量,精密称定,加 70％乙醇分别制成每 1 mL 含甘草苷 20 μg、甘草酸铵 0.2 mg 的溶液,即得(甘草酸质量＝甘草酸铵质量/1.0207)。

供试品溶液的制备:取甘草粉末(过三号筛)约 0.2 g,精密称定,置于具塞锥形瓶中,精密加入 70％乙醇 100 mL,密塞,称定质量,超声处理(功率 250 W,频率 40 kHz)30 min,放冷,再称定质量,用 70％乙醇补足减失的质量,摇匀,过滤,取续滤液,即得。

测定:分别精密吸取对照品溶液与供试品溶液各 10 μL,注入液相色谱仪,测定,即得。

甘草按干燥品计算,含甘草苷($C_{21}H_{22}O_9$)不得少于 0.50％、甘草酸($C_{42}H_{62}O_{16}$)不得少于 2.0％。

三、三七

三七为五加科植物三七 *Panax notoginseng* (Burk.) F. H. Chen 的干燥根和根茎。其具有散瘀止血、消肿定痛的功效。临床上常用于治疗咯血、吐血、衄血、便血、崩漏、外伤出血、胸腹刺痛、跌扑肿痛。

(一) 主要化学成分及理化性质

三七中主要含有三七总皂苷、黄酮苷等。三七总皂苷与人参总皂苷相似,所含单体包括人参皂苷 Rb_1、人参皂苷 Rb_2、人参皂苷 Rc、人参皂苷 Rd、人参皂苷 Re、人参皂苷 Rf、人参皂苷 Rg_1、人参皂苷 Rg_2、人参皂苷 Rh 等,其中以人参皂苷 Rb_1 和人参皂苷 Rg_1 为主。三七总皂苷水解所得苷元为人参二醇和人参三醇,但不含齐墩果酸。三七止血的有效成分为三七氨酸。

(二) 三七总皂苷的提取

三七的叶中也含有皂苷,可以叶为原料进行总皂苷提取(图 9-11)。

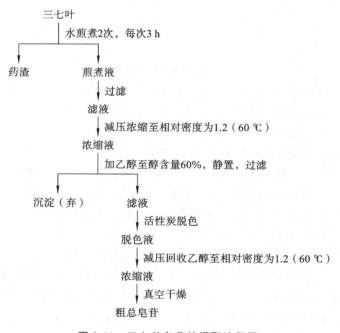

图 9-11 三七总皂苷的提取流程图

(三) 提取、分离技术在三七质量标准中的应用

1. 三七的薄层色谱鉴别 取三七粉末 0.5 g,加水 5 滴,搅匀,再加水饱和的正丁醇 5 mL,密塞,

振摇 10 min,放置 2 h,离心,取上清液,加 3 倍量以正丁醇饱和的水,摇匀,放置使分层(必要时离心),取正丁醇层,蒸干,残渣加甲醇 1 mL 使溶解,作为供试品溶液。另取人参皂苷 Rb₁ 对照品、人参皂苷 Re 对照品、人参皂苷 Rg₁ 对照品及三七皂苷 R₁ 对照品,加甲醇制成每 1 mL 含 0.5 mg 的混合溶液作为对照品溶液。照薄层色谱法试验,吸取上述两种溶液各 1 μL,分别点于同一硅胶 G 薄层板上,以三氯甲烷-乙酸乙酯-甲醇-水(15∶40∶22∶10)10 ℃ 以下放置的下层溶液为展开剂,展开,取出,晾干,喷以硫酸溶液(1→10),在 105 ℃ 加热至斑点显色清晰。供试品色谱中,在与对照品色谱相应的位置上,显相同颜色的斑点;置紫外灯(365 nm)下检视,显相同的荧光斑点。

2. 三七的含量测定 《中国药典》(2020 年版)采用高效液相色谱法测定三七中三七总皂苷的含量,作为三七质量控制的标准,具体如下。

色谱条件与系统适用性试验:以十八烷基硅烷键合硅胶为填充剂;以乙腈为流动相 A,以水为流动相 B,按规定进行梯度洗脱;检测波长为 203 nm。理论板数按三七皂苷 R₁ 峰计算应不低于 4000。

对照品溶液的制备:精密称取人参皂苷 Rg₁ 对照品、人参皂苷 Rb₁ 对照品及三七皂苷 R₁ 对照品适量,加甲醇制成每 1 mL 含人参皂苷 Rg₁ 0.4 mg、人参皂苷 Rb₁ 0.4 mg、三七皂苷 R₁ 0.1 mg 的混合溶液,即得。

供试品溶液的制备:取三七粉末(过四号筛)0.6 g,精密称定,精密加入甲醇 50 mL,称定质量,放置过夜,置于 80 ℃ 水浴上保持微沸 2 h,放冷,再称定质量,用甲醇补足减失的质量,摇匀,过滤,取续滤液,即得。

测定法:分别精密吸取对照品溶液与供试品溶液各 10 μL,注入液相色谱仪,测定,即得。

三七按干燥品计算,含人参皂苷 Rg₁($C_{42}H_{72}O_{14}$)、人参皂苷 Rb₁($C_{54}H_{92}O_{23}$)及三七皂苷 R₁($C_{47}H_{80}O_{18}$)的总量不得少于 5.0%。

第六节 含甾体皂苷类化合物的常用中药

一、重楼

重楼为百合科植物云南重楼 *Paris polyphylla* Smith var. *yunnanensis*(Franch.)Hand.-Mazz. 或七叶一枝花 *Paris polyphylla* Smith var. *chinensis*(Franch.)Hara 的干燥根茎。其性微寒,味苦,有小毒。重楼具有清热解毒、消肿止痛、凉肝定惊等功效,用于疔疮痈肿、咽喉肿痛、蛇虫咬伤、跌扑伤痛、惊风抽搐的治疗。

(一)主要化学成分

重楼是著名中成药云南白药、宫血宁胶囊等的主要组成药物。药理研究表明,重楼具有止血、抗肿瘤、抗生育、免疫调节及治疗心血管疾病等多方面的药理作用。

重楼含有 C₂₇ 甾体皂苷、C₂₁ 孕甾烷苷、甾醇及其苷、黄酮苷、植物蜕皮激素、多糖等。迄今为止已从重楼属植物中分离出 50 余种甾体皂苷。

(二)重楼中甾体皂苷的提取与分离

重楼中甾体皂苷的提取与分离流程如图 9-12 所示。

(三)提取、分离技术在重楼质量标准中的应用

1. 重楼的薄层色谱鉴别 取重楼粉末 0.5 g,加乙醇 10 mL,加热回流 30 min,过滤,滤液作为供试品溶液。另取重楼对照药材 0.5 g,同法制成对照药材溶液。照薄层色谱法试验,吸取供试品溶液和对照药材溶液各 5 μL 及含量测定项下对照品溶液 10 μL,分别点于同一硅胶 G 薄层板上,以三氯甲烷-甲醇-水(15∶5∶1)的下层溶液为展开剂,展开,展距 18 cm,取出,晾干,喷以 10% 硫酸乙醇溶液,在 105 ℃ 加热至斑点显色清晰,分别置日光和紫外灯(365 nm)下检视。供试品色谱中,在与对照药材色谱和对照品色谱相应的位置上,显相同颜色的斑点或荧光斑点。

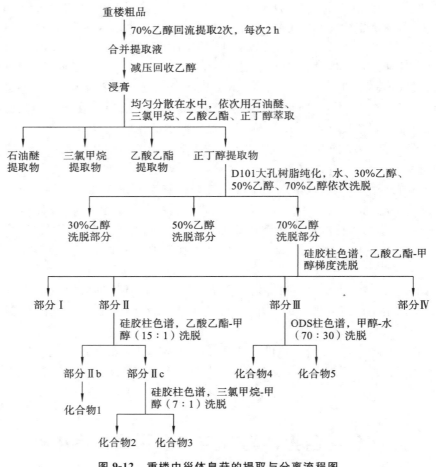

图 9-12　重楼中甾体皂苷的提取与分离流程图

2. 重楼中重楼皂苷的含量测定　《中国药典》(2020 年版)采用高效液相色谱法测定重楼中重楼皂苷的含量,作为重楼质量控制的标准。

色谱条件与系统适用性试验:以十八烷基硅烷键合硅胶为填充剂;以乙腈为流动相 A,以水为流动相 B,按规定进行梯度洗脱;检测波长为 203 nm。理论板数按重楼皂苷Ⅰ峰计算应不低于 4000。

对照品溶液的制备:取重楼皂苷Ⅰ对照品、重楼皂苷Ⅱ对照品和重楼皂苷Ⅶ对照品适量,精密称定,加甲醇制成每 1 mL 各含 0.4 mg 的混合溶液,即得。

供试品溶液的制备:取重楼粉末(过三号筛)约 0.5 g,精密称定,置于具塞锥形瓶中,精密加入乙醇 25 mL,称定质量,加热回流 30 min,放冷,再称定质量,用乙醇补足减失的质量,摇匀,过滤,取续滤液,即得。

测定法:分别精密吸取对照品溶液与供试品溶液各 10 μL,注入液相色谱仪,测定,即得。

重楼按干燥品计算,含重楼皂苷Ⅰ($C_{44}H_{70}O_{16}$)、重楼皂苷Ⅱ($C_{51}H_{82}O_{20}$)和重楼皂苷Ⅶ($C_{51}H_{82}O_{21}$)的总量不得少于 0.60%。

二、穿山龙

穿山龙为薯蓣科植物穿龙薯蓣 *Dioscorea nipponica* Makino 的干燥根茎。其具有祛风除湿、舒筋通络、活血止痛、止咳平喘的功效,临床上常用于治疗风湿痹病、关节肿胀、疼痛麻木、咳嗽气喘等。穿山龙等薯蓣属植物根茎都含有大量的薯蓣皂苷,其苷元俗称薯蓣皂素,是制药工业中合成甾体激素和甾体避孕药的重要原料。

(一)主要化学成分

薯蓣皂苷是单糖链苷($C_{45}H_{72}O_{16}$),属异螺甾烷型甾体皂苷,分子中无羧基,为中性皂苷。其为白色针状晶体或无定形粉末,熔点为 275～277 ℃（分解）,可溶于甲醇、乙醇、醋酸,微溶于丙酮、戊醇,难溶于石油醚、苯,不溶于水。

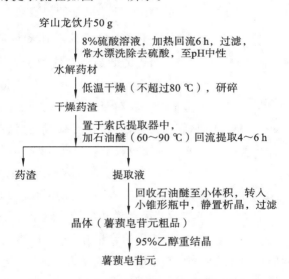

薯蓣皂苷

薯蓣皂苷元（$C_{27}H_{42}O_3$）为白色结晶性粉末,熔点为 204～207 ℃,可溶于乙醚、石油醚等亲脂性有机溶剂及醋酸,不溶于水。

（二）穿山龙中薯蓣皂苷元的提取

穿山龙药材中的薯蓣皂苷经稀酸水解或酶水解可生成薯蓣皂苷元和糖。因薯蓣皂苷元不溶于水,水解后仍存留于药材组织中,故可用有机溶剂（如石油醚）直接从水解后的原料中提取出来。

穿山龙中薯蓣皂苷元的提取流程如图 9-13 所示。

穿山龙饮片50 g

　　↓ 8%硫酸溶液,加热回流6 h,过滤,
　　　常水漂洗除去硫酸,至pH中性

水解药材

　　↓ 低温干燥（不超过80 ℃）,研碎

干燥药渣

　　↓ 置于索氏提取器中,
　　　加石油醚（60～90 ℃）回流提取4～6 h

药渣　　　　提取液

　　　　　　↓ 回收石油醚至小体积,转入
　　　　　　　小锥形瓶中,静置析晶,过滤

　　　　晶体（薯蓣皂苷元粗品）

　　　　　　↓ 95%乙醇重结晶

　　　　薯蓣皂苷元

图 9-13　穿山龙中薯蓣皂苷元的提取流程图

（三）提取、分离技术在穿山龙质量标准中的应用

1. 穿山龙的薄层色谱鉴别　取穿山龙粉末 0.5 g,加甲醇 25 mL,超声处理 30 min,过滤,滤液蒸干,残渣加 3 mol/L 盐酸溶液 20 mL 使溶解,置水浴中加热水解 30 min,放冷,再加入三氯甲烷 30 mL,加热回流 15 min,过滤,取三氯甲烷液蒸干,残渣加三氯甲烷-甲醇（1∶1）的混合溶液 2 mL 使溶解,作为供试品溶液。另取薯蓣皂苷元对照品,加甲醇制成每 1 mL 含 1 mg 的溶液,作为对照品溶液。照薄层色谱法试验,吸取上述两种溶液各 3 μL,分别点于同一硅胶 G 薄层板上,以三氯甲烷-甲醇（20∶0.2）为展开剂,展开,取出,晾干,喷以 10％磷钼酸乙醇溶液,在 105 ℃加热 10 min。供试品色谱中,在与对照品色谱相应的位置上,显相同颜色的斑点。

2. 穿山龙的含量测定　《中国药典》(2020 年版)采用高效液相色谱法测定穿山龙中薯蓣皂苷的含量,作为穿山龙质量控制的标准,具体如下。

色谱条件与系统适用性试验:以十八烷基硅烷键合硅胶为填充剂;以乙腈-水(55:45)为流动相;检测波长为 203 nm。理论板数按薯蓣皂苷峰计算应不低于 3000。

对照品溶液的制备:取薯蓣皂苷对照品适量,精密称定,加甲醇制成每 1 mL 含 0.3 mg 的溶液,即得。

供试品溶液的制备:取穿山龙粉末(过四号筛)约 0.25 g,精密称定,置于具塞锥形瓶中,精密加入 65%乙醇 25 mL,称定质量,超声处理(功率 120 W,频率 40 kHz)30 min,放冷,再称定质量,用 65%乙醇补足减失的质量,摇匀,过滤,取续滤液,即得。

测定法:分别精密吸取对照品溶液与供试品溶液各 10 μL,注入液相色谱仪,测定,即得。

穿山龙按干燥品计算,含薯蓣皂苷($C_{45}H_{72}O_{16}$)不得少于 1.3%。

三、知母

知母为百合科植物知母 *Anemarrhena asphodeloides* Bge. 的干燥根茎。其具有清热泻火、滋阴润燥的功效。临床上常用于治疗外感热病、高热烦渴、肺热燥咳、骨蒸潮热、内热消渴、肠燥便秘。

(一)主要化学成分

知母中含有多种甾体皂苷,如知母皂苷 AⅠ、知母皂苷 AⅡ、知母皂苷 AⅢ、知母皂苷 AⅣ、知母皂苷 BⅠ、知母皂苷 BⅡ。知母还含有芒果苷、异芒果苷、烟酸胆碱及大量黏液质、鞣质等。

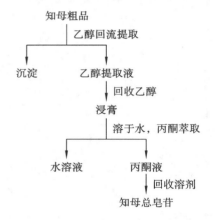

图 9-14 知母中知母总皂苷的提取流程图

(二)知母中知母总皂苷的提取

知母中知母总皂苷的提取流程如图 9-14 所示。

(三)提取、分离技术在知母质量标准中的应用

1. 知母的薄层色谱鉴别 取知母粉末 0.2 g,加 30%丙酮 10 mL,超声处理 20 min,取上清液作为供试品溶液。另取知母皂苷 BⅡ对照品,加 30%丙酮制成每 1 mL 含 1 mg 的溶液,作为对照品溶液。照薄层色谱法试验,吸取上述两种溶液各 4 μL,分别点于同一硅胶 G 薄层板上,以正丁醇-冰醋酸-水(4:1:5)的上层溶液为展开剂,展开,取出,晾干,喷以香草醛硫酸试液,在 105 ℃加热至斑点显色清晰。供试品色谱中,在与对照品色谱相应的位置上,显相同颜色的斑点。

2. 知母的含量测定 《中国药典》(2020 年版)采用高效液相色谱法测定知母中知母皂苷 BⅡ的含量,作为知母质量控制的标准,具体如下。

色谱条件与系统适用性试验:以辛烷基硅烷键合硅胶为填充剂;以乙腈-水(25:75)为流动相;蒸发光散射检测器检测。理论板数按知母皂苷 BⅡ峰计算应不低于 10000。

对照品溶液的制备:取知母皂苷 BⅡ对照品适量,精密称定,加 30%丙酮制成每 1 mL 含 0.50 mg 的溶液,即得。

供试品溶液的制备:取知母粉末(过三号筛)约 0.15 g,精密称定,置于具塞锥形瓶中,精密加入 30%丙酮 25 mL,称定质量,超声处理(功率 400 W,频率 40 kHz)30 min,取出,放冷,再称定质量,用 30%丙酮补足减失的质量,摇匀,过滤,取续滤液,即得。

测定法:分别精密吸取对照品溶液 5 μL、10 μL,供试品溶液 5~10 μL,注入液相色谱仪,测定,用外标两点法对数方程计算,即得。

知母按干燥品计算,含知母皂苷 BⅡ($C_{45}H_{76}O_{19}$)不得少于 3.0%。

本章小结

- 皂苷类
  - 概述
    - 多为螺甾烷类或三萜类化合物的低聚糖苷
  - 结构类型
    - 甾体皂苷
      - 螺甾烷
      - 异螺甾烷
    - 三萜皂苷
      - 四环三萜皂苷
      - 五环三萜皂苷
  - 理化性质
    - 性状、溶解性、发泡性、溶血性
    - 水解性　酶水解、酸水解、碱水解
    - 显色反应　无水条件下，与酸作用，会出现颜色变化或呈现荧光
  - 提取与分离
    - 皂苷类的提取技术：醇类溶剂提取法
    - 皂苷元的提取技术：酸水解、预发酵
    - 皂苷类化合物的分离
      - 分段沉淀技术
      - 胆甾醇沉淀技术
      - 色谱分离技术
  - 常用中药
    - 人参、甘草、三七、重楼、穿山龙

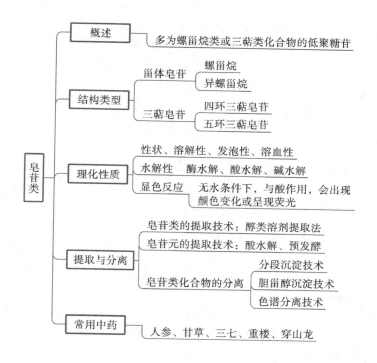

目标检测

目标检测答案

一、选择题

（一）单项选择题

1. 不符合齐墩果烷结构特点的是（　　）。

A. 属于三萜　　B. C_{29}、C_{30} 甲基连接在 C_4 位

C. C_{29}、C_{30} 甲基连接在 C_{20} 位　　D. C_{29}、C_{30} 甲基分别连接在 C_{19}、C_{20} 位

2. 活性皂苷一般不做成针剂，这是因为（　　）。

A. 不能溶于水　　B. 产生泡沫　　C. 有溶血作用　　D. 久置产生沉淀

3. 某天然化合物的乙醇提取物以水溶解后，用正丁醇萃取，正丁醇萃取液经处理得一固体成分，该成分能产生泡沫反应，并有溶血作用，此成分呈阴性反应的是（　　）。

A. Liebermann 反应　　B. Salkowiski 反应

C. Baljet 反应　　D. Molish 反应

4. 不符合皂苷通性的是（　　）。

A. 大多为白色晶体　　B. 味苦而辛辣

C. 对黏膜有刺激性　　D. 振摇后能产生泡沫

5. 下列成分中水溶液振摇后能产生大量持久性泡沫，并不因加热而消失的是（　　）。

A. 蛋白质　　B. 黄酮苷　　C. 蒽醌苷　　D. 皂苷

6. Liebermann-Burchard 反应所使用的试剂是（　　）。

A. 三氯甲烷-浓硫酸　　B. 冰醋酸-乙酰氯

C. 五氯化锑　　D. 醋酐-浓硫酸

7. 分离三萜皂苷的优良溶剂是（　　）。

A. 热乙醇　　B. 热甲醇　　C. 丙酮　　D. 乙醚

8. 甾体皂苷具有溶血作用的原因是（　　）。

A. 有表面活性　　　　　　　　　　　B. 与细胞壁上的胆甾醇生成沉淀

C. 具甾体母核　　　　　　　　　　　D. 多为寡糖苷，亲水性强

9. 溶剂沉淀法分离皂苷是利用总皂苷中各皂苷（　　）的性质。

A. 酸性强弱不同　　　　　　　　　　B. 在乙醇中溶解度不同

C. 极性不同　　　　　　　　　　　　D. 难溶于石油醚

10. 可以作为皂苷纸色谱显色剂的是（　　）。

A. 醋酐-浓硫酸　　　　　　　　　　　B. 香草醛-浓硫酸

C. 三氯化铁-冰醋酸　　　　　　　　　D. 三氯醋酸

（二）多项选择题

1. 可以用于皂苷元显色反应的试剂是（　　）。

A. 醋酐-浓硫酸　　　　　　B. 冰醋酸-乙酰氯　　　　　C. 苦味酸钠

D. 三氯醋酸　　　　　　　　E. 五氯化锑

2. 皂苷多具有下列哪些性质？（　　）

A. 吸湿性　　　　　　　　　B. 发泡性　　　　　　　　C. 无明显熔点

D. 溶血性　　　　　　　　　E. 味苦而辛辣及刺激性

3. 皂苷的分离精制可采用（　　）。

A. 胆甾醇沉淀法　　　　　　B. 醋酸铅沉淀法　　　　　C. 分段沉淀法

D. 高效液相色谱法　　　　　E. 气相色谱-质谱联用法

4. 从中药中提取总皂苷的方法有（　　）。

A. 水提取液乙酸乙酯萃取　　　　　B. 乙醇提取液回收溶剂加水，正丁醇萃取

C. 乙醇提取液回收溶剂加水，乙酸乙酯萃取

D. 甲醇提取-丙酮沉淀　　　　　　　E. 乙醇提取-乙醚沉淀

5. 甾体皂苷元的结构特点是（　　）。

A. 螺甾烷　　　　　　　　　B. 具 27 个碳原子

C. C_3 位有羟基　　　　　　D. 含有羧基　　　　　　　E. 具 6 个环

6. 皂苷在哪些溶剂中溶解度大？（　　）

A. 含水稀醇　　　B. 热水　　　C. 正丁醇　　　D. 石油醚　　　E. 乙醚

7. 与醋酐-浓硫酸试剂呈阳性反应的化合物为（　　）。

A. 甾体皂苷　　　B. 挥发油　　　C. 黄酮类　　　D. 三萜皂苷　　　E. 生物碱

8. 精制皂苷时，先将粗皂苷溶于甲醇或乙醇，然后加何种溶剂可使皂苷析出？（　　）

A. 乙醚　　　　　　　　　　B. 水　　　　　　　　　　C. 正丁醇

D. 丙酮　　　　　　　　　　E. 乙醚-丙酮（1∶1）

9. 对皂苷性质叙述正确的是（　　）。

A. 对黏膜有刺激性　　　　　B. 吸湿性　　　　　　　　C. 溶血性

D. 泡沫久置或加热会消失　　E. 能制成片剂、冲剂、注射剂等剂型

10. 提取皂苷常用的方法是（　　）。

A. 稀醇提取-正丁醇萃取法　　　B. 碱提取-酸沉淀法　　　C. 铅盐沉淀法

D. 酸提取-碱沉淀法　　　　　　E. 稀醇提取-大孔树脂吸附法

二、名词解释

1. 皂苷

2. 中性皂苷

3. 酸性皂苷

三、简答题

1. 甾体皂苷的基本结构是什么？可分为几种类型？各自结构有何特征？
2. 皂苷具有溶血作用的原因是什么？含有皂苷的药物临床应用时应注意什么？
3. 哪些试剂常用于检测药材中皂苷的存在？

（尹素娟）

强心苷

→ **知识目标**

1. 掌握强心苷的结构与分类、理化性质及检识原理。
2. 掌握强心苷的水解性质和提取、分离方法。
3. 熟悉强心苷的分布及存在形式、糖和苷元的连接方式。
4. 了解中药中强心苷类成分的性状及生物活性。

→ **能力目标**

1. 使学生具备强心苷类成分的提取、分离及检识的能力。
2. 能用强心苷的显色反应区别甲型与乙型强心苷。
3. 能熟练应用一定的方法提取、分离强心苷。

→ **课程思政目标**

1. 培养学生科学严谨的学术态度、实事求是的做事精神。
2. 弘扬中药文化。

案例导入

　　一位老太太因牙痛服用夹竹桃叶子所熬制的汤水,自服用此汤水后一直觉得头晕、恶心、乏力,就诊之前一度呕吐 2 次、晕厥 3 次,仔细检查后发现患者血压、呼吸在正常范围内,但心电图存在窦性心动过缓、房室传导阻滞情况。初步考虑"夹竹桃中毒"。夹竹桃,又名洋夹竹桃、欧洲夹竹桃,是一种常绿乔木,因为茎部像竹,花朵像桃,故而得名。夹竹桃全株有剧毒,其毒性在干枯后依然存在,焚烧夹竹桃所产生的烟雾亦有高度毒性。10～20 片新鲜叶子就能对人造成不良影响,1 片叶子就可以令婴儿丧命。对于动物而言,0.5 mg/kg 体重的夹竹桃可以致命。其茎、叶、枝干分泌出的乳白色汁液含有一种叫"夹竹桃苷"的物质,沾在皮肤上可造成麻痹,误食会中毒。人类一旦误食,中毒后的症状初期以胃肠道表现为主,如食欲不振、恶心、呕吐、腹泻、腹痛;继而出现心脏症状,如心悸、脉搏细慢不齐、期前收缩,心电图可表现为窦性心动过缓、房室传导阻滞、室性或房性心动过速;尚有神经系统症状如眩晕、流涎、嗜睡、四肢麻木;严重者瞳孔散大、便血、昏睡、抽搐、休克甚至死亡。动物若不慎食用夹竹桃,症状与人类似。

　　夹竹桃苷是什么物质?由此可见,有些"民间土方"千万不要乱用。而且,以后面对夹竹桃,大家只可欣赏而不可动手!

第一节 概　述

　　强心苷(cardiac glycoside)是自然界中存在的一类对心脏具有显著生物活性的甾体苷类化合物。它们能选择性地作用于心脏,适当剂量能增强心肌收缩力,常用于治疗急、慢性充血性心力衰竭与节律障碍等心脏疾病,是治疗心率过快、心房颤动的首选药物和慢性心功能不全的主要药物。

　　3000 年前,古埃及人已找到多种含强心苷的药用植物。18 世纪末,英格兰医生、植物学家 W. 威瑟灵(W. Withering)著书论述洋地黄治疗水肿。至今,已从玄参科、夹竹桃科、百合科、萝藦科、十字花科、卫矛科、毛茛科、豆科、桑科、五加科、梧桐科、大戟科、菊科等十几个科的数百种植物中得到千余种强心苷。强心苷多存在于一些有毒的植物中,特别是玄参科、夹竹桃科较为普遍。常见的植物有玄参科植物毛花洋地黄、紫花洋地黄,夹竹桃科植物毒毛旋花子、黄花夹竹桃等。同一种植物中往往含有数个结构类似的强心苷类化合物。强心苷存在于植物的叶、花、茎、种子、根、树皮、木质部等不同部位,动物中尚未发现强心苷类成分。

　　目前临床上常用的强心苷有二三十种,如去乙酰毛花苷(西地兰,cedilanid)、异羟基洋地黄毒苷(地高辛,digoxin),取自玄参科植物紫花洋地黄及狭叶洋地黄;K-毒毛旋花子苷,取自夹竹桃科植物绿毒毛旋花;黄夹苷,取自夹竹桃科植物黄花夹竹桃;羊角拗苷,取自夹竹桃科植物羊角拗;铃兰毒苷,取自百合科植物铃兰。强心苷为治疗心力衰竭的重要药物之一,但这些制剂的安全范围很小,治疗量与中毒量相差不大,用量掌握不当即引起中毒乃至死亡。现在人们正在研究改变其结构以加大治疗宽度。

　　中药蟾酥也含有具有强心作用的甾体结构,但不属于苷类,而是蟾毒配基与脂肪酸或氨基酸形成的酯类,临床上多用于解毒消肿,因其毒性太大,很少用作强心药。

第二节 结构类型

　　强心苷的结构比较复杂,是由强心苷元(甾体衍生物)和糖缩合而成的一类苷。

一、强心苷元部分

　　强心苷元是 C_{17} 位侧链为不饱和内酯环的甾体化合物。

甾体　　　　　　A/B顺式　　　　　　A/B反式

　　甾体母核由 $C_1 \sim C_{17}$ 组成 A、B、C、D 四个环,B/C 环皆为反式稠合,C/D 环皆为顺式稠合,A/B 环两种稠合方式皆有,但以顺式稠合较多。

　　甾体母核 C_3、C_{14} 位各有一个羟基,C_3 位羟基以 β 型为主,如洋地黄毒苷元,少数为 α 型,命名时冠以表字,如 3-表洋地黄毒苷元、3-表乌沙苷元等,常与糖缩合成苷;其他位置上也可有羟基、羰基或双键等存在。C_{10}、C_{13}、C_{17} 位上各有一个侧链,C_{10} 位上大都为甲基,也有羟甲基、醛基或羧基;C_{13} 位为甲基;C_{17} 位为不饱和内酯环,且为 β 型。

　　依据 C_{17} 位不饱和内酯环的特点,强心苷元可分为两类。

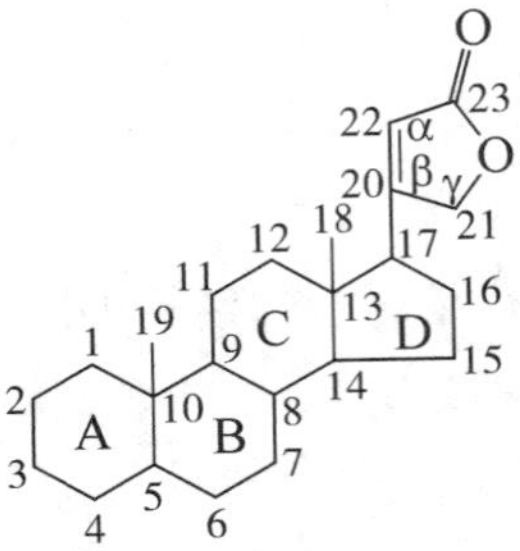

甲型（强心甾烯型）
（五元 $\Delta^{\alpha\beta}$-γ-内酯）

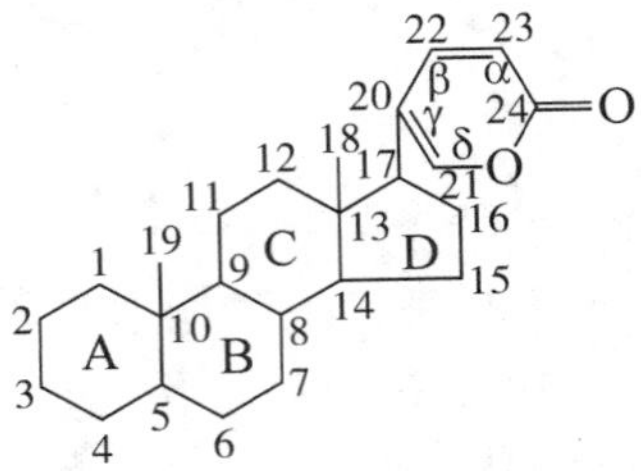

乙型（海葱甾二烯型或蟾蜍甾二烯型）
（六元 $\Delta^{\alpha\beta,\gamma\delta}$-δ-内酯）

（1）甲型强心苷元：C_{17} 位连接的是五元不饱和内酯环（五元 $\Delta^{\alpha\beta}$-γ-内酯），称为强心甾烯型，即甲型强心苷元，由 23 个碳原子组成。天然存在的强心苷大多属于此种类型，如洋地黄毒苷元。

洋地黄毒苷元存在于玄参科植物毛花洋地黄的叶中，与糖成苷后具有强心作用，如毛花洋地黄毒苷丙，临床上用于治疗急慢性心力衰竭、心房颤动、阵发性室上性心动过速等，是强心药西地兰和地高辛的主要原料。

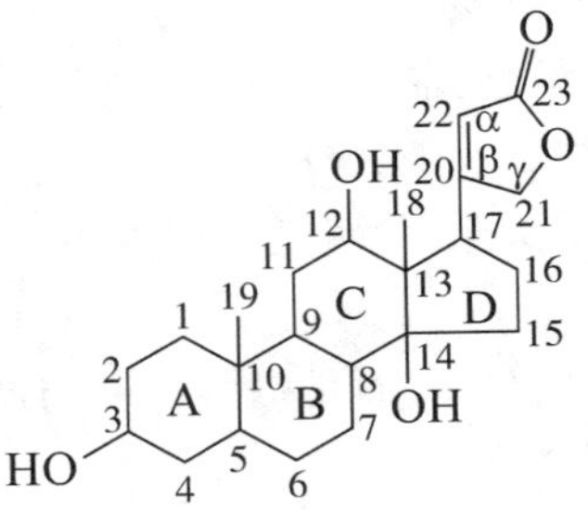

洋地黄毒苷元

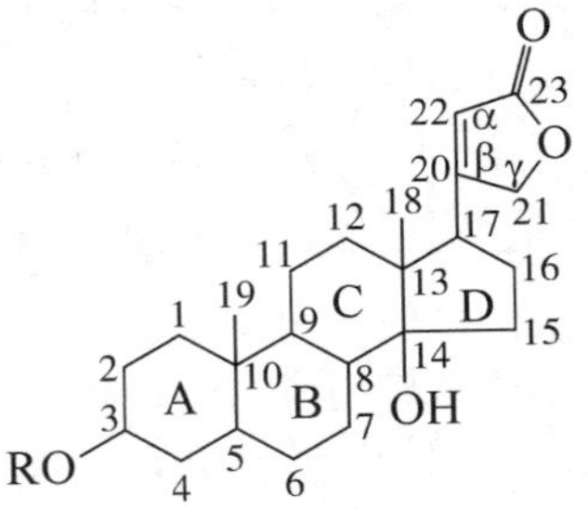

R=(洋地黄毒糖)$_2$-3-乙酰
洋地黄毒糖-葡萄糖
毛花洋地黄毒苷丙

（2）乙型强心苷元：C_{17} 位连接的是六元不饱和内酯环（六元 $\Delta^{\alpha\beta,\gamma\delta}$-δ-内酯），称为海葱甾二烯型或蟾蜍甾二烯型，即乙型强心苷。此种类型在自然界中较少，如绿海葱苷元等。绿海葱苷元存在于风信子科植物海葱的鳞茎中，与葡萄糖、鼠李糖结合成海葱苷后具有很强的毒性。红海葱苷毒性是海葱苷 A 的 300～500 倍，可用作杀鼠剂。绿海葱苷元具有增强心肌收缩力、较强利尿作用，用于治疗各种心力衰竭。

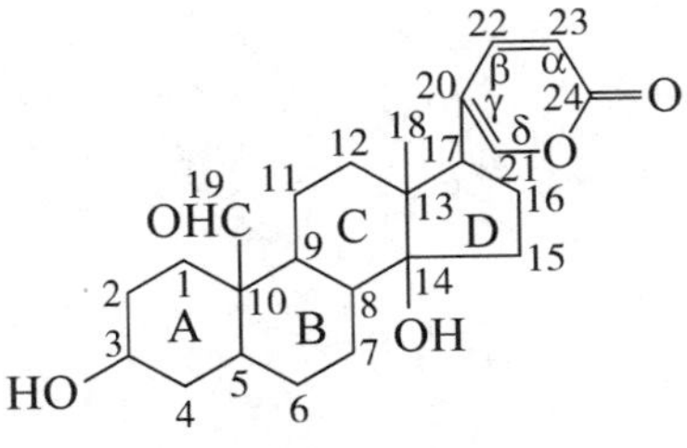

绿海葱苷元

二、糖部分

构成强心苷的糖除了常见的 α-羟基糖（如葡萄糖）外，还有一些特殊的糖，如 2-去氧糖、2,6-二去氧糖。2,6-二去氧糖的存在是强心苷区别于其他苷类成分的重要特征之一。

构成强心苷的糖有 20 多种，依据 C_2 位有无羟基，可分为 2-羟基糖（α-羟基糖）和 2-去氧糖（α-去氧糖）两类。

1. 2-羟基糖（α-羟基糖） 即 C_2 位有羟基，属于非去氧糖，包括 C_2 位有羟基、C_6 位也有羟基的糖，如葡萄糖；C_2 位有羟基，但 C_6 位无羟基的糖，如 D-鸡纳糖、D-洋地黄糖、L-黄花夹竹桃糖、L-鼠李糖等。

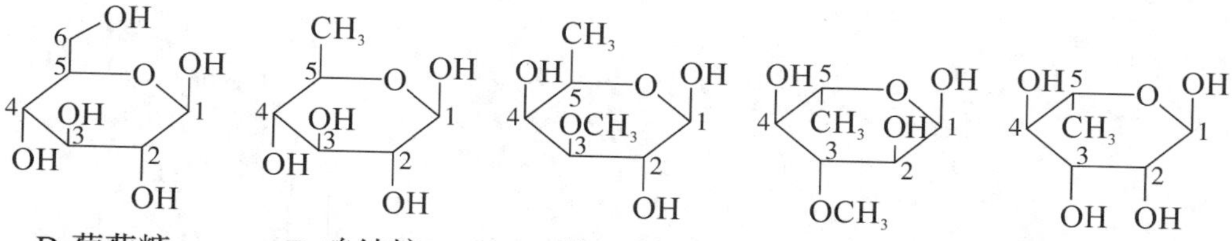

D-葡萄糖　　D-鸡纳糖　　D-洋地黄糖　　L-黄花夹竹桃糖　　L-鼠李糖

2. 2-去氧糖（α-去氧糖） 即 C_2 位无羟基，其中 C_2、C_6 位去氧的糖有 D-洋地黄毒糖等；C_2、C_6 位去氧，C_3 位有甲醚的糖有 D-加拿大麻糖、L-夹竹桃糖、D-夹竹桃糖、D-沙门糖等；乙酰洋地黄毒糖的 C_3 位含有乙酰基。

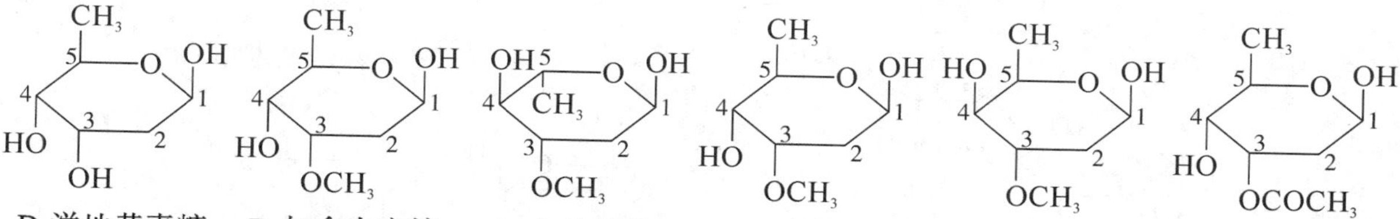

D-洋地黄毒糖　　D-加拿大麻糖　　L-夹竹桃糖　　D-夹竹桃糖　　D-沙门糖　　乙酰洋地黄毒糖

三、强心苷元与糖的连接方式

强心苷多为单糖链苷，1～5 个糖形成直链，糖链大多与苷元 C_3 位的羟基缩合。糖种类为五碳醛糖和六碳醛糖，根据与苷元直接相连的糖种类不同，可将强心苷分为以下三种类型。

（1）Ⅰ型：苷元 C_3-O-(2,6-二去氧糖)$_x$-(D-葡萄糖)$_y$($x=1\sim3$，$y=1\sim2$)，如紫花洋地黄苷 A、毛花洋地黄毒苷丙、K-毒毛旋花子苷等。

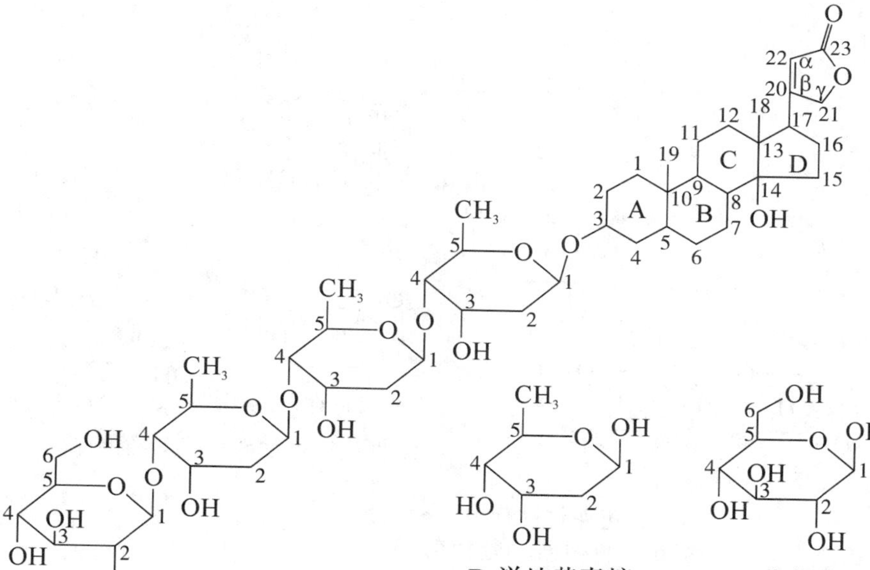

D-洋地黄毒糖　　　　D-葡萄糖

紫花洋地黄毒苷A
（(洋地黄毒糖)₃-葡萄糖）

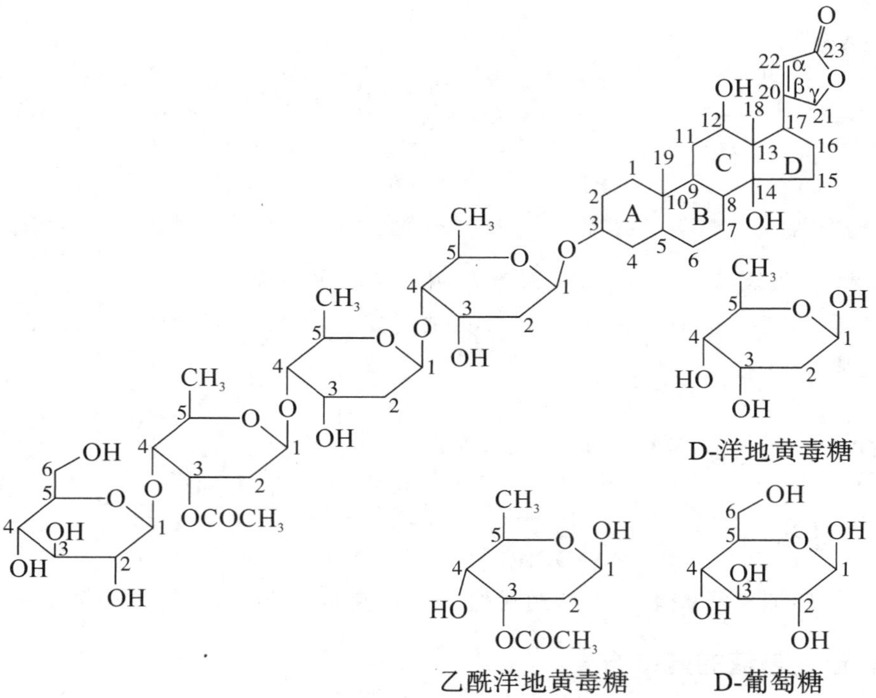

D-洋地黄毒糖

乙酰洋地黄毒糖

D-葡萄糖

毛花洋地黄毒苷丙
（(洋地黄毒糖)₂-3-乙酰洋地黄毒糖-葡萄糖）

（2）Ⅱ型：苷元 C_3-O-(6-去氧糖)$_x$-(D-葡萄糖)$_y$(x＝1～3，y＝1～2)，如黄花夹竹桃苷甲。

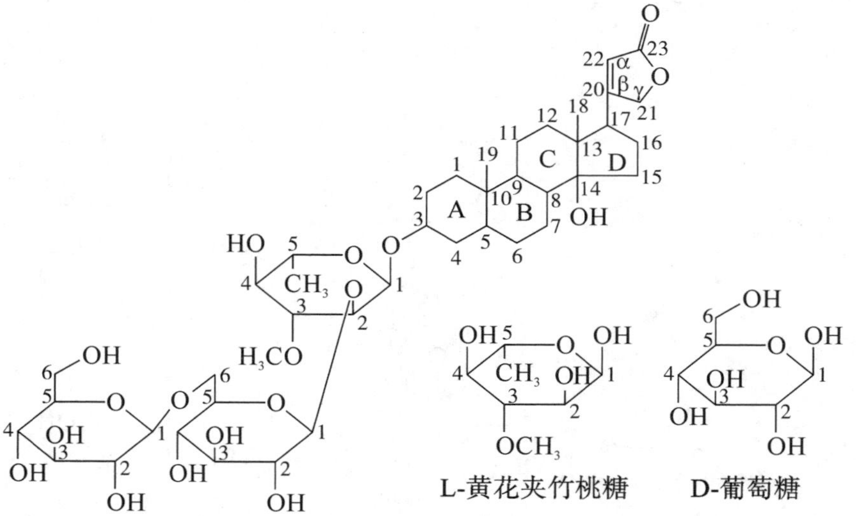

L-黄花夹竹桃糖

D-葡萄糖

黄花夹竹桃苷甲
（(黄花夹竹桃糖)₁-(葡萄糖)₂）

（3）Ⅲ型：苷元 C_3-O-(α-羟基糖)$_y$(y＝1～2)，如乌沙苷、绿海葱苷。

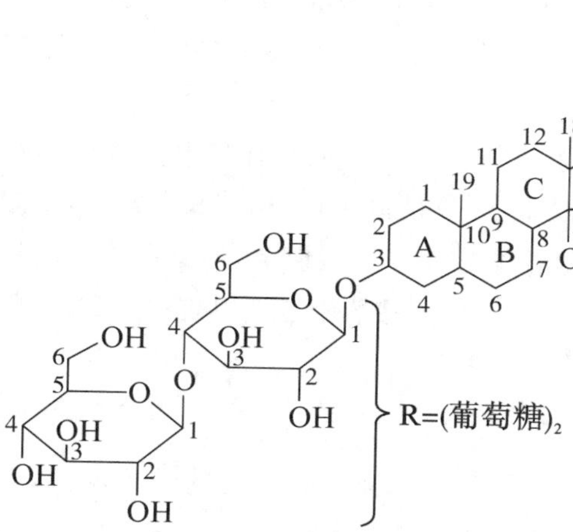

乌沙苷 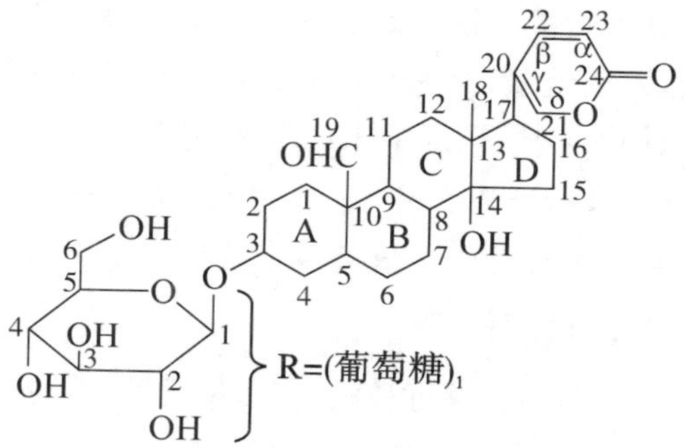　　　　　　　　　　　绿海葱苷

天然存在的强心苷以Ⅰ、Ⅱ型较多，Ⅲ型较少。

拓展阅读

强心苷的构效关系

强心苷对心肌有高度的选择性，能增强心肌收缩力、增加心输出量、降低心肌耗氧量，能有效改善心功能不全的症状。但是强心苷一般治疗量已接近中毒量的 60%，因此研究其化学结构与强心作用之间的关系，寻找安全范围大、作用强的新化合物是强心苷研究的重要课题。与强心作用有关的化学结构大体有以下几个部分：甾体母核的立体结构、C_{14}位取代基、不饱和内酯环、糖的部分。

1. 甾体母核的立体结构　A/B环可以有顺式和反式两种稠合方式，但C/D环必须是顺式稠合，若为反式稠合，活性消失。

2. C_{14}位取代基　C_{14}位的取代基（大多是羟基）必须是β型才具有活性。C_{14}位羟基若脱水生成苷元，活性消失。

3. 不饱和内酯环　C_{17}位必须连接一个β型的不饱和内酯环。如果为α型或开环，强心作用很弱甚至消失；内酯环中的双键若被饱和，强心活性和毒性同时减弱，安全范围增大，有一定实用价值。

4. 糖的部分　糖没有强心作用，但糖的性质和数目可以影响强心苷在水/油中的分配系数。

第三节　理化性质

一、性状

强心苷大多是无色晶体或无定形粉末，具有旋光性，对黏膜有刺激性，味苦。C_{17}位侧链为α型时，味不苦，无疗效。

二、溶解性

强心苷一般可溶于水、甲醇、乙醇、丙酮等极性较大的溶剂，难溶于三氯甲烷、乙醚、苯、石油醚等弱极性有机溶剂。其溶解性可因糖的种类、数目及苷元分子中所含羟基的数目不同而有差异。原生苷由于所含糖基数目多且具有葡萄糖，比次生苷和苷元亲水性强，可溶于水、醇等溶剂；次生苷亲水性减弱，可溶于乙酸乙酯、含水三氯甲烷、三氯甲烷-乙醇(4：1)等溶剂；强心苷元易溶于三氯甲烷等亲脂性有机溶剂，一般难溶于水。

在进行溶解性的比较时除考虑糖的种类及数目外，还必须注意整个强心苷分子中羟基的数目和位置，羟基越多，亲水性越强。如乌本苷(乌本苷元-3-L-鼠李糖)虽是单糖苷，却有 8 个羟基，水溶性强(冷水中 1：75，沸水中 1：5)，难溶于三氯甲烷；洋地黄毒苷虽含有一个三糖链，但是所连接的糖均是2-去氧糖，整个分子仅有 5 个羟基，在水中溶解度小(1：100000)，而易溶于三氯甲烷(1：40)。强心苷中的羟基形成分子内氢键后水溶性减小。

三、水解性

强心苷的苷键可被酸、酶水解，酯和内酯结构易被碱水解。由于强心苷中糖的结构不同，水解难易程度不同；水解条件不同，其水解产物也有所不同。水解性是研究强心苷组成、改造强心苷结构的重要原理。

1. 酸催化水解 分为温和酸水解、强烈酸水解和盐酸丙酮水解。

(1) 温和酸水解：用稀酸如 0.02～0.05 mol/L 的盐酸或硫酸，在含水乙醇中经短时间(半小时至数小时)加热回流，可使Ⅰ型强心苷水解成苷元和糖。苷元与 2-去氧糖或 2-去氧糖之间的苷键易被酸水解，此条件温和而不致引起苷元脱水，但葡萄糖与 2-去氧糖之间的苷键在此条件下不易断裂，故产物为苷元、2-去氧糖以及含 2-去氧糖和 D-葡萄糖的双糖或三糖。以 D-洋地黄毒糖为例，温和酸水解强心苷的机制如下。

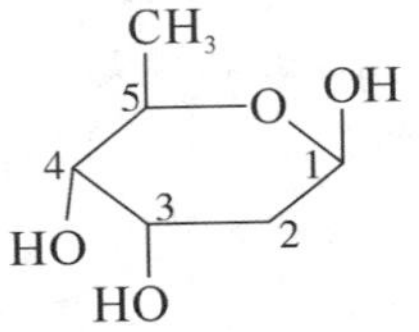

D-洋地黄毒糖

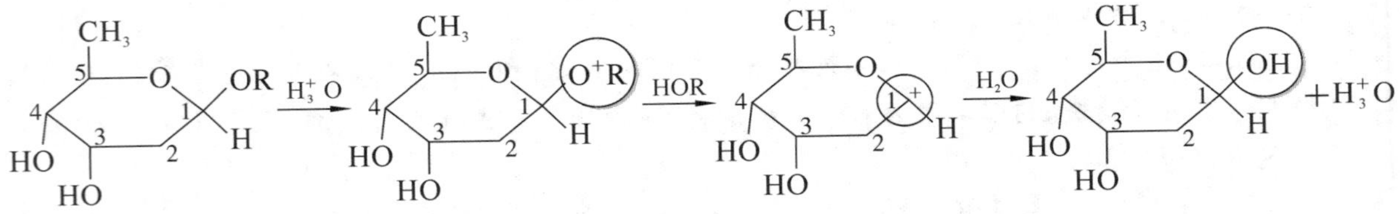

α-去氧糖苷

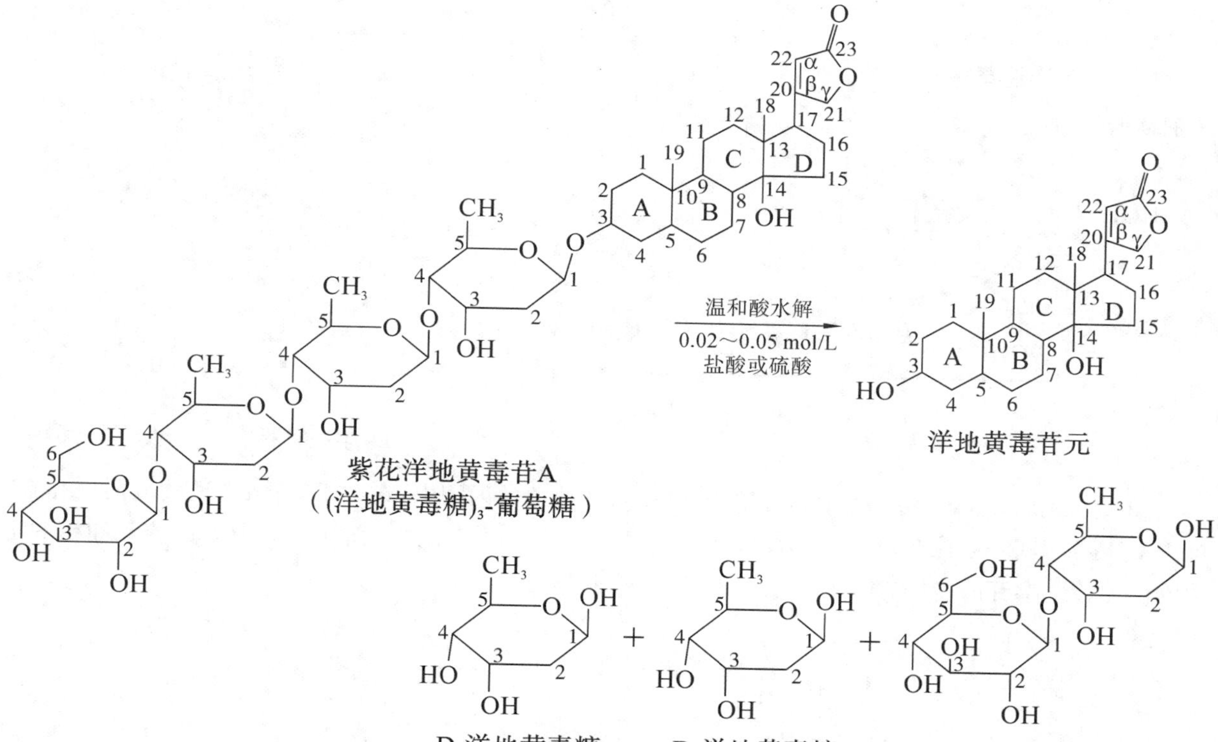

紫花洋地黄毒苷A
（(洋地黄毒糖)₃-葡萄糖）

温和酸水解
0.02～0.05 mol/L
盐酸或硫酸

洋地黄毒苷元

D-洋地黄毒糖 ＋ D-洋地黄毒糖 ＋ D-洋地黄双糖
（D-洋地黄毒糖-D-葡萄糖）

（2）强烈酸水解：Ⅱ型和Ⅲ型强心苷的糖均不含 2-去氧糖，由于 2-羟基糖的羟基阻碍苷 O 原子的质子化，温和酸水解难以进行，必须增大酸的浓度（3%～5%）、延长作用时间或同时加压，才能将苷键全部水解，产物为苷元和定量的单糖。以 D-洋地黄糖为例，强烈酸水解强心苷的机制如下。

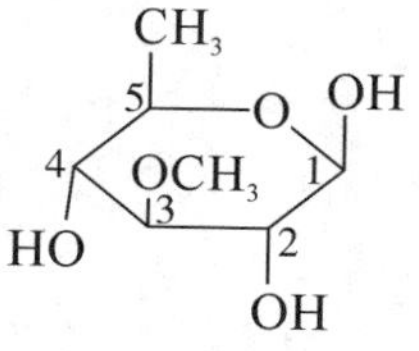

D-洋地黄糖

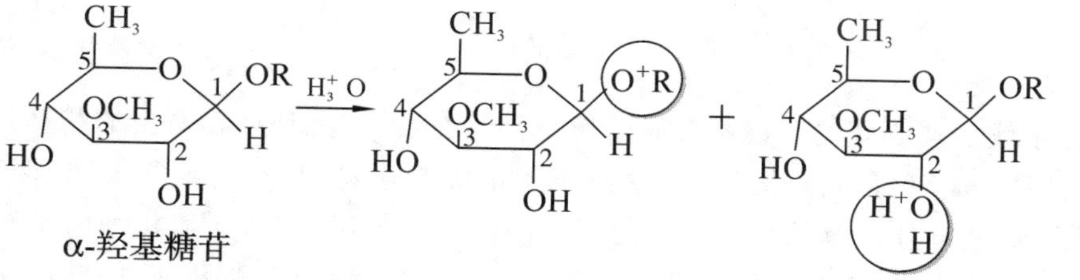

α-羟基糖苷

此种水解反应常引起苷元结构改变，在苷元含羟基位置发生脱水反应生成双脱水苷元或三脱水苷元。如真地吉他林和美丽毒毛旋花子苷的水解。

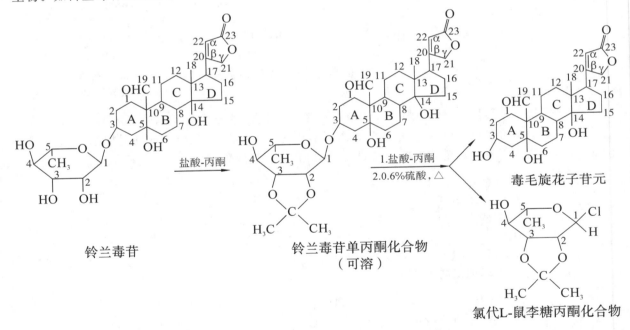

（3）盐酸丙酮水解：将强心苷放于含 0.4%～1%盐酸的丙酮中，在 20 ℃下放置两周并时时振摇，糖中 C_2 位羟基和 C_3 位羟基与丙酮反应，生成丙酮化合物，再经稀酸水解可得到原来的苷元和糖的衍生物。如铃兰毒苷的水解。

2. 碱催化水解 强心苷的苷键不被碱水解，但苷元上的内酯环或糖基上的酰基，可用碱处理使酯键水解或裂解、酰基水解、苷元异构化。2-去氧糖上的酰基最易脱去，用碳酸氢钠（钾）即可使之水解；羟基糖或苷元上的酰基须用氢氧化钙（钡）处理方能除去。氢氧化钠、氢氧化钾由于碱性太强，不但使苷元和糖基上的酰基水解，而且还使内酯环开裂，在碱性水溶液中水解开环，加酸后又闭环，但在碱性醇溶液中开环或发生异构化，致使强心苷结构发生不可逆的改变。故在提取、分离强心苷时，应避免长时间用过强的碱处理，防止强心苷结构发生改变。如，五元内酯环上发生双键移位和质子转移，即内酯环上的双键由 $\Delta^{20(22)}$ 移位至 $\Delta^{20(21)}$，形成 C_{22} 位活性亚甲基，可与某些活性亚甲基试剂缩合显色，该性质可用于甲型强心苷元的检识。乙型强心苷元不发生双键移位，但内酯开环成开链异构体。

3. 酶催化水解 含强心苷的植物中均含有水解强心苷的酶。植物中，酶的水解部位主要是末端的 D-葡萄糖，无水解 2-去氧糖的酶存在，故酶水解不能切断苷元与去氧糖之间、去氧糖与去氧糖之间的苷键,只能保留 2-去氧糖而生成次生苷和葡萄糖。酶水解具有反应条件温和、专属性强的特点。不同性质的酶,作用于不同性质的苷键。如紫花苷酶(digipurpidase)为葡萄糖苷酶。在分离强心苷时常可得到一系列同一苷元的苷类,它们的区别在于糖的个数不同,可能是植物中所含水解酶的作用所致。

　　植物中的酶并不是对所有强心苷都具有酶解作用,此时,可选择其他酶,如纤维素酶、蜗牛消化酶、高等动物脏器中的酶等。蜗牛消化酶是一种几乎能水解强心苷中所有苷键的混合酶,能将强心苷分子中的糖链逐步酶解,直到获得苷元,常用来研究强心苷的结构。如 K-毒毛旋花子苷可被逐步酶解,分别得到 K-毒毛旋花子次苷、加拿大麻苷、毒毛旋花子苷元。

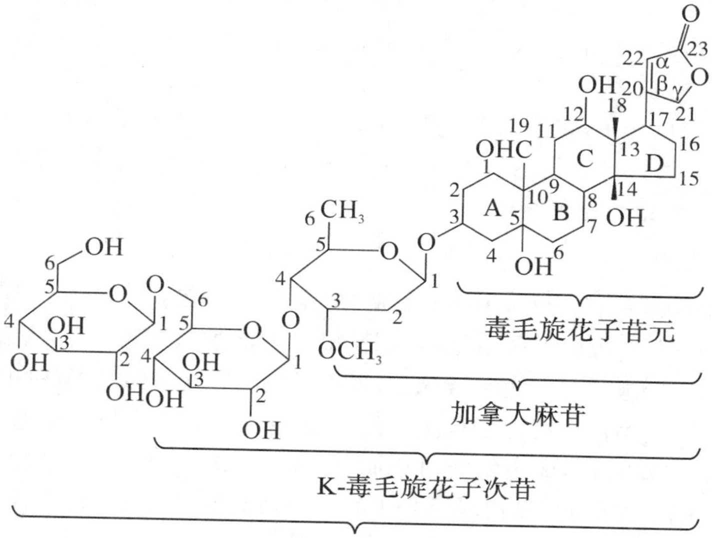

四、显色反应

(一)甾体母核的反应

　　一般在无水条件下,强心苷经强酸(如盐酸、硫酸)、中等强度酸(如磷酸、三氯醋酸)或 Lewis 酸(如氧化锌、三氯化锑、五氯化锑)作用,甾体母核脱水形成双键,由于双键移位、缩合等形成较长的共轭双键系统,并在浓酸溶液中形成多烯阳碳离子的盐而呈现一系列的颜色变化。常用的显色反应如下。

　　1. 醋酐-浓硫酸反应(Liebermann-Burchard 反应) 将样品溶于三氯甲烷中,取一滴在白瓷点滴板上,加醋酐-浓硫酸(20∶1),产生红→紫→蓝→绿→污绿等颜色变化,最后褪色。

　　2. 三氯甲烷-浓硫酸反应(Salkowski 反应) 将试管中的样品用三氯甲烷溶解,沿管壁加入浓硫酸,静置分层,三氯甲烷层显血红色或青色,硫酸层显绿色荧光。

　　3. 冰醋酸-乙酰氯反应(Tschugaeff 反应) 将样品溶于冰醋酸中,加乙酰氯数滴及氯化锌晶体数粒,稍加热,呈现淡红色或紫色。

　　4. 三氯醋酸反应(Rosen-Heimer 反应) 将样品滴在滤纸上,喷 25% 三氯醋酸的乙醇溶液,加热至 60 ℃,显红色渐变为紫色。

　　5. 三氯化锑或五氯化锑反应(Kahlenberg 反应) 将样品的醇溶液点于滤纸或薄层板上,喷以 20% 三氯化锑(或五氯化锑)的三氯甲烷溶液(不应含乙醇和水),干燥后,60～70 ℃加热,显黄色、灰蓝色、灰紫色斑点。

(二)五元不饱和内酯环的反应

　　甲型强心苷元由于 C17 位侧链上有一不饱和五元内酯环,在碱性醇溶液或吡啶液中,五元不饱和内酯环的双键移位形成 C22 位活性亚甲基,从而能够与活性亚甲基试剂反应而显色。乙型强心苷元无此类反应产生。利用此性质可区别甲型强心苷元和乙型强心苷元。常用的显色反应如下。

1. 3,5-二硝基苯甲酸反应（Kedde 反应） 取样品的甲醇或乙醇溶液 1 mL,加新制的 3,5-二硝基苯甲酸试剂(A 液,2% 3,5-二硝基苯甲酸的甲醇或乙醇溶液;B 液,2 mol/L 氢氧化钾溶液,用前等量混合)3～4 滴,若呈红色或紫红色,显示可能含有强心苷。此试剂也可用作纸色谱和薄层色谱的显色剂,喷后显紫红色,几分钟后褪去。

2. 碱性苦味酸反应（Baljet 反应） 取样品的甲醇或乙醇溶液 1 mL,加新制的碱性苦味酸试剂(A 液,1% Baljet 醇液;B 液,5%氢氧化钠溶液,用前等量混合)1～2 滴,数分钟后显橙色或橙红色,有时反应较慢,需放置 15 min 显色,显示可能含有强心苷。

3. 亚硝酰铁氰化钠反应（Legal 反应） 取样品的乙醇溶液 2 mL,水浴上蒸干,残渣用 1 mL 吡啶溶解,加入 3%亚硝酰铁氰化钠溶液和 2 mol/L 氢氧化钠溶液各 2 滴,若呈深红色并逐渐褪去,显示可能存在强心苷。

4. 间二硝基苯反应（Raymond 反应） 将 1 mg 样品溶于 50%乙醇,加 1%间二硝基苯的乙醇溶液 0.1 mL,稍后再滴入 20%氢氧化钠溶液 0.2 mL,呈紫红色或蓝紫色,易褪色,显示可能含有强心苷。此试剂也可用作纸色谱的显色剂。

（三）2-去氧糖的反应

1. 三氯化铁-冰醋酸反应（Keller-Kiliani 反应,又称 K-K 反应） 取 1 mg 样品溶于冰醋酸中,加 20%三氯化铁或硫酸铁溶液 1 滴,混匀后倾斜试管,沿管壁滴加浓硫酸,观察醋酸层及界面的颜色变化。若有 2-去氧糖存在,醋酸层显蓝色或蓝绿色,界面呈色随苷元中羟基、双键的数目和位置而变化。如洋地黄毒苷呈草绿色,羟基洋地黄毒苷呈洋红色,异羟基洋地黄毒苷呈黄棕色,久置碳化变暗。

三氯化铁-冰醋酸反应为游离 2-去氧糖的特征反应,此反应只对游离的 2-去氧糖,或在反应的条件下能水解得到 2-去氧糖的强心苷显色。但 2-去氧糖与葡萄糖的结合在此条件下不易水解,不显色,故并不能绝对证明结构中不含 2-去氧糖。

2. 对二甲氨基苯甲醛反应 将样品的醇溶液滴在滤纸上,干后,喷对二甲氨基苯甲醛试剂(1%对二甲氨基苯甲醛乙醇溶液-浓盐酸,4∶1),并于 90 ℃加热 30 min,如有 2-去氧糖,可显灰红色斑点。

3. 占吨氢醇反应（Xanthydrol 反应） 取固体样品少许,加占吨氢醇试剂(10 mg 占吨氢醇溶于 100 mL 冰醋酸,加入 1 mL 浓硫酸),置于水浴上加热 3 min,只要分子中有 2-去氧糖,都能显红色。本反应非常灵敏,还可用于定量分析。

4. 过碘酸-对硝基苯胺反应 过碘酸能将强心苷分子中的 2-去氧糖氧化生成丙二醛,再与对硝基苯胺缩合而呈黄色。取样品的醇溶液点在滤纸或薄层板上,先喷过碘酸溶液(1 份过碘酸钠饱和溶液加 2 份蒸馏水稀释),室温放置 10 min,再喷对硝基苯胺试液(1%对硝基苯胺乙醇溶液-浓盐酸,4∶1混匀),则迅速在灰黄色背景上出现深黄色斑点,将此纸条或薄层板放置于紫外灯下,可见棕色背景下出现黄色荧光斑点。如再喷 5%氢氧化钠甲醇溶液,则色斑转为绿色。本反应亦可用于薄层色谱和纸色谱的显色。

第四节 提取、分离与鉴定

一、提取

植物中强心苷类成分含量较低(1%以下),而且同一植物中常含有几个乃至数十个结构、性质相似的强心苷,有时还伴有次生苷、苷元;强心苷常与大量糖、皂苷、鞣质等物理性质相近的杂质共存而影响其溶解度;在提取与分离过程中,强心苷易受酸、碱或共存的酶作用,发生水解、脱水、异构化等反应,降低其生物活性。因此,从中药中提取与分离单体强心苷是比较困难的,根据研究和生产的需要,应明确提取的对象是原生苷还是次生苷;提取时要控制酸碱性和酶的活性;新鲜原料要防止酶解,采收后应尽快干燥,最好在 $50\sim60$ ℃通风快速烘干或晒干,保存期间要避潮。

(一)原生苷的提取

提取原生苷时,首先要注意抑制酶的活性,防止酶解。原料须新鲜,采集后要低温快速干燥,保存期间要注意防潮。可用乙醇提取破坏酶的活性,通常用 $70\%\sim80\%$ 的乙醇为提取溶剂,如去乙酰毛花苷的提取。也可加入硫酸铵等无机盐使酶变性,再选择溶剂进行提取。同时要避免酸或碱的影响。

如果原料是种子或含脂类杂质较多的药材,一般先用石油醚或溶剂汽油脱脂后再进行提取,也可先用醇或稀醇提取,浓缩提取液除醇,残余水提液用石油醚或溶剂汽油萃取,除去亲脂性杂质。若原料为含叶绿素较多的叶或全草,可将醇提取液浓缩,浓缩液中保留适量浓度的醇,静置使叶绿素等脂溶性杂质成胶状沉淀析出除去,分出上清液,或用活性炭吸附法除去强心苷稀醇提取液中的叶绿素等脂溶性杂质。

与强心苷共存的鞣质、酚酸性物质、皂苷、水溶性色素等可用铅盐法沉淀除去。但铅盐与杂质生成的沉淀能吸附强心苷而导致其损失。这种吸附与溶液的含醇量有关,当增高溶液中醇的含量时,能降低沉淀对强心苷的吸附,但除杂质的效果也随之下降。例如提取毛花洋地黄的强心苷时,水提取液用醋酸铅试剂处理,强心苷损失达 14%,若增高醇的含量至 40%,则无损失。醇的含量若大于 50%,则除杂质的效果较差。另外,过量的铅试剂能引起一些强心苷脱去酰基,例如在稀甲醇溶液中用醋酸铅长时间处理,能使葡萄糖吉他洛苷(glucogitaloxin)脱去甲酰基而形成紫花洋地黄苷 B。此外,也可通过聚酰胺吸附或氧化铅吸附除去强心苷提取液中的鞣质、酚酸性物质、皂苷和水溶性色素等杂质,但强心苷也有可能被吸附而损失,而且吸附量与提取液中的乙醇浓度有关。

除去杂质后的强心苷提取液中如含有醇,可以浓缩除去,得浓缩水溶液,再用三氯甲烷和不同比例的三氯甲烷-甲醇(或乙醇)依次萃取,将强心苷按极性大小划分为亲脂性、弱亲脂性、亲水性等部分,供进一步分离。

(二)次生苷的提取

有些次生苷的药理活性较高,且毒副作用低。直接从植物中提取次生苷时,要利用酶的活性,可将药材粉末加适量水拌匀润湿后,在 $30\sim40$ ℃保持 $6\,h$ 以上进行发酵酶解,或采用酸或碱水解等适当的化学方法水解,再用乙酸乙酯或乙醇提取次生苷。如地高辛的提取。也可以先提取原生苷,再用稀酸水解生成次生苷后选用适当的溶剂回流提取。

二、分离

(一)两相溶剂萃取法

两相溶剂萃取法利用强心苷在两种互不相溶的溶剂中分配系数不同而达到分离目的。例如毛花洋地黄总苷中毛花洋地黄毒苷甲、乙、丙的分离,由于毛花洋地黄毒苷丙与毛花洋地黄毒苷甲、乙在三氯甲烷中溶解度有差异,用两相溶剂萃取法可将毛花洋地黄毒苷丙从总苷中分离出来。

(二)色谱法

多数强心苷用萃取法难以获得单体化合物,所以一般结合各种色谱法进行进一步分离。

分离亲脂性强的强心苷(单糖苷或次生苷)及苷元,可选用硅胶或中性氧化铝吸附色谱,用苯、苯-三氯甲烷、三氯甲烷或三氯甲烷-甲醇作为洗脱剂。如从黄花夹竹桃果仁的总单糖苷中分离黄夹次苷甲、乙、丙、丁和单乙酰黄夹次苷乙。

分离亲脂性弱的强心苷,常先乙酰化,将乙酰化强心苷的混合物用氧化铝吸附色谱分离,获得乙酰化强心苷单体,再用碳酸氢钾或氢氧化钡水解去乙酰化而得到原生苷。如果不进行乙酰化,可选用分配色谱法分离,常用硅胶、硅藻土、纤维素为支持剂,以三氯甲烷-甲醇-水、乙酸乙酯-甲醇-水或水饱和的丁酮等洗脱剂进行梯度洗脱。高效液相色谱对于成分复杂或低含量的强心苷能获得较好的分离效果。在实践中,常将柱色谱与液滴逆流色谱、制备液相色谱、制备薄层色谱等多种分离方法联合应用,以达到分离纯化的目的。

三、色谱鉴定

色谱法是分离和鉴定强心苷的一种重要手段。

（一）纸色谱

强心苷的纸色谱分离和鉴定常用的溶剂系统为三氯甲烷、乙酸乙酯、苯、甲苯等有机溶剂与水组成的混合溶剂，有时在混合溶剂中加入适量的乙醇以增加展开剂的极性，用于弱亲脂性强心苷的鉴定。

对于亲脂性较强的强心苷及苷元，可将滤纸预先用甲酰胺（20％～50％的甲酰胺丙酮溶液）或丙二醇处理作为固定相，以甲酰胺饱和的苯、甲苯或苯-三氯甲烷（9：1）作为流动相，可以获得较满意的分离效果。对于亲脂性较弱的强心苷，也可用甲酰胺为固定相，只是流动相的极性需增大，如二甲苯-丁酮-甲酰胺（25：25：2）、三氯甲烷-四氢呋喃-甲酰胺（50：50：6.5）等溶剂系统。对于亲水性的强心苷，宜用水处理滤纸作为固定相，以水饱和的丁酮或甲苯-丁醇-水（6：4：1）为流动相，可获得满意的分离效果。

（二）薄层色谱

用于强心苷分离和鉴定的薄层色谱有吸附薄层色谱和分配薄层色谱。

1. 吸附薄层色谱　最常用的吸附剂是硅胶，在硅胶薄层色谱中，分离效果较好的展开剂系统有二氯甲烷-甲醇-甲酰胺（80：19：1）、三氯甲烷-甲醇-醋酸（85：13：2）、乙酸乙酯-甲醇-水（80：5：5）等。这些展开剂中往往含有少量的水或甲酰胺，可以减少强心苷的拖尾现象。

中性氧化铝作为吸附剂分离强心苷，只适用于分离苷元及一些单糖苷，对多糖苷分离效果不好，常用的展开剂有乙醚、二甲苯-丁酮（1：1）、三氯甲烷-甲醇（99：1 或 95：5）等。

氧化镁、硅酸镁作为吸附剂分离强心苷的效果优于氧化铝。氧化镁薄层采用苯-丁醇-丁酮（9：1：1）、丙酮-水-乙酸乙酯（4：0.6：5.4）等作为展开剂，硅酸镁薄层采用苯-乙醇（9：1.5）作为展开剂，分离效果较好。

2. 分配薄层色谱　分配薄层色谱分离强心苷的效果比较好，所得色点清晰、集中，薄层上能承载的样品量也较大，因此样品量稍大时，也不会拖尾。吸附薄层色谱难以分离的一些极性较大的多糖苷，用分配薄层色谱也能很好地分离。常用的支持剂有硅藻土、纤维素、滑石粉等。最常用的固定相是甲酰胺，将甲酰胺配制成 10％～15％的丙酮溶液，用展开或喷雾的方法加到薄层上，然后挥发除去丙酮。其他固定相如二甲基甲酰胺、乙二醇等也能用于强心苷的分离。

在甲酰胺作为固定相的薄层上，较好的展开剂系统有三氯甲烷、苯、三氯甲烷-丙酮（4：1）（各展开剂均需用甲酰胺饱和），或在这些展开剂系统中加入少量甲醇或乙醇以增加展开剂的极性。三氯甲烷-丁醇（9：1，甲酰胺饱和）对极性较强的苷分离效果较好。三氯甲烷-四氢呋喃-甲酰胺（50：50：6.5）、丁酮-二甲苯-甲酰胺（50：50：4）的分离效果也很好。

（三）色谱显色剂

强心苷的纸色谱或薄层色谱常用的显色剂有碱性 3,5-二硝基苯甲酸试剂，喷洒后，显紫红色，放置后褪色；25％三氯醋酸的乙醇溶液，喷洒后于 100 ℃加热 2 min，显红色。

第五节　含强心苷类化合物的常用中药

一、毛花洋地黄

毛花洋地黄强心苷主要来自玄参科植物毛花洋地黄 *Digitalis Lanata* Ehrh. 和紫花洋地黄 *Digitalis purpurea* L. 的叶。毛花洋地黄是临床常用的治疗心力衰竭的有效药物，具有强心、利尿的功能，能兴奋心肌、增强心肌收缩力、使收缩期的血液输出量大为增加、改善血液循环等，临床上主要用于治疗心力衰竭、心源性水肿。

（一）主要化学成分

毛花洋地黄叶中含有 30 多种强心苷，其苷元均是含有五元不饱和内酯环的甲型强心苷元。其中毛花洋地黄毒苷甲、乙、丙、丁、戊是原生苷，毛花洋地黄毒苷丙含量最高，占总苷的 20%～30%。此外，毛花洋地黄还含有叶绿素、树脂、皂苷、蛋白质、水溶性色素、糖类等杂质。

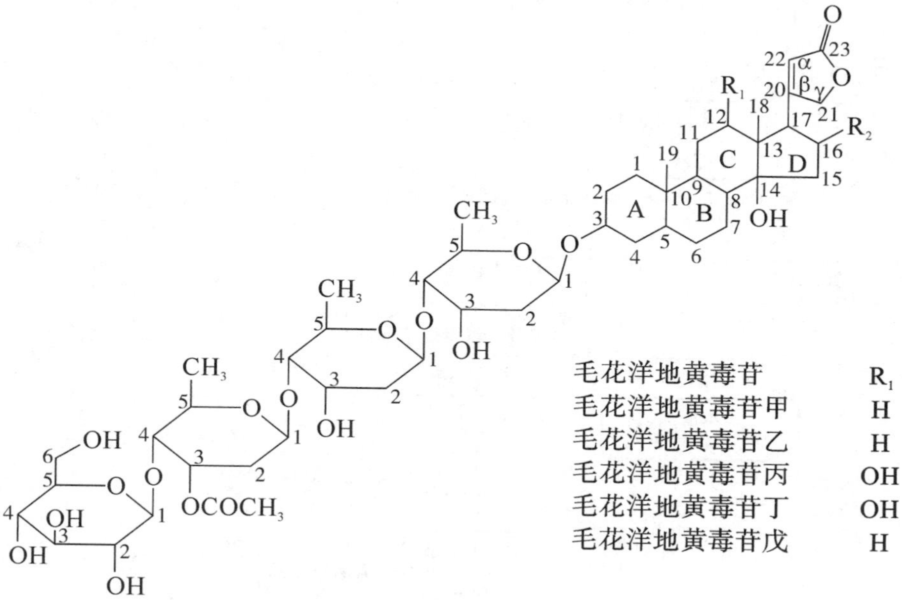

毛花洋地黄毒苷	R_1	R_2
毛花洋地黄毒苷甲	H	H
毛花洋地黄毒苷乙	H	OH
毛花洋地黄毒苷丙	OH	H
毛花洋地黄毒苷丁	OH	OH
毛花洋地黄毒苷戊	H	OCHO

毛花洋地黄是制备强心药西地兰和地高辛的主要原料。

西地兰，又称去乙酰毛花洋地黄毒苷丙，简称去乙酰毛花苷。其为白色结晶性粉末，在甲醇中微溶，在乙醇中极微溶解，在水或三氯甲烷中几乎不溶。

地高辛，又称异羟基洋地黄毒苷、强心素，是西地兰经酶解去掉末端的葡萄糖而生成的次生苷。其为白色晶体或结晶性粉末，在吡啶中易溶，在稀醇中微溶，在三氯甲烷中极微溶解，在水或乙醚中不溶。其特点与西地兰相似，作用迅速，蓄积性小，可制成注射液用于急性心脏疾病的治疗。

地高辛为中速强心苷，临床上主要用于治疗各类急、慢性心功能不全及室上性心动过速、心房颤动或心房扑动等。地高辛口服方便，吸收好，排泄较快，蓄积作用小；但地高辛安全范围窄，治疗量与中毒量非常接近，药动学及药效学个体差异亦较大，若服用不当，极易引起中毒反应。因此，使用时需绝对遵照医嘱，不得随意更改用药次数及剂量。常见的不良反应包括心律失常、胃纳不佳或恶心、呕吐、下腹痛、异常的无力、软弱。

西地兰为速效强心苷，适用于急、慢性心力衰竭，心房颤动和阵发性室上性心动过速。其起效快，蓄积作用小，且治疗量与中毒量间的范围较大，但因其口服吸收不佳，现在多采取静脉给药而少用口服。

（二）毛花洋地黄中西地兰的提取与分离技术

西地兰的提取技术分为总苷提取、毛花洋地黄毒苷丙的分离和毛花洋地黄毒苷丙去乙酰基三步。

1. 毛花洋地黄中总苷的提取　见图 10-1。

流程说明：

（1）提取的总苷均为原生苷，可溶于乙醇，故选用 70% 热乙醇为提取溶剂以防止酶解。

（2）提取液需调至中性，因强心苷对酸、碱不稳定，然后经减压回收溶剂后静置析胶以去除所含的叶绿素、树脂等杂质。

（3）用三氯甲烷洗涤除脂溶性杂质。

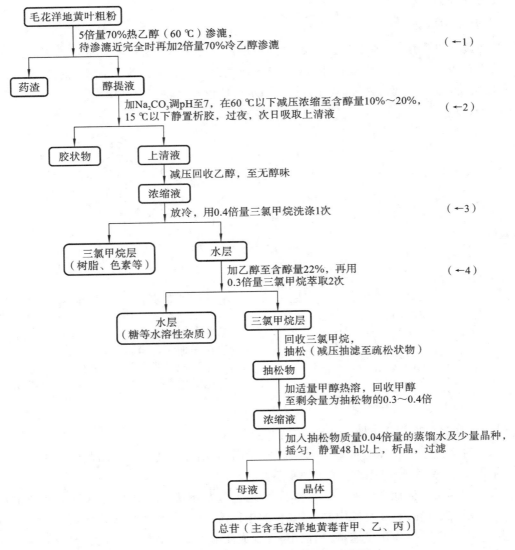

图 10-1　毛花洋地黄中总苷的提取流程图

（4）利用毛花洋地黄毒苷甲、乙、丙均可溶于三氯甲烷-乙醇（3：1 或 2：1）的性质，用三氯甲烷的醇溶液萃取出总苷，同时与水层中的水溶性杂质分离。

2. 毛花洋地黄毒苷丙的分离　见图 10-2。

流程说明：根据毛花洋地黄毒苷甲、乙、丙三者极性和溶解度的差别，采用甲醇-三氯甲烷-水混合溶剂系统，可将毛花洋地黄毒苷丙与毛花洋地黄毒苷甲、毛花洋地黄毒苷乙分离。

3. 毛花洋地黄毒苷丙去乙酰基　见图 10-3。

流程说明：毛花洋地黄毒苷丙的去乙酰基比较容易，利用氢氧化钙即可水解去掉糖上的乙酰基而不破坏强心苷分子中的内酯环结构。

边学边练：

1. 毛花洋地黄叶中强心苷的提取工艺中采用何种方法除去脂溶性杂质？

2. 分析毛花洋地黄毒苷甲、乙、丙三者的极性与结构的关系。

3. 毛花洋地黄毒苷丙去乙酰基常采用什么方法？

4. 根据毛花洋地黄毒苷丙的结构，写出其温和酸水解和强烈酸水解的产物。

5. 请区分临床用强心苷药物西地兰和地高辛的结构、性质和临床应用。

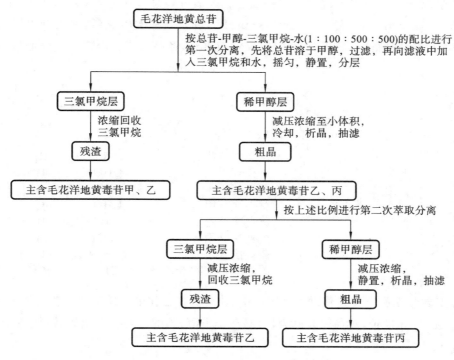

图 10-2 毛花洋地黄毒苷丙的分离流程图

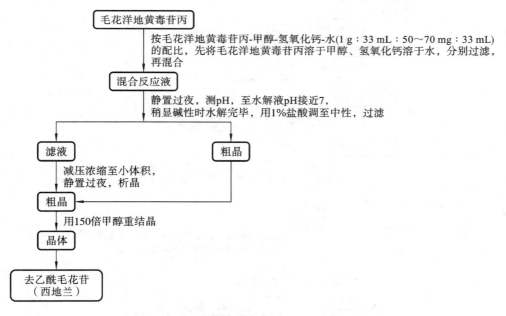

图 10-3 毛花洋地黄毒苷丙去乙酰基流程图

二、黄花夹竹桃

黄花夹竹桃为夹竹桃科植物黄花夹竹桃 *Thevetia peruviana*(Pers.)K. Schum. 的果仁,具有强心利尿、祛痰定喘、祛瘀镇痛的功效。黄花夹竹桃性寒味苦,有大毒,具强心作用。临床上用于多种心脏病引起的心力衰竭、阵发性室上性心动过速和阵发性心房颤动。此外,因其具有祛痰定喘、祛瘀镇痛之功效,还可用于喘息咳嗽、癫痫、跌打损伤、肿痛等疾病的治疗。从黄花夹竹桃中提取的黄夹苷,经实验和临床证明具有显著的强心作用,且作用迅速,蓄积作用和副作用均较小,可用于治疗阵发性心动过速和多种原因引起的心力衰竭,对左心衰竭疗效尤为显著。

1. 主要化学成分 黄花夹竹桃含有多种强心苷类成分。总苷含量为 8%～10%,主要为 2 种原生苷,即黄夹苷甲(thevetin A)、黄夹苷乙(thevetin B),以及 5 种次生苷(黄夹次苷甲、乙、丙、丁和单乙酰黄夹次苷乙)。用酶解法可获得总次生苷(又称黄夹苷,商品名为强心灵),其强心效价高,约是原生苷的 5 倍。

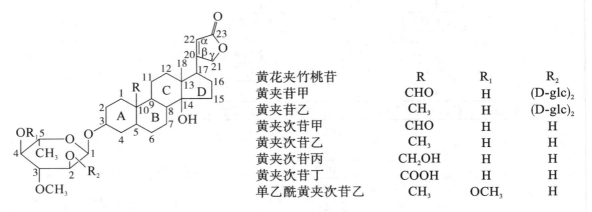

黄花夹竹桃苷	R	R₁	R₂
黄夹苷甲	CHO	H	(D-glc)₂
黄夹苷乙	CH₃	H	(D-glc)₂
黄夹次苷甲	CHO	H	H
黄夹次苷乙	CH₃	H	H
黄夹次苷丙	CH₂OH	H	H
黄夹次苷丁	COOH	H	H
单乙酰黄夹次苷乙	CH₃	OCH₃	H

2. 黄夹苷的理化性质 黄夹苷以黄夹次苷甲、黄夹次苷乙和单乙酰黄夹次苷乙为主要成分,为白色结晶性粉末,无臭,味极苦,对黏膜有刺激性,易溶于甲醇、乙醇、丙酮、三氯甲烷,微溶于乙醚、水,不溶于苯及石油醚。

3. 黄夹苷的提取技术 提取流程如图 10-4 所示。

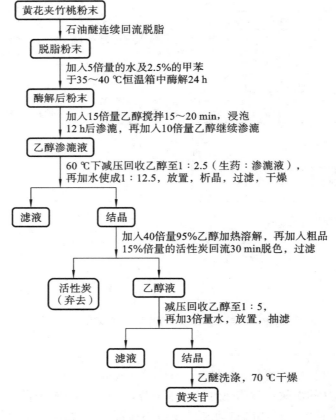

图 10-4　黄夹苷的提取流程图

流程说明:由于黄夹苷为次生苷的混合物,故提取时应注意以下几点。

(1)首先要利用酶的活性,用发酵法水解去掉原生苷分子中的葡萄糖生成单糖苷。

（2）根据黄夹苷易溶于乙醇的性质渗漉提取总次生苷，所得提取液于 60 ℃下减压浓缩，放冷，即得黄夹苷粗品。再以乙醇为溶剂溶解黄夹苷粗品，经活性炭脱色后重结晶，即可得到黄夹苷。

4. 黄夹次苷的提取与分离技术　若要对黄夹苷继续分离以得到其中的 5 种单体成分，可用Ⅲ级中性氧化铝柱色谱，苯-三氯甲烷（1∶1、1∶3、1∶4）、三氯甲烷、三氯甲烷-甲醇（99.5∶0.5、99∶1、98∶2、95∶5、9∶1、1∶1）、甲醇依次洗脱，可按极性由小到大的顺序依次得到单乙酰黄夹次苷乙、黄夹次苷乙、黄夹次苷甲、黄夹次苷丙、黄夹次苷丁。

提取与分离流程如图 10-5 所示。

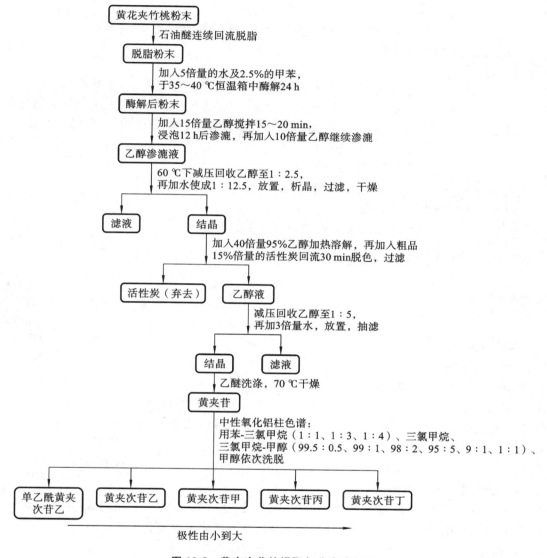

图 10-5　黄夹次苷的提取与分离流程图

边学边练：

1. 请根据结构判断黄夹苷中的五种次生苷的极性大小。

2. 采用氧化铝柱色谱分离黄夹次苷，洗脱的先后顺序如何？

3. 请设计一个流程提取黄夹苷甲、黄夹苷乙。

→ **本章小结**

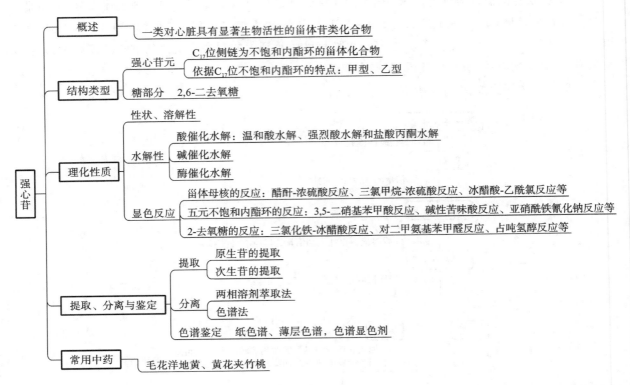

→ **目标检测**

目标检测答案

一、选择题

（一）单项选择题

1. 根据 C_{17} 位的侧链不同，强心苷元可分为哪几类？（　　）

A. Ⅰ型和Ⅱ型 　　　　　　　　　　　B. Ⅰ型、Ⅱ型和Ⅲ型

C. 甲型和乙型 　　　　　　　　　　　D. 乙型和海葱甾烯型

2. 强心苷元多在哪个位置与糖结合成苷？（　　）

A. C_{10} 位 　　　　B. C_{14} 位 　　　　C. C_3 位 　　　　D. C_{13} 位

3. 强心苷的原生苷多难溶于（　　）。

A. 三氯甲烷 　　　　B. 水 　　　　C. 乙醇 　　　　D. 甲醇

4. 在Ⅰ型强心苷的水解中，下列何种溶液不会使苷元结构发生变化？（　　）

A. 5％盐酸 　　　　　　　　　　　　B. 2％ NaOH 溶液

C. 稀 $NaHCO_3$ 溶液 　　　　　　　　D. 0.03 mol/L 盐酸

5. 采用 0.02～0.05 mol/L 盐酸水解强心苷，能切断的苷键是（　　）。

A. 所有苷键

B. 葡萄糖与去氧糖之间的苷键

C. 葡萄糖之间的苷键

D. 苷元与 2-去氧糖或 2-去氧糖与 2-去氧糖之间的苷键

6. 能将强心苷的苷键全部水解的条件是（　　）。

A. 稀 $NaHCO_3$ 溶液 　　　　　　　　B. 稀 $Ca(OH)_2$ 溶液

C. 2％ NaOH 溶液 　　　　　　　　　D. 5％盐酸

7. 可用于鉴别游离的 2-去氧糖的试剂是（　　　）。

A. 三氯化铁-冰醋酸　　　　　　　　　B. 醋酐-浓硫酸

C. 三氯醋酸　　　　　　　　　　　　　D. 香草醛-浓硫酸

8. 可用于强心苷脱乙酰基的水解方式是（　　　）。

A. 0.03 mol/L 盐酸　　　　　　　　　B. 5％盐酸

C. 稀 Ca(OH)$_2$ 溶液　　　　　　　　D. β-D-葡萄糖酶水解

9. 可用于区别甲型和乙型强心苷元的试剂是（　　　）。

A. 醋酐-浓硫酸　　　　　　　　　　　B. 碱性 3,5-二硝基苯甲酸

C. 三氯化铁-冰醋酸　　　　　　　　　D. 三氯醋酸

10. 含有 2-去氧糖的化合物类型是（　　　）。

A. 皂苷　　　　　　B. 香豆素苷　　　　　　C. 黄酮苷　　　　　　D. 强心苷

11. 向某强心苷固体样品中加占吨氢醇试剂，置于水浴上加热 3 min，能显红色，说明该分子中有（　　　）。

A. α-D-葡萄糖　　　　B. β-D-葡萄糖　　　　C. 6-去氧糖　　　　D. 2-去氧糖

12. 几乎能水解所有苷键的酶是（　　　）。

A. 紫花苷酶　　　　　　　　　　　　　B. 蜗牛消化酶

C. β-D-葡萄糖苷酶　　　　　　　　　　D. 毛花苷酶

13. 能发生 Keller-Kiliani 反应的是（　　　）。

A. 薯蓣皂苷　　　　　　B. 甘草酸　　　　　　C. 洋地黄毒苷　　　　　　D. 芦丁

14. 甲型强心苷元的阳性反应是（　　　）。

A. 对二硝基二甲苯胺反应　　　　　　　B. 没食子酸-浓硫酸反应

C. Kedde 反应　　　　　　　　　　　　D. Emerson 反应

15. Keller-Kiliani 反应所用的试剂是（　　　）。

A. 三氯甲烷-浓硫酸　　　　　　　　　B. 冰醋酸-乙酰氯

C. 三氯化铁-盐酸羟胺　　　　　　　　D. 三氯化铁-冰醋酸，浓硫酸

（二）多项选择题

1. 强心苷中连接的糖有（　　　）。

A. 菊糖　　　　B. 6-去氧糖　　　　C. 2-去氧糖　　　　D. D-葡萄糖　　　　E. 芸香糖

2. 提取植物中原生苷的方法有（　　　）。

A. 甲醇提取　　　　　　　　　B. 40 ℃水温浸

C. 70％～80％乙醇回流　　　　D. 三氯甲烷提取　　　　　　E. 2％盐酸提取

3. 用于甾体母核检识的试剂有（　　　）。

A. 三氯醋酸试剂　　　　　　　B. 三氯化锑试剂

C. 三氯化铁-冰醋酸试剂　　　　D. 三氯甲烷-浓硫酸试剂

E. 醋酐-浓硫酸试剂

4. 能发生 Keller-Kiliani 反应的化合物是（　　　）。

A. 羟基洋地黄毒苷　　　　　　B. K-毒毛旋花子苷　　　　　　C. 洋地黄毒苷

D. K-毒毛旋花子麻苷　　　　　E. 异羟基洋地黄毒苷

5. 下列属于 2-去氧糖的是（　　　）。

A. β-D-葡萄糖　　　　　　　　B. D-果糖　　　　　　　　C. D-洋地黄毒糖

D. 乙酰洋地黄毒糖　　　　　　E. D-加拿大麻糖

二、简答题

1. 强心苷按苷元结构不同分为哪几种类型？

2. 按强心苷元与糖连接方式的不同，强心苷可分为几类？举例说明有何特点。

3. 强心苷的酸催化水解有几种类型？简述其特点。

4. 强心苷的碱催化水解有几种类型？简述其特点。

5. 如何用化学方法区别甲型强心苷元和乙型强心苷元？

6. 简述强心苷的化学检识方法。

三、解析题

试采用化学检识的方法鉴别下列化合物。

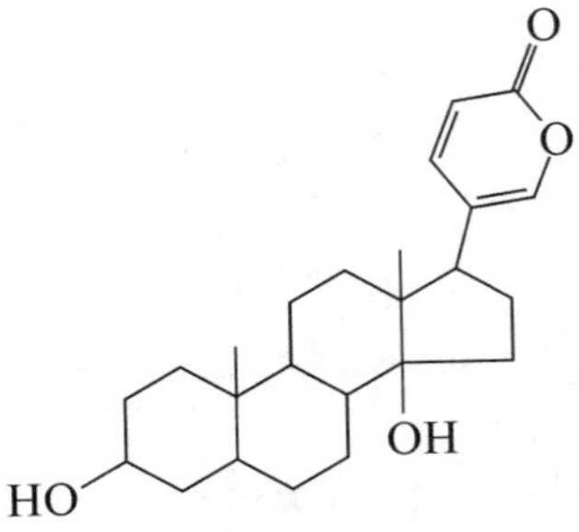

A 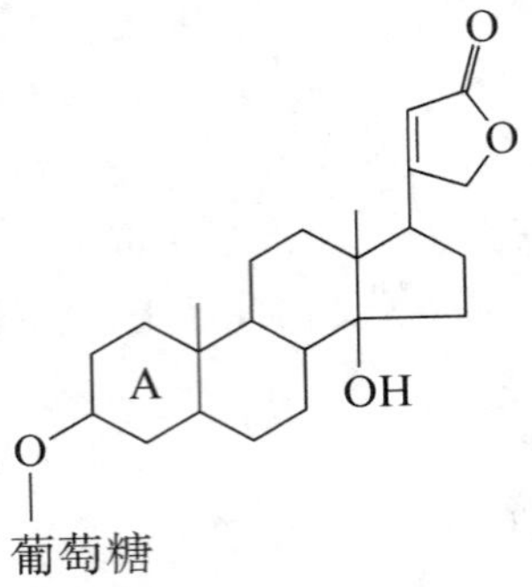   B 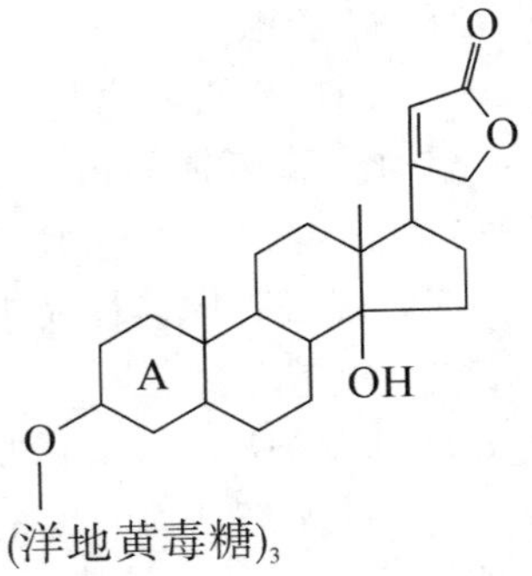   C

（田　野）

第十一章

主要动物类中药化学成分

扫码看 PPT

知识目标

1. 掌握胆汁酸的主要结构分类特点、理化性质。
2. 熟悉蟾酥、麝香、斑蝥、水蛭的主要化学成分。
3. 了解动物类中药的生物活性。

能力目标

使学生具备典型中药牛黄、麝香、蟾酥等主要化学成分的提取能力。

课程思政目标

培养学生严谨治学、精益求精的学术态度和实事求是的做事精神。

案例导入

　　牛黄为牛科动物牛的干燥胆结石。牛黄多呈卵形,质轻,表面金黄色至黄褐色,细腻而有光泽。中医学认为牛黄气清香,味微苦而后甜,性凉。其可用于解热、解毒、定惊。内服治高热神志昏迷、癫狂、小儿惊风、抽搐等症。外用治咽喉肿痛、口疮痈肿、败毒症。那么牛黄中哪些化学成分使其具备以上药理作用呢?

第一节　概　　述

　　动物类中药(动物药)的应用在中国有着悠久的历史,早在 3000 多年前,就开始了蜜蜂的药用,鹿茸、麝香、阿胶、蕲蛇等的药用和珍珠、牡蛎的养殖等在中国也有几千年的历史。从本草的相关记载来看,历代本草共记载有动物药 600 余种。近年来,动物药的种类增长很快,据最新统计,中国现有药用动物约 1850 种。动物药是中医药学遗产中的重要组成部分,现代科学研究证实,动物药与植物药相比,大都具有极强的生物活性,尤其对某些顽症、重病更显示了其独特的生物活性。如斑蝥具有攻毒、破血、引赤、发泡的功能,现代研究表明,斑蝥中含有的斑蝥素为抗癌有效成分,临床治疗肝癌和膀胱癌有效,此外其还具有刺激骨髓产生白细胞的作用,是一般抗癌药所不及的。总体来讲,动物药化学成分复杂,多为大分子化合物,分离分析难度极大,研究工作与植物药相比已远远落后,然而由于其特殊的生物活性,在药物研究中,动物药也越来越受到关注和重视。随着研究的深入和技术的进展,动物药活性成分研究开始迅猛发展。目前我国临床上常用的动物药有 200 余种,其中牛黄、麝香、蟾酥、斑蝥和美国大蠊等动物药具有显著疗效。

第二节　胆　汁　酸

一、结构特点

胆酸类化合物常通过肽键与牛磺酸、甘氨酸相结合而存在于胆汁中。胆酸的化学结构如下所示。

胆酸

二、化学性质

1. 胆酸类化合物的主要性质　胆酸一般呈结晶状,脱氧胆酸、鹅脱氧胆酸等一般为非结晶粉末状,味苦。胆酸类化合物一般不溶于水,多溶于甲醇、乙醇等极性有机溶剂,也能溶于三氯甲烷、乙醚等有机溶剂。但其若与钠、钾离子结合成胆汁酸盐则具有水溶性。

2. 胆酸类化合物的检识

(1)显色反应:胆酸类化合物具有甾体母核结构,可与一些酸发生显色反应,如与三氯醋酸试剂反应呈现红色至紫色,与浓硫酸-醋酐试剂反应呈现黄→红→蓝→紫→绿等系列颜色变化。

(2)色谱检识:动物胆汁酸的分离和检识常选用硅胶薄层色谱法。展开剂一般选用异辛烷-乙酸乙酯-醋酸-正丁醇(10∶5∶1.5∶1.5),用不同显色剂显色时,不同的成分呈现的颜色不同(表 11-1)。

表 11-1　胆酸、脱氧胆酸、鹅脱氧胆酸、石胆酸的显色反应

显　色　剂	胆　　酸	脱 氧 胆 酸	鹅脱氧胆酸	石　胆　酸
10%磷钼酸乙醇溶液	绿蓝色	蓝色	蓝黑色	蓝色
茴香醛试剂	紫红色	棕色	蓝色	蓝绿色
三氯化锑试剂	黄绿色	黄色	绿黄色	粉红紫色
醋酐-浓硫酸试剂	黄色	黄棕色	灰绿色	紫红色
三氯化铁试剂	绿黑色	棕色	紫红黑色	紫红黑色

三、含胆酸类化合物的常用中药

1. 牛黄　牛黄为牛科动物牛 *Bos taurus domesticus* Gmelin 的干燥胆结石。宰牛时,如发现有牛黄,即滤去胆汁,将牛黄取出,除去外部薄膜,阴干。牛黄味甘、性凉,具有清心、豁痰、开窍、凉肝、息风、解毒的功效,用于热病神昏、中风痰迷、惊痫抽搐、癫痫发狂、咽喉肿痛、口舌生疮、痈肿疔疮。牛黄是安宫牛黄丸、牛黄清宫丸、牛黄解毒片等多种中药制剂的组成成分之一,现多使用人工牛黄。

牛黄主要含胆红素(72%~76.5%)、胆酸、脱氧胆酸、胆汁酸盐等。胆红素属于二甲川胆色素的一种胆汁色素,为红褐色的色素体,不溶于水,难溶于醇、醚,易溶于碱。

2. 熊胆　熊胆为熊科动物黑熊 *Selenarctos thibetanus* G. Cuvier 或棕熊 *Ursus arctos* Linnaeus 的胆囊。割取胆囊,将口扎紧,剥去附着的脂肪后悬挂通风处阴干。其性寒、味苦,具有清热解毒、息风止痉、清肝明目的作用,用于治热黄、暑泻、疳疾、蛔虫痛、目翳、喉痹、鼻疮。熊胆是熊胆丸等多种中药制剂的组成成分之一。由于黑熊和棕熊是国家保护动物,现多使用代用品。

熊胆中主要含有胆酸、脱氧胆酸、熊脱氧胆酸、鹅脱氧胆酸、猪脱氧胆酸及石胆酸等化学成分。

第三节　含其他成分的常用动物药

一、蟾酥

蟾酥为蟾蜍科动物中华大蟾蜍 *Bufo bufo gargarizans* Cantor 或黑眶蟾蜍 *Bufo melanostictus* Schneider 的干燥分泌物。多于夏、秋二季捕捉蟾蜍,洗净,挤取耳后腺和皮肤腺的白色浆液,加工,干燥而得。其味辛甘、气温散,能发散一切风火抑郁、大热痛肿之候,为拔疔散毒之神药。临床上用于治疗心力衰竭、化脓性感染,且具有抗恶性肿瘤作用。其是六神丸、喉症丸、救心丸、蟾力苏等多种中药制剂的组成成分之一。蟾酥中所含化学成分按溶解性分为脂溶性成分和水溶性成分。

1. 脂溶性成分　主要包括蟾酥甾二烯类(乙型强心苷元)和强心甾烯蟾毒类(甲型强心苷元)。蟾酥甾二烯类甾体母核的 C_3 位羟基多以游离状态存在,主要有蟾毒灵(bufalin)、华蟾酥毒基(cinobufagin)、酯蟾毒配基(resibufogenin)、蟾毒它灵、远华蟾酥毒基等。其中蟾毒灵的强心作用最强。强心甾烯蟾毒类含量较低,其母核的 C_3 位羟基多与酸成酯。

2. 水溶性成分　主要为吲哚类生物碱,已分离出蟾蜍碱(bufotenine)、蟾蜍甲碱(bufotenidine)、5-羟色胺(5-serotonin)等近 10 种吲哚类衍生物。

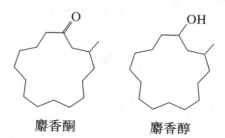

| 蟾毒灵 | 华蟾酥毒基 | 蟾蜍碱 |

二、麝香

麝香为鹿科动物林麝 *Moschus berezovskii* Flerov、马麝 *Moschus sifanicus* Przewalski 或原麝 *Moschus moschiferus* Linnaeus 成熟雄体香囊中的干燥分泌物。麝香是名贵中药,具有开窍醒神、活血通经、消肿止痛等功效。

1. 麝香的化学成分　麝香含有麝香酮、麝香醇等 10 多种大环化合物以及性激素、蛋白质和多肽、脂肪酸、酯和蜡等化学成分。麝香酮是麝香的有效成分之一,在天然麝香中的含量为 0.5%～2.0%。

| 麝香酮 | 麝香醇 |

2. 麝香酮的理化性质　麝香酮为淡黄色油状液体,具有强烈香味,沸点为 142～143 ℃,折光率为 1.485(18.5 ℃)。不溶于水,易溶于乙醚,能溶于无水乙醇、三氯甲烷等有机溶剂。常用硅胶薄层色谱进行检识,吸附剂为硅胶 GF_{254},展开剂为苯-乙醚(1∶9)或苯-乙醇(9∶1)。展开后,用 60% 硫酸喷雾,于 115～120 ℃加热显色。

三、斑蝥

斑蝥为芫青科昆虫南方大斑蝥 *Mylabris phalerata* Pallas 或黄黑小斑蝥 *Mylabris cichorii* Linnaeus 的干燥体。其味辛、性热。斑蝥具有破血散结的功效,有大毒,并有强烈刺激作用。临床上用于治疗肝癌、肺癌、直肠癌、牛皮癣、神经性皮炎等,有一定的疗效。目前发现斑蝥中的斑蝥素(canthavidin)属单环单萜类化合物,为油状物,具强臭和发泡性,毒性大,但其半合成品羟基斑蝥胺的抗癌作用与斑蝥素相似,毒性却只有斑蝥素的 1/5000。

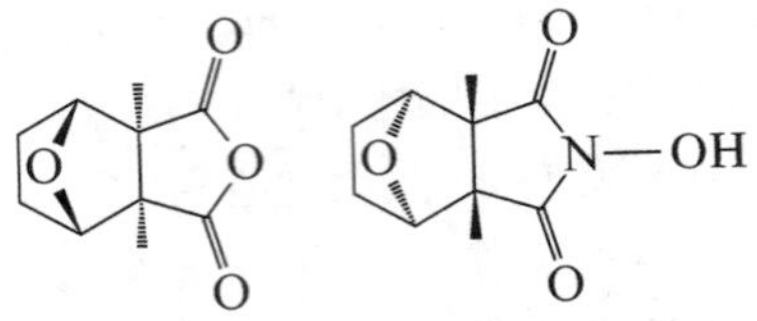

斑蝥素　　　　　羟基斑蝥胺

1. 斑蝥素的结构　斑蝥素为斑蝥的有效成分,含量为 0.9%~1.6%,以部分游离、部分成盐的形式存在于斑蝥中。

2. 斑蝥素的理化性质　斑蝥素呈结晶状,熔点为 213~216 ℃,升华点为 110 ℃。能溶于氢氧化钠溶液、丙酮和三氯甲烷等溶剂。在硫酸溶液中,斑蝥素可与对二甲氨基苯甲醛作用显紫红色,加浓硫酸后颜色变淡,加水后颜色立即消失。

四、水蛭

水蛭为水蛭科动物蚂蟥 *Whitmania pigra* Whitman、水蛭 *Hirudo nipponica* Whitman 或柳叶蚂蟥 *Whitmania acranulata* Whitman 的干燥全体。其味咸、苦,性平;有小毒,归肝经。其具有破血通经、逐瘀消癥的功效,用于血瘀经闭、癥瘕痞块、中风偏瘫、跌扑损伤。

水蛭的主要活性成分为大分子化合物,如水蛭素、肝素、吻蛭素以及氨基酸等。水蛭素是从水蛭及其唾液腺中提取出的多种活性成分中活性最显著且研究得最多的一种成分,它是由 65~66 个氨基酸组成的小分子多肽。水蛭含有丰富的水蛭素,水蛭素对凝血酶有极强的抑制作用,是迄今为止所发现的最强的凝血酶天然特异抑制剂。

→ **本章小结**

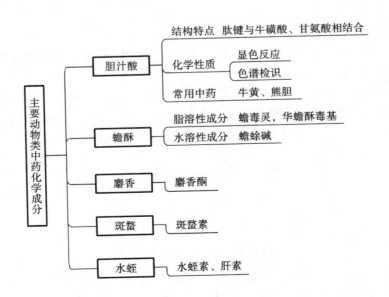

目标检测答案

→ 目标检测

一、单项选择题

1. 牛黄的主要活性成分是（　　）。

A. 脱氧胆酸　　　B. 强心苷　　　　C. 黄酮　　　　D. 萜类化合物　　E. 无机盐

2. 麝香的主要活性成分是（　　）。

A. 脱氧胆酸　　　B. 麝香酮　　　　C. 绿原酸　　　D. 萜类化合物　　E. 无机盐

二、多项选择题

1. 以胆汁酸为主要有效成分的中药有（　　）。

A. 麻黄　　　　　B. 洋地黄　　　　C. 牛黄　　　　D. 熊胆　　　　　E. 五味子

2. 下列哪些是蟾酥中的脂溶性成分？（　　）

A. 蟾毒灵　　　　B. 华蟾酥毒基　　C. 蟾毒它灵　　D. 蟾蜍碱　　　　E. 蟾蜍甲碱

（张建海）

其他类成分

知识目标

1. 掌握有机酸、鞣质、蛋白质和酶、蜕皮激素、多糖的概念及理化性质。
2. 熟悉典型其他类成分（实例）的提取、分离方法及应用。
3. 了解中药中有机酸、鞣质、蛋白质和酶、蜕皮激素、多糖的分布、存在及生物活性。

能力目标

使学生具备典型药物中有机酸、鞣质、蛋白质和酶、蜕皮激素、多糖的提取、分离及检识的能力。

课程思政目标

提高学生对中药其他类成分的认识，促进中医药事业发展。

案例导入

　　大黄是临床常用的泻下药，具有泻下攻积、清热泻火、凉血解毒、逐瘀通经、利湿退黄的功效。临床上用于实热积滞便秘、血热吐衄、目赤咽肿、痈肿疔疮、肠痈腹痛、瘀血经闭、产后瘀阻、跌打损伤、湿热痢疾、黄疸尿赤、淋证、水肿的治疗，以及外治烧烫伤，现代药理研究表明，大黄具有泻下、利尿、抗病原微生物等作用。大黄在煎煮过程中往往忌铁器，那么，为什么大黄在煎煮过程中不能用铁锅，而需要使用传统的陶瓷罐呢？

　　中药中除了含有生物碱、苷、黄酮类、蒽醌类、香豆素、萜类和挥发油等化学成分外，还广泛存在着有机酸、鞣质、蛋白质和酶、蜕皮激素、多糖等化学成分，这些成分也往往具有显著药理活性。

第一节　有　机　酸

　　有机酸是指分子中含有羧基的一类酸性化合物（不包括氨基酸）。其广泛存在于植物的叶、花、茎、果实、种子、根等各部分。除游离态外，有机酸常与钾、钠、钙、镁等阳离子或生物碱结合成盐而存在，也有以脂肪、蜡等形式存在。

　　一般认为脂肪族有机酸无特殊生物活性，但有报道认为苹果酸、枸橼酸、酒石酸、抗坏血酸（维生素 C）等综合作用于中枢神经。有些特殊的酸是某些中药的有效成分，如土槿皮中的土槿皮酸具有抗真菌的作用、鸦胆子中的油酸具有抗癌作用；芳香酸如羟基桂皮酸的衍生物在植物中普遍存在，如咖啡酸有镇咳祛痰、止血的作用，绿原酸有抗菌抗病毒、保肝利胆、升高白细胞计数、清除自由基等作用，四季青中的原儿茶酸具有抗菌活性。

　　同时，马兜铃（北马兜铃的果实）、青木香（马兜铃的根部）、天仙藤（马兜铃的茎）、广防己（木防己）、汉中防己（异叶马兜铃）、关木通（木通马兜铃）、寻骨风（绵毛马兜铃）、朱砂莲等，这些植物的主要成分中均含有马兜铃酸。细辛、威灵仙、追风藤等植物也含少量马兜铃酸。研究表明,马兜铃酸可能会引起肾衰竭,甚至导致肾脏肿瘤,因此,我们要重视中药中某些化学成分的毒性。

一、结构与分类

有机酸按结构可分为脂肪族有机酸和芳香族有机酸两类。

(一)脂肪族有机酸

根据其结构中是否含有不饱和键以及是否成环,主要分为饱和脂肪酸、不饱和脂肪酸及脂环有机酸。

1. 饱和脂肪酸　其特点是主链为饱和烷烃,常见有柠檬酸和琥珀酸。

2. 不饱和脂肪酸　其特点是主链为不饱和烷烃,常见有当归酸和乌头酸。

3. 脂环有机酸　其特点是主链为环状烷烃,常见有奎宁酸。

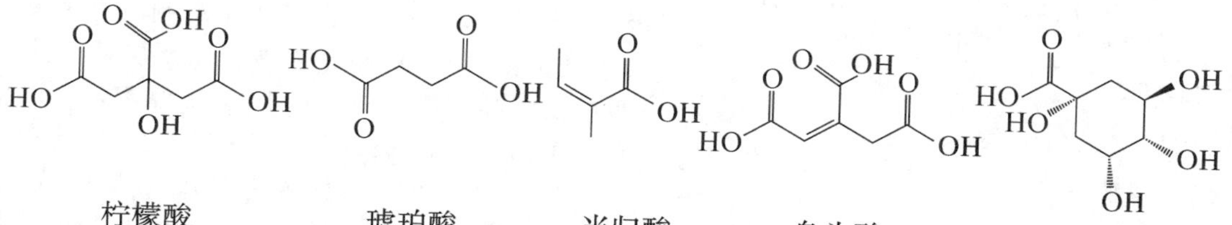

柠檬酸　　琥珀酸　　当归酸　　乌头酸　　奎宁酸

(二)芳香族有机酸

其特点是含有苯环,常见有马兜铃酸和绿原酸。

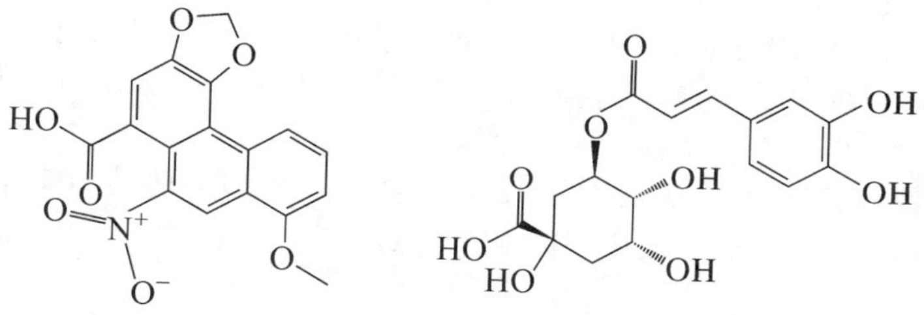

马兜铃酸　　　　　　绿原酸

二、理化性质

1. 性状　低级脂肪酸和不饱和脂肪酸大多为液体,高级脂肪酸和芳香族有机酸大多为固体。某些低级脂肪酸和芳香族有机酸有挥发性,能随水蒸气馏出。

2. 溶解性　低级脂肪酸多溶于水和乙醇,随着碳原子数目的增多,亲脂性增强,易溶于乙醚、苯、三氯甲烷和热乙醇等有机溶剂。芳香族有机酸一般难溶于水,易溶于乙醇、乙醚等有机溶剂。多元酸水溶性大于一元酸,有机酸均能溶于碱水。

3. 酸性　有机酸含有羧基,具有较强的酸性,可与碱结合成盐。其钠、钾盐易溶于水,铅、钙盐难溶于水。此性质可用于有机酸的提取和分离。

4. 酸败　脂肪族有机酸在空气中久置,由于与空气等作用发生氧化进一步分解产生异臭味的现象称为酸败。

三、含有机酸的常用中药——金银花

金银花为忍冬科植物忍冬 *Lonicera japonica* Thunb. 的干燥花蕾或带初开的花。其具有清热解毒、疏散风热的功效。临床上用于治疗痈肿疔疮、喉痹、丹毒、热毒血痢、风热感冒、温病发热。现代药理研究表明,金银花具有抗菌、抗病毒、抗炎、解热、保肝利胆等作用。

1. 主要化学成分及理化性质　金银花的化学成分主要为有机酸、挥发油、黄酮类、三萜皂苷等。绿原酸类化合物是金银花抗菌的主要有效成分,包括绿原酸(chlorogenic acid)和异绿原酸(isochlorogenic acid)。绿原酸即 3-*O*-咖啡酰奎宁酸,为一分子咖啡酸与一分子奎宁酸结合成的酯。绿原酸具有较强的酸性,能使石蕊试纸变红,可与碳酸氢钠成盐,可溶于水,易溶于热水、乙醇及丙酮,极微溶于乙酸乙酯。异绿原酸为混合物,其异构体主要有 3 种,分别为 3,5-二-*O*-咖啡酰奎宁酸(异绿原酸 A）、3,4-二-*O*-咖啡酰奎宁酸（异绿原酸 B）、4,5-二-*O*-咖啡酰奎宁酸（异绿原酸 C）。绿原酸和异绿原酸分子中均有酯键、不饱和双键及多元酚结构，故性质不稳定，提取时不能高温强光及长时间加热，保存时应避光密封低温保存。

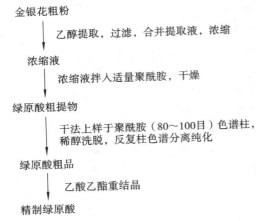

图 12-1　金银花中绿原酸的提取与分离流程图

2. 金银花中绿原酸的提取与分离　绿原酸结构中含有酯键、不饱和双键及多元酚，注意避免与酸或碱接触，同时应注意温度对结构的影响。从金银花中提取与分离绿原酸的流程如图 12-1 所示。

3. 提取、分离技术在金银花质量标准中的应用

（1）金银花的薄层色谱鉴别：取金银花粉末 0.2 g，加甲醇 5 mL，放置 12 h，过滤，取滤液作为供试品溶液。另取绿原酸对照品，加甲醇制成每 1 mL 含 1 mg 的溶液，作为对照品溶液。照薄层色谱法试验，吸取供试品溶液 10～20 μL、对照品溶液 10 μL，分别点于同一硅胶 H 薄层板上，以乙酸丁酯-甲酸-水（7∶2.5∶2.5）的上层溶液为展开剂，展开，取出，晾干，置紫外灯（365 nm）下检视。供试品色谱中，在与对照品色谱相应的位置上，显相同颜色的荧光斑点。

（2）金银花中绿原酸含量测定：《中国药典》（2020 年版）采用高效液相色谱法测定金银花中绿原酸的含量，作为金银花质量控制的标准。

色谱条件与系统适用性试验：以十八烷基硅烷键合硅胶为填充剂；以乙腈为流动相 A，0.1% 磷酸溶液为流动相 B，按规定进行梯度洗脱；柱温不高于 25 ℃；流速为 0.7 mL/min，检测波长为 327 nm。理论板数按绿原酸峰计算应不低于 10000。

对照品溶液的制备：取绿原酸对照品、3,5-二-*O*-咖啡酰奎宁酸对照品和 4,5-二-*O*-咖啡酰奎宁酸对照品适量，精密称定，置于棕色容量瓶中，加 75% 甲醇制成每 1 mL 含 0.28 mg、0.15 mg、44 μg 的溶液，即得。

供试品溶液的制备：取金银花粉末（过四号筛）约 0.5 g，精密称定，置于具塞锥形瓶中，精密加入 75% 甲醇 50 mL，称定质量，超声处理（功率 500 W，频率 40 kHz）30 min，放冷，再称定质量，用 75% 甲醇补足减失的质量，摇匀，过滤，取续滤液，即得。

测定法：分别精密吸取对照品溶液与供试品溶液各 2 μL，注入液相色谱仪，测定，即得。

金银花按干燥品计算，含绿原酸（$C_{16}H_{18}O_9$）不得少于 1.5%，含酚酸类以绿原酸（$C_{16}H_{18}O_9$）、3,5-二-*O*-咖啡酰奎宁酸（$C_{25}H_{24}O_{12}$）和 4,5-二-*O*-咖啡酰奎宁酸（$C_{25}H_{24}O_{12}$）的总量计，不得少于 3.8%。

第二节　鞣　　质

鞣质又称单宁或鞣酸，是植物界中一类结构比较复杂的多元酚类化合物，分子量通常为 500～3000。这类化合物能与蛋白质结合生成不溶于水的沉淀，可用于鞣制皮革，故被称为鞣质。

鞣质广泛存在于植物界，70% 以上的生物中含有鞣质，以蔷薇科、大戟科、蓼科、茜草科植物中较为多见，如地榆、大黄、虎杖、仙鹤草、老鹳草、四季青、麻黄等均含有大量鞣质。某些虫瘿中其含量特别高，如五倍子所含鞣质的量可超过 70%。鞣质存在于植物的皮、木、叶、根、果实等部位，树皮中尤为常见，其大多以游离态存在，部分与其他物质（如生物碱类）结合而存在。

一、结构与分类

根据鞣质的化学结构特征，可将鞣质分为可水解鞣质、缩合鞣质和复合鞣质三大类。

1. 可水解鞣质　这类鞣质结构中具有酯键和苷键，在稀酸、碱、酶的作用下，可水解成小分子酚酸类化合物和糖或多元醇。根据水解的主要产物不同，又可分为没食子酸鞣质和逆没食子酸鞣质。逆没食子酸鞣质的原始结构中并无逆没食子酸，其逆没食子酸是由水解产物中黄没食子酸或六羟基联苯二甲酸失水而来。

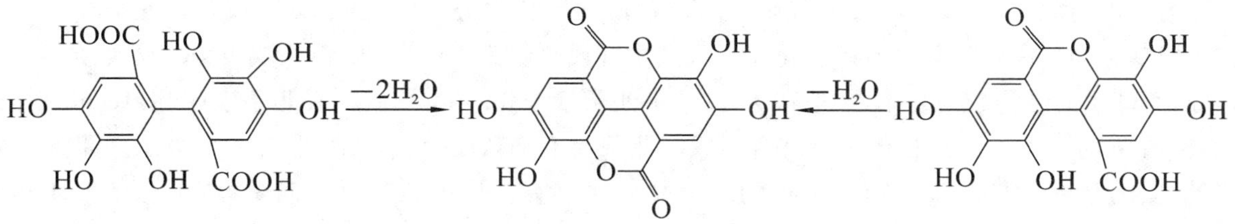

六羟基联苯二甲酸 —2H₂O→ 逆没食子酸 ←—H₂O— 黄没食子酸

（1）没食子酸鞣质：水解后能生成没食子酸、糖或多元醇。

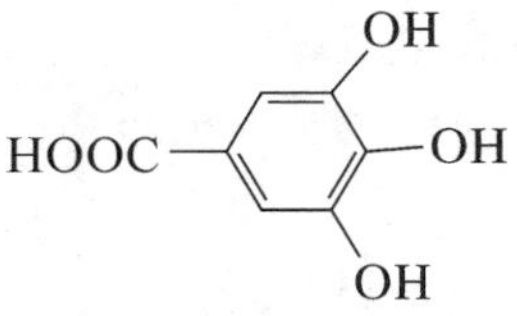

没食子酸 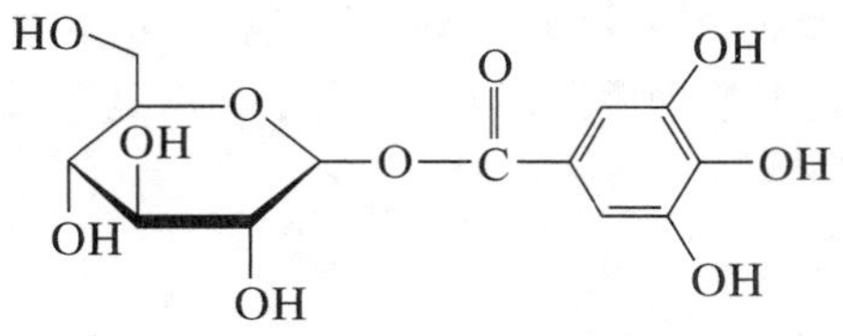　　　　　　没食子酰-β-D-葡萄糖

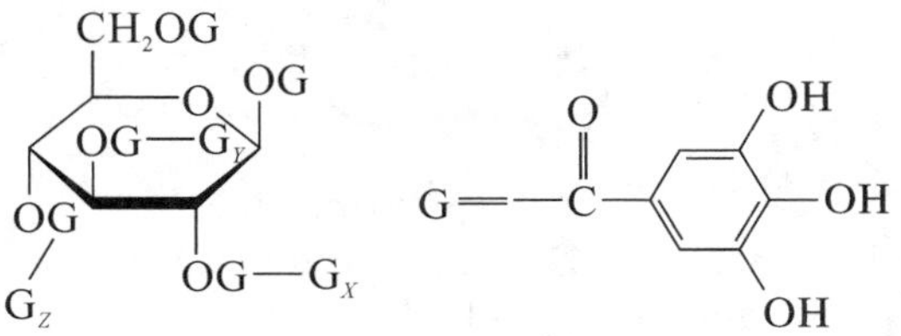

五倍子鞣质
$X+Y+Z=0\sim7$

（2）逆没食子酸鞣质（鞣花酸鞣质）：六羟基联苯二甲酸或与其有生源关系的酚羧酸与多元醇（多数是葡萄糖）形成的酯。水解后可产生逆没食子酸（鞣花酸）。

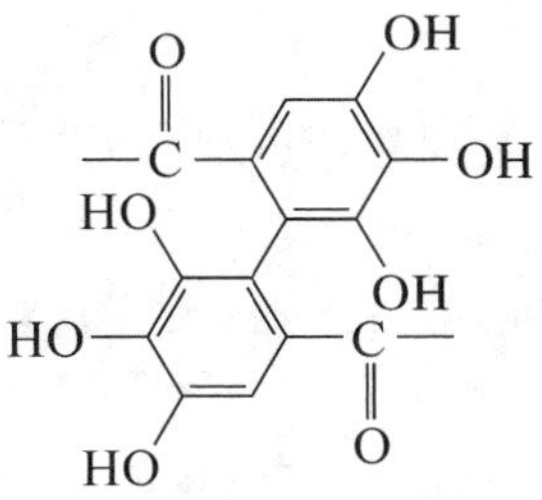

六羟基联苯二甲酰基 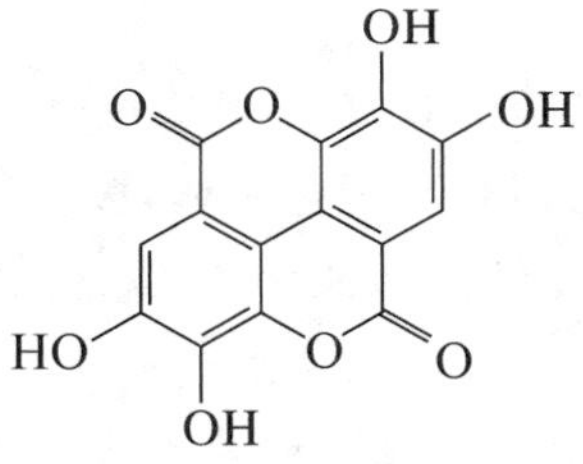　　　逆没食子酸（鞣花酸）

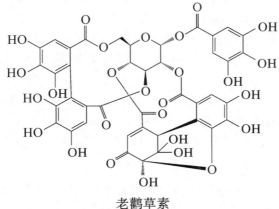

老鹳草素

2. 缩合鞣质 缩合鞣质结构中不含有酯键或苷键,在酸、碱、酶作用下不能水解,但可缩合成高分子、不溶于水的化合物"鞣红",又称鞣酐。缩合鞣质在中药中分布广泛,天然鞣质多属此类,如柿子、儿茶、钩藤、茶叶、肉桂等都含有缩合鞣质。大黄中鞣质含量为 $10\%\sim30\%$,主要也为缩合鞣质。

此类鞣质的结构较为复杂,一般认为是(＋)-儿茶素(catechin)、(－)-表儿茶素(epicatechin)等黄烷-3-醇或黄烷-3,4-二醇通过碳碳键缩合而成。儿茶素不是鞣质,只有相互缩合成大分子多聚体后才具有鞣质的特性。目前从中药中分得的缩合鞣质主要有二聚体、三聚体、四聚体,也有五聚体和六聚体。

3. 复合鞣质 复合鞣质是由可水解鞣质部分与黄烷醇缩合而成的一类鞣质。它们的分子结构由逆没食子酸鞣质部分与黄烷醇部分结合组成,具有可水解鞣质与缩合鞣质的一切特征。例如,近年来陆续从山茶及番石榴属植物中分离出的山茶素 B 及番石榴素 A、C 等。从 *Cowania mexicana* 的枝和叶中分离得到的新的复合鞣质 cowanin,该化合物是逆没食子酸鞣质二聚体与黄烷醇以碳苷形式相连形成的复合体。

山茶素B

二、理化性质

1. 性状 大多为无定形粉末,多具有吸湿性。有苦涩味,具收敛性。分子中酚羟基数目较多,因邻位酚羟基易被氧化,故难以得到无色单体,多呈黄色、棕色或褐色。

2. 溶解性 极性强,较易溶于水、甲醇、乙醇、丙酮,可溶于乙酸乙酯、丙酮和乙醇的混合液,难溶或不溶于乙醚、苯、三氯甲烷、石油醚等。

3. 还原性 具强还原性,能还原费林试剂,可使高锰酸钾溶液褪色。

4. 沉淀反应 鞣质分子中有邻位酚羟基,可与多种金属离子螯合。鞣质的水溶液与 Fe^{3+} 反应能产生蓝(黑)色或绿(黑)色或沉淀。由于大多数植物药材含有鞣质,因此,用煎煮法提取时应避免使用铁器。

鞣质的水溶液能与蛋白质(如明胶溶液)产生不溶于水的沉淀,此性质在工业上可用于鞣革。鞣质与蛋白质的沉淀反应在一定条件下是可逆的,将所得沉淀与丙酮回流,鞣质可溶于丙酮而与蛋白质分离。

鞣质的水溶液与重金属盐(如醋酸铅、醋酸铜、氯化亚锡、重铬酸钾等)、碱土金属的氢氧化物(如氢氧化钙)及氯化物等均可产生沉淀。此外,其还可与生物碱生成难溶或不溶性沉淀。鞣质的沉淀反应在鞣质的提取、分离、定性、定量,以及除去鞣质过程中广泛使用。

三、除去鞣质的方法

在中药成分的提制过程中,鞣质常作为杂质而被除去,特别是对中药注射剂而言,鞣质能与蛋白质结合生成水不溶性的鞣酸蛋白,若中药注射剂中含有鞣质,用于肌内注射会引起局部硬结和疼痛;

鞣质还具有强还原性,性质不稳定,致使中药注射剂易于变色、混浊或沉淀。所以在中药注射剂制备过程中要除尽鞣质,除去方法常有以下几种。

1. 两次灭菌法 鞣质在水溶液中呈胶体状态,高温可破坏胶体的稳定性,低温可使之沉淀。如对中药注射剂,可将配好的药液封装于输液瓶中,100 ℃加热 30 min,然后冷藏 24 h,过滤,滤液封于安瓿再次加热灭菌。

2. 石灰法 利用鞣质与钙离子结合生成水不溶性沉淀的性质,可向中药的水提液中加入氢氧化钙,使鞣质沉淀析出;或在中药原料中拌入石灰乳,使鞣质与钙离子结合生成水不溶物而与其他成分分离。

3. 明胶法 在中药的水提液中加入 4% 明胶溶液,至沉淀完全,过滤,滤液减压浓缩,加入 3～5 倍量的乙醇以沉淀过剩的明胶。

4. 铅盐法 在中药的水提液中加入饱和的醋酸铅或碱式醋酸铅溶液,使鞣质沉淀,过滤后滤液再用常规方法脱铅。

5. 聚酰胺吸附法 将中药的水提液通过聚酰胺柱,鞣质与聚酰胺以氢键结合而吸附在聚酰胺柱上,用 80% 以上的乙醇难以洗脱,而中药中其他成分如黄酮类、蒽醌等大部分可被 80% 乙醇洗脱,以达到去除鞣质的目的。

6. 溶剂法 利用鞣质与碱成盐后难溶于醇的性质,在乙醇溶液中用 40% 氢氧化钠溶液调至 pH 为 9～10,可使鞣质沉淀,过滤除去。

四、含可水解鞣质的常用中药——五倍子

五倍子为漆树科植物盐肤木 *Rhus chinensis* Mill.、青麸杨 *Rhus potaninii* Maxim. 或红麸杨 *Rhus punjabensis* Stew. var. *sinica*(Diels)Rehd. et Wils. 叶上的虫瘿,主要由五倍子蚜 *Melaphis chinensis*(Bell)Baker 寄生而形成。其具有敛肺降火、涩肠止泻、敛汗、止血、收湿敛疮的功效。临床上用于治疗肺虚久咳、肺热痰嗽、久泻久痢、自汗盗汗、消渴、便血痔血、外伤出血、痈肿疮毒、皮肤湿烂。

1. 主要化学成分及理化性质 五倍子的有效成分为五倍子鞣质,具有抗菌、收敛、止血、止泻的作用,临床上常用其制剂治疗腹泻。五倍子鞣质是可水解鞣质的代表,在医药上被称为五倍子鞣酸,在国际上被称为中国鞣质,是制药、染料、化工、制革工业的原料。

2. 五倍子中鞣质的提取与分离 提取与分离流程见图 12-2。

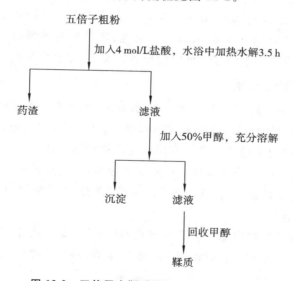

图 12-2 五倍子中鞣质的提取与分离流程图

3. 提取、分离技术在五倍子质量标准中的应用

(1)鞣质的含量测定:取五倍子粉末(过四号筛)约 0.2 g,精密称定,照鞣质含量测定法测定,即得。

五倍子按干燥品计算,含鞣质不得少于 50.0%。

(2)没食子酸的含量测定:《中国药典》(2020 年版)采用高效液相色谱法测定五倍子中没食子酸的含量,作为五倍子质量控制的标准。

色谱条件与系统适用性试验:以十八烷基硅烷键合硅胶为填充剂;以甲醇-0.1%磷酸溶液(15:85)为流动相;检测波长为 273 nm。理论板数按没食子酸峰计算应不低于 3000。

对照品溶液的制备:取没食子酸对照品适量,精密称定,加 50%甲醇制成每 1 mL 含 40 μg 的溶液,即得。

供试品溶液的制备:取五倍子粉末(过四号筛)约 0.5 g,精密称定,精密加入 4 mol/L 盐酸 50 mL,水浴中加热水解 3.5 h,放冷,过滤。精密量取续滤液 1 mL,置于 100 mL 容量瓶中,加 50%甲醇至刻度,摇匀,过滤,取续滤液,即得。

测定法:分别精密吸取对照品溶液与供试品溶液各 10 μL,注入液相色谱仪,测定,即得。

五倍子按干燥品计算,含鞣质以没食子酸($C_7H_6O_5$)计,不得少于 50.0%。

边学边练:

除去鞣质的方法有哪些?(　　　)

A. 蛋白质沉淀法　　　　　　　　　　B. 重金属盐沉淀法

C. 生物碱沉淀法　　　　　　　　　　D. 溶剂沉淀法

第三节　蛋白质和酶

一、概述

蛋白质是生物体最基本的物质。蛋白质是由氨基酸通过肽键结合而成的一类高分子化合物。酶是具有催化活性的蛋白质。

研究表明,蛋白质和酶具有较多的生物活性,特别是酶在临床上发挥着很大的作用。如天花粉蛋白具有引产和抗病毒的作用,对艾滋病病毒也有抑制作用;番木瓜中的木瓜酶(蛋白水解酶),可驱除肠内寄生虫;地龙中的纤溶酶,对血栓和纤溶蛋白有显著溶解作用;超氧化物歧化酶(superoxide dismutase,SOD)可降低人体自由基水平、延缓机体衰老;凤梨中的凤梨酶(菠萝蛋白酶),可以消化蛋白质,驱除肠内寄生虫,临床上用于治疗各种原因导致的炎症,如支气管炎、急性肺炎等。

二、蛋白质和酶的理化性质

1. 溶解性　多数蛋白质和酶溶于水,不溶于有机溶剂,蛋白质的溶解度受 pH 影响。

2. 高分子化合物　蛋白质和酶的溶液是亲水胶体,分子量大,多为数万至数十万,甚至可达数千万,为高分子化合物,不能透过半透膜。常可利用此性质提纯蛋白质。

3. 两性和等电点　蛋白质分子中有自由的氨基和羧基,因此同氨基酸一样具有两性和等电点。

4. 变性　蛋白质和酶在高温高压、紫外线或与强酸、强碱、有机溶剂、重金属盐等作用时易变性而失去活性。此类性质不可逆。

5. 盐析　在蛋白质的水溶液中加入大量电解质如硫酸铵、氯化钠等,可使蛋白质沉淀。

6. 水解和酶解　蛋白质在酸、碱、酶作用下可逐步水解,最终产物为 α-氨基酸。酶解具有催化性和专属性。

植物中所有的苷往往与特定的酶共存,在多数情况下,需防止酶水解中药中欲提取的成分,可用加热或高浓度的乙醇、强酸、强碱等处理使酶失去活性。

利用酶水解的性质可有选择地水解某种苷键,如麦芽糖酶只能水解 α-苷键,而对 β-苷键无作用。

电泳法分离蛋白质

电泳法分离蛋白质的原理：在溶液中蛋白质分子的末端氨基与羧基电离，使其成为带电颗粒，可在电场中移动，移动方向和速度取决于蛋白质分子所带的静电荷。在一定 pH 的溶液中，不同蛋白质分子携带的静电荷不同，致使它们在电场中迁移率有差异，从而达到分离的目的。

电泳法可分为一维电泳法和二维电泳法。一维电泳法普遍采用聚丙烯酰胺凝胶电泳（PAGE），可用于分离蛋白质混合物；二维电泳法广泛用于蛋白质的测定。

第四节 植物蜕皮激素

一、概述

植物蜕皮激素是从蕨类植物水龙骨以及银杏、罗汉松、苋等植物中提取而得的一种与蜕皮激素类似的物质，对昆虫亦有蜕皮作用，故称为植物蜕皮激素。蜕皮类化合物最初在昆虫体内被发现，是昆虫蜕皮时必要的激素，故又称为昆虫变态激素。如蝉蛹中含有蜕皮甾酮，是一类具有强蜕皮活性的物质，有促进细胞生长的作用，能刺激真皮细胞分裂，产生新的表皮并使昆虫蜕皮。这类化合物可被认为是固醇的衍生物或固醇类的代谢产物。20 世纪 60 年代后从植物界也逐渐分离得到蜕皮类化合物，许多羊齿类植物或高等植物的根、叶等的提取物具有此活性并分离出结晶状激素，即植物蜕皮激素。如从牛膝中分离得到的蜕皮甾酮、牛膝甾酮，桑叶中的川牛膝甾酮。

植物蜕皮激素具有促进人体蛋白质合成、排除体内胆固醇、降低血脂以及抑制血糖上升等活性。因此，植物蜕皮激素是一类很有开发价值的资源，有着广泛的应用前景。

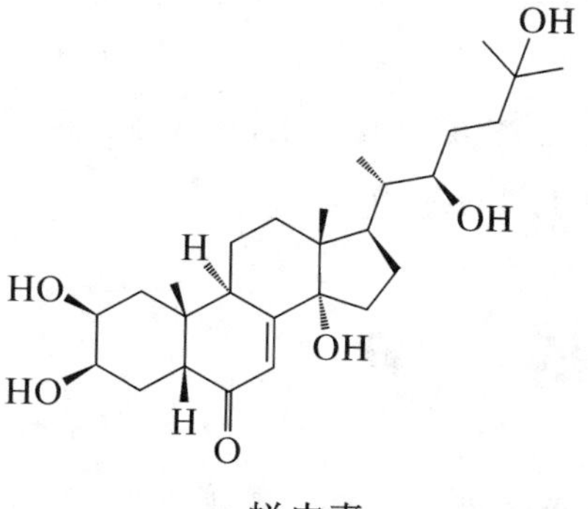

α-蜕皮素 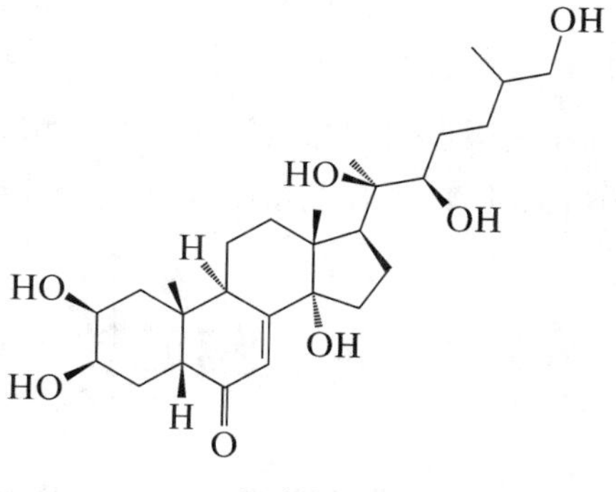　　　　　牛膝甾酮

二、含植物蜕皮激素的常用中药——川牛膝

川牛膝是苋科植物川牛膝 *Cyathula officinalis* Kuan 的干燥根。其具有逐瘀通经、通利关节、利尿通淋的功效。临床上主要用于经闭癥瘕、胞衣不下、跌扑损伤、风湿痹痛、足痿筋挛、尿血血淋等疾病的治疗。

1. 主要化学成分及理化性质　川牛膝中主要成分为植物蜕皮激素杯苋甾酮，白色针晶，溶于甲醇、乙醇、二甲基亚砜（DMSO）等溶剂。

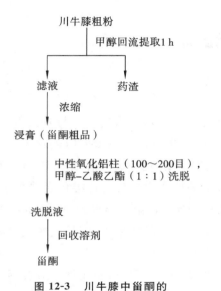

杯苋甾酮

川牛膝粗粉
　甲醇回流提取1 h
↓
滤液　　　**药渣**
↓浓缩
浸膏（甾酮粗品）
↓中性氧化铝柱（100～200目），
　甲醇-乙酸乙酯（1∶1）洗脱
洗脱液
↓回收溶剂
甾酮

图 12-3　川牛膝中甾酮的
提取与分离流程图

2. 川牛膝中甾酮的提取与分离　提取与分离流程见图 12-3。

3. 提取、分离技术在川牛膝质量标准中的应用

《中国药典》(2020 年版)采用高效液相色谱法测定川牛膝中甾酮类成分杯苋甾酮的含量，作为川牛膝质量控制的标准。

色谱条件与系统适用性试验：以十八烷基硅烷键合硅胶为填充剂；以甲醇为流动相 A，以水为流动相 B，按规定进行梯度洗脱；检测波长为 243 nm。理论板数按杯苋甾酮峰计算应不低于 3000。

对照品溶液的制备：取杯苋甾酮对照品适量，精密称定，加甲醇制成每 1 mL 含 25 μg 的溶液，即得。

供试品溶液的制备：取川牛膝粉末(过三号筛)约 1 g，精密称定，置于具塞锥形瓶中，精密加入甲醇 20 mL，密塞，称定质量，加热回流 1 h，放冷，再称定质量，用甲醇补足减失的质量，摇匀，过滤，取续滤液，即得。

测定法：分别精密吸取对照品溶液 10 μL 与供试品溶液 5～20 μL，注入液相色谱仪，测定，即得。川牛膝按干燥品计算，含杯苋甾酮($C_{29}H_{44}O_8$)不得少于 0.030%。

第五节　多　　糖

多糖是指 10 个及 10 个以上单糖分子通过苷键聚合而成的高分子化合物，存在于动植物和微生物中，为生命物质的组成成分之一。如植物中的淀粉、纤维素、菊糖、树胶、果胶、黏液质，动物中的肝素、透明质酸、硫酸软骨素、甲壳素等。

一、分类

多糖按其水溶性可分为两类：一类是水不溶物，在动植物体内起支持组织作用，如纤维素、甲壳素等；另一类为水溶物，如淀粉、菊糖、黏液质、树胶、果胶以及植物体内的初生代谢产物。多糖水解后生成多分子单糖。中药材中常见的多糖有灵芝多糖、猪苓多糖、茯苓多糖、香菇多糖、人参多糖等。

1. 灵芝多糖　从赤芝中提得的多糖，能提高机体免疫力和耐缺氧能力，有消除自由基、抑制肿瘤、抗辐射作用，临床上用于高脂血症、病毒性肝炎及白细胞低下症。

2. 猪苓多糖 从猪苓中提得,有抗肿瘤转移、调节免疫、抗辐射、保肝等作用。临床上用于肺癌、食管癌和膀胱癌的治疗。猪苓多糖注射液还可用于治疗慢性病毒性肝炎。

3. 茯苓多糖 从茯苓中提得,具有明显抗肿瘤活性。临床上用新型羧甲基茯苓多糖注射液配合治疗鼻咽癌和胃癌有一定的效果。此外,茯苓多糖还具有调节免疫、保肝降酶、镇静防石等作用。茯苓多糖也可用作食品添加剂。

4. 香菇多糖 从香菇中提得,具有显著抗癌活性,对消化道癌、肺癌、宫颈癌等有较好的疗效。此外其还有降低胆固醇、抑制转氨酶活性、抗辐射、抗结核分枝杆菌感染、抗感冒、降压等生理功能,同时也是极好的保健食品。

5. 人参多糖 主要由人参淀粉和人参果胶两部分组成,其结构十分复杂。人参果胶是其药理活性的主要部分,为杂多糖,主要由半乳糖醛酸、半乳糖、阿拉伯糖和鼠李糖构成。人参多糖对环磷酰胺所致小鼠巨噬细胞功能抑制、溶血素形成抑制和迟发型超敏反应均有促进其恢复正常的作用,是良好的免疫调节剂。人参多糖还有抗肿瘤、降血糖、促进造血功能等作用。临床上用于治疗免疫力低下、贫血和糖尿病。

二、理化性质

1. 性状 多糖随聚合度的增加,逐渐失去一般糖的性质,为无定形粉末,一般无甜味。

> **知识链接**
>
> **多糖的生物活性**
>
> 近年来,通过对中药中多糖的研究,至今相继报道了 100 多种具较强生物活性的多糖。如香菇多糖、灵芝多糖、猪苓多糖等具有抗肿瘤作用;人参多糖、黄芪多糖、当归多糖、牛膝多糖等具有调节免疫作用;刺五加多糖、麦冬多糖、枸杞多糖等有明显降血压作用;昆布多糖有降血脂作用;银耳多糖能有效地保护肝细胞;动物多糖中的肝素有抗凝作用,用于预防血栓疾病等。大量药理及临床试验表明,多糖具有调节免疫、抗肿瘤、降血脂、降血压、抗衰老、抗辐射、保肝肾等生理功能,同时也是优良食品营养保健的添加剂。目前,多糖产品开发已受到世界各国科研界的关注,并卓有成效。

2. 旋光性 某些多糖具有旋光性,例如糖原具有右旋性。

3. 还原性 多糖无还原性,但被稀酸或酶水解后,生成的单糖或低聚糖可显示还原性。

4. 溶解性 多糖一般难溶于冷水,可溶于热水形成胶体溶液,不溶于乙醇等有机溶剂。纤维素和甲壳素难溶于水及其他一般溶剂。

三、提取与分离

多糖是极性大的分子化合物,常用水作为提取溶剂。将水提液浓缩后,用 70%~85% 乙醇溶液沉淀,分取沉淀,用透析法除去小分子杂质、三氯醋酸除去蛋白质,经活性炭脱色后,加水溶解,再用 95% 乙醇溶液、无水乙醇、丙酮依次洗涤,减压干燥后得总多糖。多糖的分离纯化现多采用纤维素阴离子交换树脂法和凝胶柱色谱法。

本章小结

- 其他类成分
  - 有机酸
    - 分类
      - 脂肪族有机酸：柠檬酸、乌头酸
      - 芳香族有机酸：马兜铃酸、绿原酸
    - 理化性质　性状、溶解性、酸性、酸败
    - 常用中药　金银花
  - 鞣质
    - 分类
      - 可水解鞣质
      - 缩合鞣质
      - 复合鞣质
    - 理化性质
      - 性状、溶解性、还原性
      - 沉淀反应：邻位酚羟基，可与多种金属离子螯合
    - 除去鞣质的方法　两次灭菌法、石灰法、明胶法、铅盐法、聚酰胺吸附法、溶剂法
    - 常用中药　五倍子
  - 蛋白质和酶
    - 溶解性、两性、变性、盐析、水解、酶解等
  - 蜕皮激素
    - 川牛膝
  - 多糖
    - 分类　灵芝多糖、猪苓多糖、茯苓多糖、香菇多糖、人参多糖
    - 理化性质　性状、旋光性、还原性、溶解性

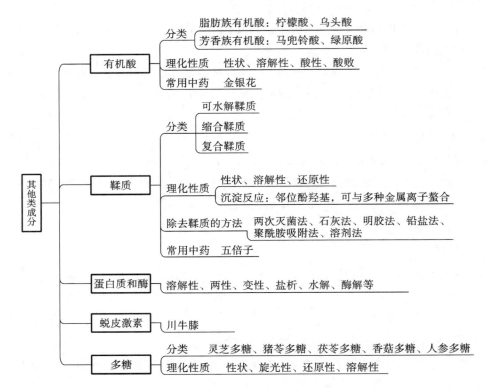

目标检测

目标检测答案

一、单项选择题

1. 鞣质可与费林试剂反应，是由于其具有较强的(　　)。

A. 氧化性　　B. 还原性　　C. 酸性　　D. 碱性

2. 缩合鞣质的前体为(　　)。

A. 原儿茶酸　　B. 黄烷-3-醇　　C. 没食子酸　　D. 逆没食子酸

3. 鞣质不能溶于(　　)。

A. 水　　B. 丙酮　　C. 乙酸乙酯　　D. 三氯甲烷

4. 鞣质具有鞣制皮革作用是因为(　　)。

A. 还原性　　B. 与蛋白质沉淀　　C. 与重金属沉淀　　D. 与生物碱沉淀

5. 植物中分布最广泛、种类最多的一类可水解鞣质是(　　)。

A. 没食子酸鞣质　　B. 碳苷鞣质

C. 逆没食子酸鞣质　　D. 咖啡鞣质

6. 下列具有引产作用的是(　　)。

A. 蚯蚓纤溶酶　　B. 木瓜酶　　C. 天花粉蛋白　　D. 苦杏仁酶

7. 从化学结构角度，鞣质是自然界植物中广泛存在的一类(　　)。

A. 糖苷　　B. 多元酚　　C. 黄烷醇　　D. 黄烷醇多聚物

8. 五倍子鞣质从结构上看属于(　　)。

A. 没食子酸鞣质　　B. 逆没食子酸鞣质　　C. 咖啡鞣质　　D. 碳苷鞣质

9. 水解后主要产生没食子酸和葡萄糖(或多元醇)的鞣质为(　　)。

A. 没食子酸鞣质　　　　　　　　　　B. 逆没食子酸鞣质

C. 咖啡鞣质　　　　　　　　　　　　D. 碳苷鞣质

10. 下列物质中不能与鞣质反应产生沉淀的是（　　　）。

A. 生物碱　　　　　　B. 重金属盐　　　　　C. 蛋白质　　　　　　D. 铁氰化钾氨溶液

11. 金银花的有效成分为（　　　）。

A. 绿原酸与异绿原酸　　　　　　　　B. 桂皮酸

C. 阿魏酸　　　　　　　　　　　　　D. 咖啡酸

12. 阿魏酸的母核化合物是（　　　）。

A. 苯甲酸　　　　　　B. 苯乙酸　　　　　　C. 肉桂酸　　　　　　D. 奎宁酸

13. 纤维素、甲壳素、淀粉、黏液质、树胶为（　　　）。

A. 蜕皮激素类　　　　　　　　　　　B. 多糖类

C. 蛋白质　　　　　　　　　　　　　D. 黄芪多糖和人参多糖

14. 具 6-酮-Δ7 结构的甾体化合物是（　　　）。

A. 蜕皮激素类　　　　　　　　　　　B. 多糖类

C. 蛋白质　　　　　　　　　　　　　D. 黄芪多糖和人参多糖

15. 有抗肿瘤作用的多糖是（　　　）。

A. 蜕皮激素类　　　　　　　　　　　B. 黄芪多糖和人参多糖

C. 蛋白质　　　　　　　　　　　　　D. 香菇多糖和灵芝多糖

16. 具调节免疫作用的多糖是（　　　）。

A. 蜕皮激素类　　　　　　　　　　　B. 黄芪多糖和人参多糖

C. 蛋白质　　　　　　　　　　　　　D. 香菇多糖和灵芝多糖

17. 与双缩脲试剂反应显紫色的物质是（　　　）。

A. 蜕皮激素类　　　　　　　　　　　B. 多糖类

C. 蛋白质　　　　　　　　　　　　　D. 黄芪多糖和人参多糖

二、填空题

1. 一般认为可水解鞣质是通过_____途径合成的没食子酸及其关联代谢物。缩合鞣质是通过_____途径合成的黄烷-3-醇及黄烷-3,4-二醇的聚合体。

2. 根据鞣质的化学结构特征,鞣质分为_____、_____、_____三大类。

3. 组成可水解鞣质的糖中最常见的为_____。根据糖核的数目,目前分离得到的可水解鞣质低聚体有_____、_____及_____等。

4. 缩合鞣质的基本结构多是由_____或_____通过 4,8 位或 4,6 位以碳碳缩合而成的一类多元酚类化合物。

5. 可水解鞣质因分子中含有_____键,因此可以在酸、碱、酶的作用下水解为_____及_____。

6. 可水解鞣质与缩合鞣质均与明胶发生沉淀反应,但前者与 $FeCl_3$ 试剂形成_____,而后者形成_____,从而可将两者区别开来。

7. 复合鞣质由_____与_____缩合而成,因此具有可水解鞣质与缩合鞣质的特征。

8. 缩合鞣质用酸、碱、酶处理或久置均不能水解,但可缩合为高分子、不溶于水的产物_____,故又称为_____。

三、名词解释

1. 鞣质

2. 盐析

3. 缩合鞣质

四、简答题

1. 鞣质分为哪几类？每一类分别具有哪些特征？

2. 鞣质可与哪些物质发生沉淀反应？

（尹素娟）

实训指导

实训一　薄层色谱法和纸色谱法的操作练习

一、实训目的

（1）掌握薄层色谱法的操作技术。

（2）掌握纸色谱法的操作技术。

二、实训原理

1. 薄层色谱法　其适用于微量样品的分离、鉴定，天然药物的定性、定量分析，化合物的纯度检查，寻找柱色谱分离的最佳条件及检识柱色谱分离结果等。薄层色谱法的操作主要是制板、点样、展开、显色定位等。

2. 纸色谱法　纸色谱是一种以滤纸为支持剂，滤纸上吸附的水分为固定相的分配色谱，在分离鉴定水溶性化合物时应用较多。其原理是利用化合物在固定相和流动相中分配系数的不同而达到分离目的。

3. R_f 值　R_f 值是在硅胶板上物质移动的距离与流动相前沿移动距离的比值。一般物质的 R_f 值都是不同的，可以通过 R_f 值判断是否是目标产物。

$$R_f = \frac{原点至斑点中心的距离}{原点至溶剂前沿的距离}$$

三、实训器材

1. 仪器　薄层板、色谱缸等。

2. 材料　硅胶、0.5％羧甲基纤维素钠溶液、2％罗丹明 B 乙醇溶液、2％二甲基黄乙醇溶液、2％罗丹明 B 与 2％二甲基黄的乙醇混合溶液、95％乙醇、精氨酸和脯氨酸的混合溶液、精氨酸溶液、脯氨酸溶液、正丁醇-醋酸-水（4∶1∶5 上层）、0.2％茚三酮溶液、中速色谱滤纸等。

四、实训内容

1. 薄层色谱法

（1）薄层板的制备：将薄层板洗净并干燥；取吸附剂硅胶，加入 3 倍量的 0.5％羧甲基纤维素钠溶液至研钵中，按同一方向用力快速研磨混合，去除表面的气泡后，铺布于干净的薄层板上，置于水平台上于室温下晾干后，在 110 ℃烘 30 min，随即置于有干燥剂的干燥箱中备用。使用前检查其均匀度，在反射光及透视光下检视，表面应均匀、平整、光滑，并且无麻点、无气泡、无破损及污染。

（2）点样：点样要求在洁净干燥的环境中进行。用毛细管取 2％罗丹明 B 乙醇溶液、2％二甲基黄乙醇溶液、2％罗丹明 B 与 2％二甲基黄的乙醇混合溶液进行点样。

（3）展开：展开前先进行预饱和，防止"边缘效应"。展开剂用 95％乙醇。

（4）显色定位：自然光下显色定位，计算 R_f 值。

2. 纸色谱法

（1）取中速色谱滤纸一张，用铅笔标画。

（2）点样：点样要求在洁净干燥的环境中进行。用毛细管取精氨酸和脯氨酸的混合溶液、精氨酸溶液、脯氨酸溶液进行点样。

（3）展开：展开前先进行预饱和，防止"边缘效应"。展开剂用正丁醇-醋酸-水（4：1：5上层）。

（4）显色定位：喷显色剂 0.2% 茚三酮溶液进行显色定位，计算 R_f 值。

五、注意事项

（1）铺制薄层板用的羧甲基纤维素钠溶液的浓度为 0.5%，一般预先配制，静置，取其上清液或用棉花过滤后应用，则所制得的薄层板表面比较光滑细腻。

（2）薄层色谱制板前，应将薄层板洗净并干燥，待吸附剂与黏合剂混合均匀后，立即铺板，振荡均匀后水平放置，振荡时间不宜过长。

（3）滤纸的裁剪应注意其纹路的方向与展开方向垂直，滤纸应保持平整、洁净，不能折叠和污染。

（4）点样时，应防止污染薄层板面和滤纸，点样应少量多次（一般为 2～3 次），且样点的直径不可过大，否则斑点过于扩散，影响分离效果。

（5）展开时，薄层板和滤纸的两边不能与展开容器接触，起始线不能浸在流动相中，展开用的容器应密闭以及选择灵敏度高的显色剂。

（6）流动相应提前配制，使其充分反应完全，以免影响分离效果。

六、思考与讨论

（1）简述薄层色谱法分离混合物各成分的原理及操作步骤，并说明在操作中应注意的问题。

（2）简述纸色谱法的原理及操作步骤。色谱滤纸在展开前为什么要进行预饱和？

实训二　黄柏中盐酸小檗碱的提取、分离与检识

一、实训目的

（1）熟悉小檗碱和盐酸小檗碱的结构与性质，掌握其提取、分离和精制原理。

（2）掌握浸渍法、盐析法、结晶法对小檗碱提取、分离和精制的基本操作技术及注意事项。

（3）学会薄层色谱法和化学方法检识小檗碱的原理及操作要点。

（4）培养学生严谨细致的实践作风。

二、实训原理

1. 药材来源及功效　黄柏为芸香科植物黄皮树 *Phellodendron chinense* Schneid. 或黄檗 *Phellodendron amurense* Rupr. 的干燥树皮。前者习称"川黄柏"，后者习称"关黄柏""元柏"。川黄柏主产于四川东部、湖北、湖南西北部等地，为中国特有。关黄柏主产于东北和华北各省，河南、安徽北部、宁夏也有分布。黄柏为常用中药，其性寒、味苦，具有清热燥湿、泻火除蒸、解毒疗疮等功效，用于湿热泻痢、黄疸、带下、热痹、热淋、脚气等症。

2. 成分简介　黄柏中含多种生物碱，主要含有小檗碱。川黄柏中小檗碱含量为 1.37%～5.8%，关黄柏中小檗碱含量为 0.60%～1.64%。《中国药典》（2020 年版）规定，黄柏按干燥品计算，关黄柏含盐酸小檗碱不得少于 0.6%，川黄柏含盐酸小檗碱不得少于 3.0%。药理实验表明，小檗碱具有良好的抗菌消炎作用，对痢疾杆菌、葡萄球菌等均有抑制作用，已被广泛用于临床。

小檗碱是黄连抗菌的主要有效成分，所以亦称黄连素，是一种常见的异喹啉类季铵型生物碱，分子式为 $[C_{20}H_{18}NO_4]^+$，分子量为 336.37，pK_a 约为 11.5，呈季铵碱的溶解通性。自水或稀乙醇中结晶得到的小檗碱为黄色针状晶体，味苦。其在植物界分布较广，大约在 4 个科 10 个属内发现有小檗碱存在。

游离的小檗碱在水中溶解度小，只能缓慢溶于冷水（1：20），易溶于热水和热乙醇，不溶于冷乙醇，难溶于丙酮、三氯甲烷、乙醚、苯等有机溶剂。其溶液呈红棕色，但如果在其溶液中加入过量的氢

氧化钠,则季铵型小檗碱转化为醛式和醇式,溶液也转变为棕色或黄色,水溶性减小,可溶于乙醚等有机溶剂。盐酸小檗碱为黄色小针状晶体,微溶于冷水,易溶于沸水和热乙醇,几乎不溶于冷乙醇、三氯甲烷和乙醚。

3. 提取与分离原理　小檗碱在碱性条件下离子化程度最大,其碱性较强,易与酸成盐,易溶于水,而其盐类以含氧酸盐在水中溶解度较大,非含氧酸盐则难溶于水,其盐酸盐几乎不溶于水。利用该性质并结合盐析可进行小檗碱的提取。由于黄柏中含有大量黏液质,故采用饱和石灰水提取,使药材中的黏液质形成难溶于水的钙盐而过滤除去,同时又可使小檗碱游离而溶解提出。得到的小檗碱提取液经盐析法转化为不溶性的盐酸小檗碱而获得粗品,再利用其在冷、热乙醇中溶解度的不同进行重结晶,得到精制的盐酸小檗碱。

三、实训器材

1. 仪器　锥形瓶、烧杯、试管、玻璃漏斗、色谱缸、色谱板、点滴板、紫外灯、抽滤装置、托盘天平、蒸馏装置、电炉、水浴锅、烘箱等。

2. 材料　黄柏粗粉、硅胶 G、锌粉、纯水、盐酸、硫酸、10％NaOH 溶液、氨水、饱和石灰水、NaCl、甲醇、95％乙醇、丙酮、三氯甲烷、漂白粉、0.1％盐酸小檗碱甲醇液(标准品)、改良碘化铋钾试剂、pH 试纸、棉花、尺子、铅笔等。

四、实训内容

1. 提取　称取黄柏粗粉 50 g,置于 1000 mL 锥形瓶内,加新配制的饱和石灰水 500 mL,冷浸 24 h,用棉花过滤。药渣再用上述石灰水 300 mL 冷浸 24 h,用棉花过滤,合并两次滤液于 1000 mL 烧杯中。

2. 分离　向提取液中加 10％的 NaCl 溶液,加热 10 min 使溶解,静置,冷却,放置,待沉淀完全析出后抽滤,所得沉淀于 80 ℃以下干燥,称量。

3. 精制　将沉淀研细,置 50 mL 烧杯中,加入 50 倍量热纯水,水浴加热溶解,趁热过滤,滤液水浴加热,趁热滴加盐酸调至 pH 为 2～3,静置,冷却,待沉淀完全后,抽滤。沉淀用纯水洗至中性,抽干,于 80 ℃以下干燥,称量,得盐酸小檗碱。

将得到的盐酸小檗碱置于 50 mL 烧杯中,加入 30 倍量 95％乙醇,加热溶解,趁热过滤,滤液放置并观察,约半小时后抽滤,所得晶体于 80 ℃以下干燥,称量,得精制盐酸小檗碱。

4. 检识

(1)化学检识:取盐酸小檗碱约 50 mg,置于试管中,加纯水 5 mL 缓缓加热使之溶解,制得盐酸小檗碱样品溶液。

①丙酮试验:取适量样品溶液,加 10％ NaOH 溶液 2 滴,混合均匀后于水浴中加热至 50 ℃,加丙酮数滴振摇,即产生黄色的丙酮小檗碱混浊或沉淀。

②漂白粉试验:取盐酸小檗碱少许,置于试管中,加稀硫酸 2 mL 温热溶解后,加少许漂白粉,振摇后即显樱红色。

③还原反应:取适量样品溶液,加锌粉少许,再加浓硫酸数滴,观察现象。

(2)色谱检识。

①氧化铝薄层色谱检识。

吸附剂:中性氧化铝(软板)。

展开剂:三氯甲烷-甲醇(9∶1)。

显色剂:自然光下观察斑点颜色或紫外灯下观察荧光,或喷以改良碘化铋钾试剂。

②硅胶薄层色谱检识。

吸附剂:硅胶 G 薄层板(自制,100 ℃活化 30 min)。

展开剂:三氯甲烷-甲醇-氨水(15∶4∶0.5)。

显色剂:自然光下观察斑点颜色或紫外灯下观察荧光,或喷以改良碘化铋钾试剂。

③纸色谱检识。

支持剂:色谱滤纸(中速,7 cm×15 cm)。

展开剂:正丁醇-醋酸-水(4:1:1)。

显色剂:自然光下观察斑点颜色或紫外灯下观察荧光。

样品:0.1%盐酸小檗碱甲醇液(自制)。

对照品:0.1%盐酸小檗碱甲醇液(标准品)。

五、注意事项

(1)尽可能选用小檗碱含量较高的川黄柏,实训前鉴别其真伪。药材粉碎有助于有效成分的溶出,但为了控制渗滤液的流速,应注意粉碎程度不宜过细。

(2)加入氯化钠的目的是将小檗碱转化成盐酸盐,并利用其盐析作用降低盐酸小檗碱在水中的溶解度。氯化钠的质量浓度不宜超过10%,否则溶液的相对密度增大,使盐酸小檗碱晶体呈悬浮状态而难以沉淀,导致过滤困难。盐析用的氯化钠尽可能选用杂质较少、纯度较高的精制食盐,因粗制食盐混有较多泥沙等杂质,影响产品质量。

(3)在精制盐酸小檗碱时,因为盐酸小檗碱几乎不溶于冷水,放冷易析出晶体,所以水浴加热溶解后,要快速趁热过滤或保温过滤,防止溶液在过滤过程中冷却,析出盐酸小檗碱晶体而阻塞滤材,造成过滤困难,收率降低。

(4)用硫酸溶液浸泡时,浓度一般以0.2%~0.3%为宜。若硫酸溶液浓度过高,小檗碱可成为重硫酸小檗碱,其溶解度(1:150)明显较硫酸小檗碱(1:30)小,从而影响提取效果。

六、思考与讨论

(1)怎样从黄柏中提取、分离盐酸小檗碱?原理是什么?

(2)通过从黄柏中提取盐酸小檗碱,试分析影响提取效率的因素。

(3)选用硅胶薄层色谱检识盐酸小檗碱时,应注意哪些问题?

(4)试述小檗碱的检识方法。

实训三　大黄中蒽醌类成分的提取、分离和鉴定

一、实训目的

(1)能够运用回流提取法和连续回流提取法、pH梯度萃取法对大黄中的游离蒽醌进行提取和分离。

(2)会利用显色反应、色谱法进行蒽醌类成分的检识。

(3)熟悉基本操作过程及注意事项。

二、实训原理

大黄为蓼科植物药用大黄、掌叶大黄、唐古特大黄的根及根茎。本品味苦、性寒,归脾、胃、大肠、肝、心包经。其具有泻下攻积、清热泻火、凉血解毒、逐瘀通经、利湿退黄的功效,用于实热积滞便秘、血热吐衄、目赤咽肿、痈肿疔疮、肠痈腹痛、瘀血经闭、产后瘀阻、跌打损伤、湿热痢疾、黄疸尿赤、淋证、水肿的治疗;外治烧烫伤。

大黄的根及茎中均含有蒽醌类成分,其中主要有大黄素、大黄酚、大黄酸、大黄素甲醚及两种蒽醌苷。

大黄中蒽醌苷类溶于热水、甲醇、乙醇及碱水,在亲脂性有机溶剂中溶解度较小。

大黄酸酸性最强,能溶于5% $NaHCO_3$溶液;大黄素能溶于5% Na_2CO_3溶液;芦荟大黄素能溶于0.5% $NaOH$溶液;大黄酚与大黄素甲醚酸性相似,能溶于5% $NaOH$溶液,大黄酚极性小于大黄素甲醚,用硅胶柱色谱可将其分离。

从大黄中提取、分离游离的羟基蒽醌时,先采用 20% H_2SO_4 溶液水解,水洗至中性,干燥后用亲脂性有机溶剂连续回流提取,然后采用 pH 梯度萃取法分离出大黄酸、大黄素、芦荟大黄素,最后用硅胶柱色谱将大黄酚、大黄素甲醚分离。

三、实训器材

1. 仪器 500 mL 圆底烧瓶、冷凝管、研钵、索氏提取器、水浴锅、分液漏斗、烧杯等。

2. 材料 大黄粗粉、20% H_2SO_4 溶液、三氯甲烷、pH=8 的缓冲溶液、pH=9.9 的缓冲溶液、盐酸、醋酸、吡啶、5% Na_2CO_3 溶液、5% NaOH 溶液、乙酸乙酯、2% NaOH 溶液、石油醚(沸点 60~90 ℃)、纤维素粉(柱色谱)、色谱滤纸(20 cm×7 cm)、苯-乙酸乙酯(8:2)、氨水、甲苯、0.5%醋酸镁甲醇溶液、1%大黄酸对照品三氯甲烷溶液、1%大黄素对照品三氯甲烷溶液、1%芦荟大黄素对照品三氯甲烷溶液、硅胶 CMC-Na 薄层板等。

四、实训内容

1. 游离蒽醌的提取 取大黄粗粉 50 g,置于 500 mL 圆底烧瓶中,加 20% H_2SO_4 溶液 100 mL,在水浴中加热回流 4 h,稍放冷,过滤,滤渣用水洗至近中性后,于 70 ℃左右干燥。

取干燥后的药渣置于研钵中研碎,装入滤纸筒内,置于索氏提取器中,以三氯甲烷为溶剂(约 200 mL),在水浴中回流提取 3~4 h,得游离蒽醌的三氯甲烷提取液。

2. 大黄酸的分离 向三氯甲烷提取液中一次性加入 pH=8 的缓冲溶液 70 mL(约为三氯甲烷提取液的 1/3 量),振摇萃取,静置,充分分层后,分取缓冲溶液于烧杯中,保留三氯甲烷液。缓冲溶液用盐酸调至 pH=3,可析出黄色的大黄酸沉淀,静置,过滤,沉淀用蒸馏水洗至近中性,低温干燥,再用冰醋酸重结晶,得大黄酸黄色针晶。

3. 大黄素的分离 取分离大黄酸后的三氯甲烷液,再一次性加入 pH=9.9 的缓冲溶液 100 mL(约为三氯甲烷液的 1/2 量),振摇萃取,静置,使充分分层,分取缓冲溶液于烧杯中,保留三氯甲烷液。缓冲溶液用盐酸调至 pH=3,析出大黄素沉淀,静置,过滤,沉淀用蒸馏水洗至近中性,低温干燥,再用吡啶重结晶,得大黄素橙色晶体。

4. 芦荟大黄素的分离 取分离大黄素后的三氯甲烷液,一次性加入 5% Na_2CO_3-5% NaOH(9:1)碱性溶液 200 mL(约为三氯甲烷液的 1 倍),振摇萃取,静置,使充分分层,分取碱性溶液于烧杯中,保留三氯甲烷液。碱性溶液用盐酸调至 pH=3,析出芦荟大黄素沉淀,静置,过滤,沉淀用蒸馏水洗至近中性,低温干燥,用乙酸乙酯重结晶,得芦荟大黄素橙色晶体。

5. 大黄酚和大黄素甲醚的分离 取分离芦荟大黄素后的三氯甲烷液,再以 2% NaOH 溶液振摇萃取至碱水层近无色(3~4 次),合并 NaOH 萃取液于烧杯中,用盐酸调至 pH=3,析出沉淀,静置,过滤,沉淀用蒸馏水洗至近中性,低温干燥。取干燥后的沉淀溶于少量石油醚中,作为柱色谱的样品溶液。

装柱:取纤维素粉约 8 g,加入已装有水饱和的石油醚(沸点 60~90 ℃)的色谱柱中,待纤维素粉完全沉降后,打开色谱柱下端活塞,将色谱柱内液体放至与柱床面平齐,关闭活塞。

样品上柱:将样品溶液用移液管小心加于色谱柱柱床顶端。

洗脱:用水饱和的石油醚(沸点 60~90 ℃)洗脱,分段收集,每份 10 mL,分别浓缩,经纸色谱检识,合并相同组分,分别得到大黄酚和大黄素甲醚。

6. 鉴定

(1)碱液试验:分别取各蒽醌类成分晶体少许,置于试管中,加 1 mL 乙醇溶解,加数滴 10%氢氧化钾试剂振摇,溶液呈红色。

(2)醋酸镁试验:分别取各蒽醌类成分晶体少许,置于试管中,加 1 mL 乙醇溶解,加数滴醋酸镁试剂,显橙色、红色、紫色等颜色。

(3)薄层色谱检识。

吸附剂:硅胶 CMC-Na 薄层板。

样品:各蒽醌类成分的1%三氯甲烷溶液。

对照品:1%大黄酸对照品三氯甲烷溶液、1%大黄素对照品三氯甲烷溶液、1%芦荟大黄素对照品三氯甲烷溶液。

展开剂:苯-乙酸乙酯(8∶2);苯-甲醇(8∶1)。

显色:氨气熏后观察或喷5%氢氧化钾溶液后观察。

(4)纸色谱检识。

支持剂:色谱滤纸(中速,20 cm×7 cm)。

样品:各蒽醌类成分的1%三氯甲烷溶液。

对照品:1%大黄酸对照品三氯甲烷溶液、1%大黄素对照品三氯甲烷溶液、1%芦荟大黄素对照品三氯甲烷溶液。

展开剂:甲苯。

显色剂:0.5%醋酸镁甲醇溶液。

五、注意事项

(1)pH=8的缓冲溶液为磷酸氢二钠-柠檬酸缓冲液。配制方法:取0.2 mol/L磷酸氢二钠溶液194.5 mL与0.1 mol/L柠檬酸溶液5.5 mL混合,即得。pH=9.9的缓冲溶液为Na_2CO_3-$NaHCO_3$缓冲液。配制方法:取0.1 mol/L Na_2CO_3溶液50 mL与0.1 mol/L $NaHCO_3$溶液50 mL混合,即得。

(2)用各缓冲溶液进行萃取时,采用一次性加入的方法,实验证明,如将缓冲液分次萃取,分离效果不理想。

六、思考与讨论

(1)简述本次实验的基本原理。

(2)大黄中5种游离羟基蒽醌类化合物的极性如何?薄层色谱鉴别时比移值顺序如何?

实训四 槐米中芸香苷(芦丁)的提取与精制(碱溶酸沉法)

一、实训目的

(1)掌握应用碱溶酸沉法提取槐米中芦丁的原理和操作。

(2)熟悉黄酮苷提取和精制的一般流程。

二、实训原理

芦丁分子中包含多个酚羟基,具有一定的酸性,易溶于碱液,酸化后又可析出,因此可用碱溶酸沉法提取芦丁。但芦丁分子中具有邻二酚羟基,性质不太稳定,易氧化分解而呈暗褐色,在碱性条件下更易氧化,故用碱性溶液加热提取芦丁时,可加入少量硼砂,以达到保护邻二酚羟基的目的。

三、实训器材

1. 仪器 水浴锅、电子天平、研钵、锥形瓶、布氏漏斗、真空泵、铁架台、漏斗等。

2. 材料 槐米、0.4%硼砂溶液、石灰乳、浓盐酸等。

四、实训内容

1. 槐米中芦丁的提取(碱溶酸沉法) 取槐米药材20 g压碎,加到200 mL 0.4%硼砂溶液中,在搅拌下缓慢加入石灰乳使溶液pH达到8~9,加热微沸15 min,注意随时补充因蒸发而失去的水分并保持pH在8~9之间。倾出上清液,用四层纱布过滤,剩余药渣同法操作再提取一次。合并两次滤液,放冷,用浓盐酸调至pH为3~4,静置过夜,使析晶完全,抽滤。滤饼用20 mL蒸馏水分2~3次清洗,抽干后于空气中晾干,即得粗制芦丁,称量。

2. 芦丁的精制 取粗制芦丁 2 g,加蒸馏水 400 mL,煮沸至芦丁全部溶解,趁热抽滤,滤液冷却析晶,抽滤,将晶体晾干或于 60~70 ℃干燥,即得芦丁精制品。

五、注意事项

(1)沸水提取法虽然经济、安全、操作简便,但亲水性杂质也较多。

(2)碱溶酸沉法中石灰乳的加入能有效避免黏液质等杂质的溶出,同时硼砂的加入还能保护芦丁分子中的邻二酚羟基以防其被氧化。

(3)碱水提取时注意碱性不可过强,提取液酸化时酸性也不可过强。

六、思考与讨论

(1)黄酮类化合物还有哪些提取方法?芦丁的提取还可用什么方法?

(2)为什么用碱溶酸沉法提取芦丁时,要注意控制 pH?

实训五　苦参中苦参碱和氧化苦参碱的提取、分离和鉴定

一、实训目的

(1)掌握用渗漉法和离子交换法提取生物碱的原理和操作。

(2)掌握索氏提取器的使用方法。

(3)掌握生物碱的常规定性检识方法。

二、实训原理

苦参中苦参碱和氧化苦参碱属于喹诺里西啶类生物碱,结构中的叔胺氮显碱性,可与酸成盐溶于水而与非生物碱分开,提取的生物碱盐的阳离子部分与阳离子交换树脂发生交换而吸附在柱上。吸附在树脂柱上的生物碱,碱化成游离生物碱后,可被三氯甲烷等有机溶剂提取。然后利用总碱中各成分的极性差异,采用溶剂法和色谱法进行分离。

三、实训器材

1. 仪器　渗漉筒、索氏提取器、烧杯、搪瓷盘、锥形瓶、托盘天平、量筒、色谱缸、玻璃棒、显色剂喷瓶、玻璃色谱柱等。

2. 材料　苦参粗粉、聚苯乙烯磺酸型阳离子交换树脂、脱脂棉、滤纸、pH 试纸、点样毛细管、盐酸、氨水、三氯甲烷、乙醚、甲醇、改良碘化铋钾试剂、硅胶 H 薄层板、苦参碱标准品、氧化苦参碱标准品等。

四、实训内容

1. 渗漉法和离子交换法提取苦参中总生物碱　称取苦参粗粉 100 g,加入 250 mL 0.2%盐酸湿润,搅拌,放置 20 min 后装入渗漉筒,药料分次加入,分层填压,顶部盖一重物。加入适量 0.2%盐酸至下口有溶液流出且筒内无气泡,然后用 0.2%盐酸 750 mL,以 3~5 mL/min 的流速进行渗漉。渗滤液通过阳离子交换树脂柱进行交换,速度为 6~8 mL/min。待酸性溶液全部交换完毕后,将树脂倒入烧杯中,用蒸馏水洗至中性,抽干置于搪瓷盘中,铺平,晾干。

2. 总生物碱的洗脱　将晾干的树脂倒入烧杯中,加 14%的氨水 8~10 mL 湿润(使树脂充分溶胀且无过剩的水),加盖,静置 20 min,装入索氏提取器中,以 150 mL 三氯甲烷连续回流提取生物碱 1.5 h,中间注意检查生物碱是否已被提取完全。结束后,将树脂回收,提取液浓缩至 10~20 mL 备用。

3. 苦参碱和氧化苦参碱的分离　在苦参总生物碱的三氯甲烷溶液中加入 7~10 倍量的乙醚,振摇,至沉淀不再增加,过滤,沉淀即为氧化苦参碱粗品。醚溶部分经氧化铝柱色谱以乙醚-甲醇(19:1)洗脱,得到苦参碱粗品。

4. 苦参碱和氧化苦参碱的硅胶薄色谱鉴定

色谱板：硅胶 H 薄层板。

样品：氧化苦参碱标准品、苦参碱标准品、分离的氧化苦参碱和苦参碱粗品，均制成 1 mg/mL 的三氯甲烷溶液。

展开剂：三氯甲烷-甲醇-氨水(15:4:0.5)或三氯甲烷-甲醇(9:2)。

显色剂：改良碘化铋钾试剂喷雾。

五、注意事项

(1) 苦参粗粉过 10 目筛即可，不宜太粗或太细。

(2) 树脂使用前应充分膨胀，否则交换效率低，重现性差。

(3) 喷改良碘化铋钾试剂前薄层板上残留展开剂要挥干。

六、思考与讨论

(1) 苦参生物碱的提取与分离方法还有哪些？

(2) 应如何检查：①渗滤液中是否含有生物碱？②渗滤液中生物碱是否可以被交换在树脂上？③离子交换树脂是否已达到饱和？

实训六　苦秦皮中七叶内酯和七叶苷的提取与分离

一、实训目的

(1) 掌握从苦秦皮中提取、分离七叶内酯和七叶苷的原理和操作。

(2) 熟悉香豆素类成分的性质。

二、实训原理

七叶内酯和七叶苷均能溶于沸乙醇，可用沸乙醇将二者提取出来，再利用二者在乙酸乙酯中的溶解性不同进行分离。

三、实训器材

1. 仪器 索氏提取器、旋转蒸发仪、循环水式多用真空泵、分液漏斗(250 mL)、电热恒温水浴锅、圆底烧瓶(1000 mL)、电热恒温干燥箱等。

2. 材料 苦秦皮粗粉、三氯甲烷、乙醇、乙酸乙酯、无水硫酸钠、甲醇等。

四、实训内容

1. 七叶内酯和七叶苷的提取 取苦秦皮粗粉 150 g 置于索氏提取器中，加入 400 mL 乙醇回流 10～12 h，得乙醇提取液，减压回收溶液至浸膏状，得总提取物。

2. 七叶内酯和七叶苷的分离 在浸膏中加入 40 mL 水加热溶解，移入分液漏斗中，以等体积三氯甲烷萃取 2 次，将三氯甲烷萃取过的水层挥干残留的三氯甲烷后再加等体积的乙酸乙酯萃取 2 次，合并乙酸乙酯液，以无水硫酸钠脱水，减压回收溶剂至干，残留物溶于温热的甲醇中，浓缩至适量，放置析晶，即有黄色针状晶体析出，滤出晶体。用水、甲醇、水反复重结晶，即得七叶内酯。

将乙酸乙酯萃取过的水层浓缩至适量，放置析晶，即有微黄色晶体析出，滤出晶体。以甲醇、水反复重结晶，即得七叶苷。

五、注意事项

(1) 提取苦秦皮中的七叶内酯和七叶苷时，减压回收乙醇至浸膏状即可，不可过干，以免影响提取效果。

(2) 两相溶剂萃取法操作时应注意不要用力振摇，将分液漏斗轻轻旋转摇动，以免产生乳化现象。

六、思考与讨论

（1）通过提取与分离苦秦皮中的七叶内酯和七叶苷，试述两相溶剂萃取法的原理。

（2）索氏提取器提取药材中有效成分的原理及其优缺点是什么？适用于哪些化学成分的提取？

实训七　补骨脂中补骨脂素和异补骨脂素的提取、分离与检识

一、实训目的

（1）掌握补骨脂素和异补骨脂素提取、分离的原理和方法。

（2）掌握香豆素类化合物的检识方法。

二、实训原理

补骨脂素和异补骨脂素在乙醇中的溶解度较大，可利用乙醇从补骨脂中提取补骨脂素和异补骨脂素，并用活性炭吸附脱色。再利用补骨脂素和异补骨脂素的极性差异，用柱色谱予以分离。

三、实训器材

1. 仪器　烧杯、抽滤装置、旋转蒸发仪、量筒、玻璃棒、圆底烧瓶（1000 mL）、玻璃色谱柱、电子天平、紫外灯等。

2. 材料　补骨脂粗粉、活性炭、乙醇、色谱用中性氧化铝、甲醇、盐酸羟胺、氢氧化钠、三氯化铁、盐酸、石油醚、乙酸乙酯、正己烷、氢氧化钾、补骨脂素标准品和异补骨脂素标准品等。

四、实训内容

1. 补骨脂素和异补骨脂素的提取与精制　称取 200 g 补骨脂粗粉用 50％乙醇加热回流提取 1 h，减压浓缩得棕黑色黏稠物，加入 40 mL 甲醇溶解，加少许活性炭，回流 10 min，趁热抽滤，滤液回收甲醇，放置析晶，即为粗品。取粗品加入适量甲醇（3∶100 的比例）溶解，加少许活性炭，回流 10 min，趁热抽滤，滤液放冷析晶，滤取晶体，用少量甲醇淋洗，80 ℃以下干燥即得补骨脂香豆素精品。

2. 补骨脂素和异补骨脂素的分离　取色谱用中性氧化铝 40 g，装于 1.6 cm×30 cm 的色谱柱中。取补骨脂香豆素精品的甲醇溶液 1～2 mL，加样，以石油醚-乙酸乙酯（1∶2）作为洗脱剂，洗脱，每 20 mL 为一馏分，各馏分回收溶剂后，用薄层板检查，与标准品对比，于紫外灯下观察荧光与颜色。

3. 补骨脂素和异补骨脂素的检识反应

（1）荧光检识：取试样少许溶于三氯甲烷中，用毛细管点于滤纸上，晾干后在紫外灯下观察荧光。

（2）开环闭环试验：取试样少许加稀氢氧化钠溶液 1～2 mL，加热，观察现象，再加稀盐酸数滴，观察所产生的现象。

（3）异羟肟酸铁反应：取试样少许于试管中，加入 7％盐酸羟胺甲醇溶液 2～3 滴，再加 1％氢氧化钠甲醇溶液 2～3 滴，于水浴中加热数分钟，冷却后，加盐酸调至 pH 为 3～4，加 1％三氯化铁溶液 1～2 滴，观察溶液颜色。

（4）薄层色谱检识。

色谱板：硅胶 G 薄层板。

样品：补骨脂素标准品、异补骨脂素标准品，分离的补骨脂素和异补骨脂素的乙酸乙酯溶液。

展开剂：正己烷-乙酸乙酯（4∶1）。

显色：喷以 10％氢氧化钾甲醇溶液，置于紫外灯（365 nm）下检视蓝白色荧光斑点。

五、注意事项

（1）原料最好用未炮制过的补骨脂种子，其中补骨脂素和异补骨脂素含量较高。

（2）补骨脂含大量油脂，用 50％乙醇或 40％丙酮提取，方法简便、收率高、亲脂性杂质少，而乙醇又较丙酮便宜，故选用 50％乙醇提取。若利用香豆素内酯类的特点用碱溶酸沉法，由于补骨脂含大量

油脂和糖类成分,易发生皂化反应和形成胶状物,难以过滤,收率低。

（3）从补骨脂中提取得到的白色针状物,为补骨脂素和异补骨脂素的混合物,两者含量比随药材的品种、质量不同而不同。由于两者均属于光敏性物质,故临床应用时,不必将两者分开。在进行干柱色谱分离前,应先做薄层色谱检查两者的含量。

六、思考与讨论

（1）从中药中提取香豆素类成分还有哪些方法?

（2）异羟肟酸铁反应的机制是什么?

实训八　葛根中黄酮类化合物的提取、分离与鉴定

一、实训目的

（1）掌握葛根中黄酮类化合物的提取、分离方法及铅盐沉淀法除去杂质的原理和方法。

（2）掌握氧化铝柱色谱分离黄酮类化合物的原理及一般操作方法。

二、实训原理

葛根黄酮苷及其苷元均能溶于乙醇,故用乙醇为溶剂,可提取葛根中的总黄酮。经铅盐法沉淀除去杂质,再利用同一吸附剂对各化合物吸附能力的差异,用氧化铝柱色谱进行分离。

三、实训器材

1. 仪器　旋转蒸发仪、圆底烧瓶（1000 mL）、电子天平、烧杯、抽滤装置、漏斗、玻璃色谱柱、紫外灯等。

2. 材料　葛根粗粉、乙醇、醋酸铅、甲醇、硫化氢、正丁醇、pH 试纸、色谱用中性氧化铝等。

四、实训内容

1. 葛根中总黄酮的提取与精制　取葛根粗粉 100 g 于 1000 mL 圆底烧瓶中,加 4 倍量 75% 乙醇回流提取 2 次,每次 1 h。过滤合并滤液,减压回收至原体积的 1/3,移至烧杯中,加入饱和中性醋酸铅溶液至不再析出沉淀为止,抽滤。滤液加饱和碱式醋酸铅溶液至不再析出沉淀为止,抽滤,沉淀用水洗 2 次后悬浮于 150 mL 甲醇中,通入硫化氢气体分解黄酮铅盐沉淀（转为硫化铅沉淀）,并用甲醇洗 2~3 次,洗液与滤液合并,中和至 pH 6.5~7,减压回收至干,即得总黄酮。

2. 葛根中黄酮类化合物的分离　将葛根总黄酮用水饱和的正丁醇溶解后装入氧化铝色谱柱,加饱和正丁醇洗脱,待色带到柱底（用紫外灯观察控制）,于紫外灯下可看到 10 条色带,分段接收洗脱液,可分离得总黄酮中的各化合物。

3. 葛根中黄酮类化合物的薄层色谱鉴定

色谱板:硅胶 G 薄层板。

展开剂:三氯甲烷-甲醇（8.3∶1.7）。

显色剂:三氯化铁-铁氰化钾试剂。

五、注意事项

用氧化铝色谱柱分离总黄酮时,10 条色带中有 9 条显紫蓝色荧光,从柱底开始数,第 3 条色带没有荧光。

六、思考与讨论

（1）提取葛根总黄酮时采用了铅盐法除杂质,其原理是什么?

（2）用氧化铝色谱柱分离总黄酮的操作过程中应注意哪些问题？

实训九　甘草中甘草酸的提取、分离与检识

一、实训目的

（1）掌握甘草中甘草酸的提取、分离方法。

（2）了解皂苷的通性，熟悉其一般检识方法。

二、实训原理

甘草酸以钾盐的形式存在于植物体内，易溶于热水，因此可用水加热提取甘草酸钾盐，水提液加硫酸酸化后生成游离甘草酸，因其在冷水中的溶解度较小而沉淀析出，即得甘草酸。

三、实训器材

1. 仪器　托盘天平、量筒、玻璃棒、抽滤装置、圆底烧瓶、水浴锅、烧杯、试管、色谱缸等。

2. 材料　甘草粗粉、甘草酸标准品、硫酸、乙醇、氢氧化钾、冰醋酸、醋酐、正丁醇、磷钼酸、滤纸等。

四、实训内容

1. 甘草中甘草酸的提取与精制　取甘草粗粉 100 g，加水煎煮提取 2～3 次，过滤得水提液，静置，取上清液，浓缩得甘草浸膏（含甘草酸＞20％），浸膏加 3 倍量水溶解，加硫酸酸化，放置，过滤得甘草酸粗品。

将甘草酸粗品置于圆底烧瓶中，用 50 mL 乙醇回流 2 次（每次 1 h），过滤，合并滤液，浓缩至 20 mL，放冷，在搅拌下加入 20％氢氧化钾乙醇溶液至不再析出沉淀，此时溶液 pH 为 8，静置，抽滤，沉淀为甘草酸三钾盐晶体。晶体置小烧杯中，加 15 mL 冰醋酸加热溶解，趁热过滤，再用少量热醋酸淋洗滤纸上吸附的甘草酸，滤液放冷后，有白色晶体析出，抽滤，用无水乙醇洗涤，得乳白色甘草酸单钾盐。

2. 甘草中甘草酸的检识

（1）泡沫反应：取甘草酸单钾盐溶液置于试管中用力振摇，放置 10 min 观察泡沫。

（2）醋酐-浓硫酸反应：取甘草酸单钾盐少量加醋酐 2～3 滴使溶解，再加半滴浓硫酸，观察颜色变化。

（3）三氯甲烷-浓硫酸反应：取甘草酸单钾盐少量加 1 mL 三氯甲烷，再沿试管壁滴加浓硫酸 1 mL，观察两层的颜色变化及荧光。

（4）薄层色谱检识。

色谱板：硅胶 G 薄层板。

展开剂：正丁醇-醋酸-水（6∶1∶3 上层）。

样品：精制甘草酸、甘草酸标准品。

显色剂：磷钼酸。

五、注意事项

提取甘草酸粗品时，水提液酸化后析出的沉淀杂质较多而难以过滤，故可倾出上清液再抽滤。

六、思考与讨论

（1）提取甘草酸还可用哪些方法？

（2）如何鉴别中药中的皂苷？怎样区别甾体皂苷和三萜皂苷？

实训十　金银花中有机酸的提取、分离与检识

一、实训目的

（1）掌握金银花中有机酸提取、分离的原理和方法。

（2）熟练运用化学法检识有机酸。

二、实训原理

金银花的花和花蕾中主要含有绿原酸和异绿原酸，根据绿原酸和异绿原酸在热水中溶解度较大的性质，用水加热提取。水提液浓缩后加石灰乳，能使绿原酸和异绿原酸形成难溶于水的钙盐沉淀析出，与水溶性杂质分离。加 50％硫酸能使绿原酸和异绿原酸钙盐分解，产生硫酸钙沉淀，而绿原酸和异绿原酸成为游离酸溶于水中。

三、实训器材

1. 仪器　圆底烧瓶（1000 mL）、烧杯、抽滤装置、量筒、玻璃棒、试管、试管架、托盘天平、旋转蒸发仪等。

2. 材料　金银花粗粉、石灰乳、50％硫酸、乙醇、40％氢氧化钠溶液、正丁醇、溴酚蓝、pH 试纸等。

四、实训内容

1. 金银花中有机酸的提取与分离　称取金银花粗粉 30 g，置于 1000 mL 圆底烧瓶中，加入 15 倍量的蒸馏水加热回流提取 2 次，每次 1 h，趁热过滤，合并两次滤液。将滤液减压浓缩至药材量的 4～5 倍，缓缓加 20％石灰乳至 pH 为 10，静置 20 min，减压抽滤得沉淀物。沉淀物加入烧杯中，加 2 倍量的乙醇混悬，在充分搅拌下滴加 50％硫酸至 pH 为 3，减压抽滤。滤液滴加 40％氢氧化钠溶液调至 pH 为 6～7，减压回收乙醇，过滤，滤液浓缩干燥后得金银花提取物，含绿原酸和异绿原酸。

2. 金银花中有机酸的检识

（1）pH 试纸试验：称取 0.1 g 绿原酸与异绿原酸，放入试管中，加入 5 mL 蒸馏水溶解，用玻璃棒蘸取少量到 pH 试纸上，观察并记录现象。

（2）溴酚蓝试验：将有机酸的提取液滴在滤纸上，再滴加 0.1％溴酚蓝试剂，观察并记录现象。

五、注意事项

（1）金银花粉末适当浸泡，更有利于有效成分的提取。

（2）使用石灰乳调节 pH 时，石灰乳浓度不宜过大，因为碱性越强，绿原酸分解越快，收率越低。

（3）绿原酸不稳定，高温和空气中的氧可使其氧化分解，在干燥时，宜低温真空下进行。

六、思考与讨论

调节乙醇提取液的 pH 时，使用的是 50％硫酸，能否用盐酸代替？

（张旭光）

参 考 文 献

［1］ 肖崇厚.中药化学[M].上海:上海科学技术出版社,1997.

［2］ 姚新生.天然药物化学[M].3 版.北京:人民卫生出版社,2001.

［3］ 吴立军.天然药物化学[M].6 版.北京:人民卫生出版社,2011.

［4］ 杨红,郭素华.中药化学实用技术[M].3 版.北京:人民卫生出版社,2018.

［5］ 杨俊杰,李利红.中药化学实用技术[M].重庆:重庆大学出版社,2016.

［6］ 高立霞.中药化学实用技术[M].北京:中国医药科技出版社,2015.

［7］ 张雷红,张建海.中药化学实用技术[M].北京:中国医药科技出版社,2021.